全国高等院校数字化课程规划教材

供高职高专护理、助产等相关专业使用

病原生物学与免疫学

（第二版）

主　　编　　夏金华

副主编　　石艳春　万巧凤　包兆胜

编　　委　（按姓氏笔画排序）

万巧凤（宁夏医科大学）

石艳春（内蒙古医科大学）

田玉娜（唐山职业技术学院）

包兆胜（台州学院医学院）

刘金晔（包头医学院职业技术学院）

纪晓花（廊坊卫生职业学院）

杨　乐（南阳医学高等专科学校）

杨　鹏（梧州职业学院）

吴凤爱（鄂尔多斯应用技术学院）

於昊龙（辽宁何氏医学院）

郑　红（上海健康医学院）

郑源强（内蒙古医科大学）

赵敏敏（广西医科大学）

钟伟华（镇江市高等专科学校）

夏金华（广州医科大学卫生职业技术学院）

唐正宇（长沙卫生职业学院）

曹美香（黑龙江农垦职业学院）

编写秘书　　龙小山（广州医科大学卫生职业技术学院）

科　学　出　版　社

北　京

内 容 简 介

本书共分 14 章，分为免疫学基础和病原生物学两大部分内容。本书紧扣教学大纲和护士执业资格考试大纲，精心设计了数字化资源点、案例、知识链接和自测题，结合书后的教学大纲以帮助学生提高自学能力，激发学生的学习兴趣。

本书供高职高专护理、助产等相关专业使用。

图书在版编目 (CIP) 数据

病原生物学与免疫学 / 夏金华主编 . —2 版 . —北京：科学出版社，2018.1

全国高等院校数字化课程规划教材

ISBN 978-7-03-055487-1

Ⅰ . 病… Ⅱ . 夏… Ⅲ . ①病原微生物 - 高等学校 - 教材 ②医学 - 免疫学 - 高等学校 - 教材 Ⅳ . R37

中国版本图书馆 CIP 数据核字 (2017) 第 284509 号

责任编辑：池　静 / 责任校对：张凤琴
责任印制：赵　博 / 封面设计：张佩战

科学出版社 出版
北京东黄城根北街 16 号
邮政编码：100717
http://www.sciencep.com

北京汇瑞嘉合文化发展有限公司　印刷
科学出版社发行　各地新华书店经销
*
2013 年 3 月第 一 版　　开本：787×1092　1/16
2018 年 1 月第 二 版　　印张：17
2020 年 12 月第十次印刷　　字数：403 000

定价：64.80 元
（如有印装质量问题，我社负责调换）

全国高等院校数字化课程规划教材
评审委员会名单

主 任 委 员

单伟颖　屈　刚　孙国兵

副主任委员

梁　勇　刘更新　马　莉

黎　梅　夏金华　吴丽文

司　毅

委　　　员（按姓氏汉语拼音排序）

范　真　高云山　韩新荣

李希科　刘　琳　武新雅

叶宝华　张彩霞　周恒忠

前　　言

　　《病原生物学与免疫学》作为高职高专护理教育人才培养课程体系中一门重要的专业基础课，对学生未来职业能力和综合素质培养起着重要的作用。遵循"以就业为导向、以能力为本位、以发展技能为核心"的职业教育培养理念，我们按照以下思路编写了本教材。

　　一是打造"教材+教学平台"的新型数字化教材，探索"互联网+教育"模式。充分发挥现代信息技术优势，在优质教育资源和信息化学习环境下，着力培养、提升学生自主学习能力和教师信息化教学水平。

　　二是紧扣教学大纲和护士执业资格考试大纲，按照护理专业课程目标及临床护理岗位涵盖的工作任务和后续专业课学习的需求，结合学生的认知特点和护士职业资格标准来确定教材内容，对课程内容采取精简、融合、重组等方式进行了优化。

　　三是本着培养技术技能应用型人才目标，注重素质培养，强化专业素质、人文素质和职业精神的融合教育。贯彻终身教育理念，密切联系护理岗位（群）的实际需要，突出其科学性、实用性、应用性与适应性。

　　四是把握整本教材的系统性和各章节内容的相对独立性，循序渐进、相互衔接地进行内容编排。①将本教材内容精简为14章；②在绪论的基础上，将免疫系统章节放在前面编排，利用学生知识从结构到功能、从宏观到微观、由浅入深过渡的逻辑性学习思维惯性；③将细菌和病毒部分按致病系统和传播途径归类编写，便于加深对传播途径相同的常见病原体种类、致病机制，诊断与防治的学习比较；④精心设计数字化资源点和案例，在每章还插入了知识拓展链接，引导和激发学生的学习兴趣及对新知识、新技术的求知欲。

　　五是教材附有教学大纲，每章后还附有与护士执业资格考试接轨的目标检测题，帮助和引导学生自学或自主检测。

　　限于我们的知识水平，书中难免有不足之处，衷心希望广大师生在教学实践中提出宝贵的意见，使本书更加完善。

编　者

2017 年 7 月

目 录

CONTENTS

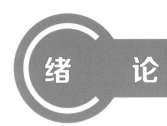

绪　论

第一节　病原生物学概述

病原生物是指自然界中能够给人类、动物和植物造成危害的生物体。病原生物学（pathogenicbiology）是研究各种病原生物的生物学特性、致病性与免疫性及特异性诊断和防治的一门学科。病原生物包括病原微生物和人体寄生虫两大部分。

 医学微生物学

（一）微生物的概念与分类

微生物（microorganism）是存在于自然界中的一群个体微小、结构简单、肉眼看不见，必须借助显微镜放大几百倍、几千倍甚至几万倍才能看到的微小生物。它们种类多、分布广、繁殖快、与人类关系密切。按其结构与组成不同，可将它们分为3大类。

1. 原核细胞型微生物　细胞的分化程度较低，仅有原始核质，无核仁和核膜，胞质内细胞器不完整，只有核糖体。包括细菌、支原体、衣原体、放线菌、立克次体和螺旋体。

2. 真核细胞型微生物　细胞核分化程度较高，有核膜、核仁和染色体，胞质内具完整的细胞器，真菌属此类微生物。

3. 非细胞型微生物　无典型的细胞结构，仅由核心和蛋白质外壳组成，是最小的一类微生物，能通过滤菌器。核心中只有单一的核酸（DNA或RNA），缺乏产生能量的酶系统，只能在活细胞内增殖。病毒为其代表，另外，近年发现的结构中没有核酸只有蛋白质的朊粒也归为此类。

（二）微生物的分布及与人类的关系

微生物在自然界分布极广，自然界的土壤、空气、水、人类和动植物的体表及与外界相通的腔道都存在数量不等、种类不一的微生物。

自然界的微生物常以种群形式出现，各种不同的微生物种群与周围环境和人体共同形成生态系统。绝大多数微生物对人类是无害的，有些是有益甚至是必需的，在自然界物质循环和工农业生产、人类日常生活中发挥重要作用。如肠道中的微生物可产生人体所需的维生素和氨基酸、拮抗病原菌；如土壤中的微生物能将动植物的尸体、排泄物中的有机化合物转化为无机物，以供植物的生长所需；在农业方面，利用微生物制造菌肥、植物生长激素、生物杀虫剂等；在工业方面，微生物用于食品、酿造、化工和工业废物处理等；在医药方面，利用微生物来生产抗生素、维生素、辅酶、ATP 等。此外，微生物作为基因载体也广泛应用于基因工程技术中，生产基因工程疫苗和药物，在预防和治疗某些疾病方面取得了显著成效，具有巨大的发展和应用前景。

仅有一小部分微生物可引起人类与动植物疾病，这些微生物称为病原微生物。人体体表及胃肠道、呼吸道等与外界相通的腔道都有微生物寄居，这些微生物在长期进化过程中和人体形成共生关系，对人体有益无害，称之为正常菌群。只有在机体抵抗力低下或寄居环境改变时才导致疾病，此时称它们为条件致病菌或机会致病菌。如大肠埃希菌一般在肠道中不致病，但在泌尿道或腹腔中就会引起感染。

医学微生物学（medical microbiology）是研究病原微生物的形态、生物学特性、致病性与免疫性、微生物学诊断与防治的一门医学基础课程。通过学习该课程，掌握和运用其基本理论和基本技术，控制、消灭有关病原微生物，为临床医学及临床护理打下坚实的基础。

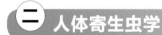 人体寄生虫学

（一）寄生虫的概念与分类

寄生虫（parasite）是指失去自生生活能力，长期或短暂依附在另一种生物的体内或体表，以获取营养并给对方造成损害的低等无脊椎动物和单细胞生物。人体寄生虫包括医学蠕虫、医学原虫和医学节肢动物三种。

1. 医学蠕虫　为多细胞无脊椎动物，体软，借助肌肉伸缩蠕动，具有独立和完整的生理功能。寄生于人体的蠕虫有 160 多种，其中重要的有 20～30 种，如蛔虫、钩虫、血吸虫和绦虫等。

2. 医学原虫　为单细胞真核生物，具有独立和完整的生理功能。寄生于人体的原虫有 40 余种，其中对人类致病的主要有溶组织内阿米巴、疟原虫、弓形虫和阴道毛滴虫等。

3. 医学节肢动物　又称医学昆虫，主要有蚊、蝇、虱、蚤、螨和蜱等。

人体寄生虫学（human parasitology）是研究与人体健康有关的寄生虫的形态结构、生活史、致病机制、实验诊断、流行及防治的科学。

（二）寄生虫的分布及与人类的关系

寄生虫病是严重影响人体健康、影响社会经济发展的公共卫生问题。此病多见于儿童，可引起营养不良、贫血、生长缓慢、智力发育障碍等。寄生虫的感染状况也是衡量一个国家经济发展水平和文明程度的重要指标。我国目前受寄生虫病威胁的人群主要是妇女和儿童，且大多分布在西部、少数民族等欠发达地区和有不良生活习俗的南方地区，控制寄生虫病的流行和防治任务仍然艰巨。

第二节　免疫学概述

 免疫的基本概念与类型

传统免疫学起源于抗感染的研究。在医学中，最初的免疫现象是人们在同传染病的斗争

中被逐渐认识的，发现一些患天花等烈性传染病而侥幸康复的人不再患同一种疾病，据此，在相当长的时期内免疫转意为"免除瘟疫"，免疫的概念也局限地认为仅仅是对传染病的抵抗力。进入 20 世纪以后，随着对免疫学的深入研究，一些与抗感染无关的免疫现象被揭示，人们逐步认识到机体不仅对微生物，而且对各种非己物质均能进行识别和清除；而且，免疫应答对机体不一定都是有利的，也可以有害。这使免疫的概念突破了抗感染的局限，形成了现代免疫的概念。即免疫（immunity）是指机体免疫系统识别自身与异己物质，通过免疫应答排除抗原性异物，以维持机体生理平衡的功能。

人类及其他动物体在长期的种系发育和进化过程中逐渐建立起两类免疫机制：一类是天然免疫，又称固有免疫，即出生即有，可以遗传的一系列非特异性防御机能；另一类是机体经后天感染或预防接种后而获得的特异性免疫能力，又称适应性免疫或获得性免疫。

 免疫的基本功能

人体内行使免疫功能的组织结构是免疫系统，这个系统有着自身的生理机制和功能特点，并可与其他系统相互配合、相互制约，共同维持机体生命过程中的生理平衡。免疫功能主要表现在以下 3 个方面（表 1-1）。

1. 免疫防御（immunological defence） 指机体识别与排斥外源性抗原异物，保护机体免受损害的能力。这是机体以自净、不受外来物质干扰和保持物种纯洁的生理机制，主要表现为抗病原生物感染和移植排斥反应。该功能若低下或缺如，可导致免疫缺陷病；若反应过于强烈，则会造成自身组织损害，引起超敏反应。

2. 免疫稳定（immunological homeostasis） 指机体识别和清除自身衰老、死亡细胞，维持其生理平衡的能力。当这种功能失调时，可导致自身免疫性疾病。

3. 免疫监视（immunological surveillance） 是指机体杀伤与清除体内异常突变细胞和病毒感染细胞的一种生理性保护功能。若该功能低下，易患肿瘤和持续性病毒感染。

表 1-1　免疫的主要功能及其生理和病理表现

主要功能	生理表现	病理表现
免疫防御	清除病原微生物，抗感染免疫作用	过低：免疫缺陷病 过高：超敏反应性疾病
免疫稳定	清除衰老、变性及损伤的细胞	紊乱：自身免疫病
免疫监视	清除突变细胞及病毒感染细胞	过低：发生肿瘤及持续性病毒感染

 免疫学在医学中的地位和应用

医学免疫学（medical immunology）是研究人体免疫系统的组成、结构和功能、免疫应答的发生机制，以及免疫学在疾病诊断与防治中应用的一门学科。随着免疫学的发展及向各学科的渗透，产生了许多免疫学分支学科，如基础免疫学、免疫遗传学、分子免疫学、免疫药理学、免疫病理学、移植免疫学、生殖免疫学、肿瘤免疫学和临床免疫学等。所有这些分支学科都从不同角度促进了免疫学的整体发展，也在疾病的控制，特别是传染病、肿瘤、免疫性疾病的防治及器官移植、生殖控制和衰老的延缓等方面推动着医学的进步。因此，免疫学在医学中具有重要的地位，已成为当今生命科学的前沿学科和现代医学的支撑学科之一。

第三节　病原生物学与免疫学的关系

 病原生物学与免疫学的发展简史

（一）医学微生物学的发展

远古时代，人类饱受各种传染病的蹂躏，人们以为传染病是神罚、瘟疫。在长期与疾病的斗争过程中，人们渴望能认识病因，从而达到预防和治疗的目的。因此，医学微生物学的发展史就是人类与传染病抗争的历史。医学微生物学的发展大致经历了三个时期。

1. 经验时期　古代人类虽未观察到具体的微生物，但却早已将微生物知识用于工、农业生产和疾病防治中。如民间常用的盐腌、糖渍、烟熏、风干等保存食物的方法，实际上是防止食物因微生物生长繁殖而腐烂变质的有效措施。11 世纪，北宋末年刘真人就有肺痨由虫引起之说。在预防医学方面，我国自古以来就有将水煮沸后饮用的习惯。明代李时珍《本草纲目》中指出，对患者的衣服蒸过再穿就不会感染到疾病，表明已有消毒的记载。

2. 实验时期　1676 年荷兰人吕文虎克（Leeuwenhoek）自磨镜片发明世界上第一架显微镜，从污水、牙垢和粪便中观察到各种微生物，对微生物的客观存在提供了直接依据，为微生物学发展奠定了基础。1857 年法国科学家巴斯德（Pasteur）在解决葡萄酒变质的原因研究中，证实酿酒中的发酵与腐败均是由微生物引起的，开创了微生物的生理学研究时代。他于 1864 年发明加热至 62℃持续 30min 的巴氏消毒法至今仍用于防止酒类和乳制品的腐败变质。此外，巴斯德还首次研制了炭疽菌苗和狂犬病疫苗。随后德国医生郭霍（Koch）创用了固体培养基和细菌染色技术，从环境和患者排泄物中分离培养出病原菌进行鉴定。在郭霍的带动下，许多传染病的病原菌，如炭疽芽孢杆菌、伤寒沙门菌、结核分枝杆菌、霍乱弧菌、白喉棒状杆菌等，被一大批学者相继发现并分离培养成功。到 19 世纪末，几乎所有重要的病原菌先后被分离培养成功。因此，巴斯德与郭霍是微生物学的奠基人。

1892 年学者伊凡诺夫斯基发现了第一个病毒，即烟草花叶病病毒，随着电子显微镜问世，病毒的研究更是有了重大突破，相继分离出许多对人类和动物、植物致病的病毒。1929 年，学者佛莱明（Fleming）发现了青霉素，为感染性疾病的治疗带来了一场划时代的革命。

3. 现代微生物学时期　随着生物化学、遗传学、分子生物学的发展，以及电子显微镜、免疫荧光技术、细胞培养和基因检测等技术的应用，微生物学得到了快速的发展。新型病原微生物，如类病毒、拟病毒、朊粒、军团菌、肝炎病毒、轮状病毒等的发现；对于疾病致病机制的研究已深入到分子基因水平；诊断技术和防治措施都有了显著进步。

虽然医学微生物学领域取得了巨大成绩，但距离控制和消灭传染病的目标尚有很大差距。旧的传染病被消灭，新的传染病又不断出现，目前，病原微生物引起的传染病依然严重危害着人类的健康，特别是广谱抗生素的滥用引起细菌发生变异，导致耐药性的产生；近年来，新病原体的出现，如 SARS 冠状病毒、人类免疫缺陷病毒（HIV）、高致病性禽流感病毒、"新型超级细菌"等也给人类健康造成新的威胁。随着 21 世纪经济和生命科学的飞速发展，科技的进步能把大部分传染病控制在较低的发病率，少数传染病被消灭，在保障人类健康方面将会做出更大贡献。

在医学微生物学的学科发展中，我国科学家也为此做出了重大贡献。我国学者黄祯祥首创病毒体外细胞培养技术，汤飞凡教授首次分离出沙眼衣原体，朱既明首次将流感病毒裂解

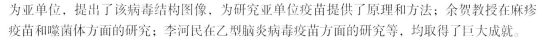

为亚单位，提出了该病毒结构图像，为研究亚单位疫苗提供了原理和方法；余贺教授在麻疹疫苗和噬菌体方面的研究；李河民在乙型脑炎病毒疫苗方面的研究等，均取得了巨大成就。

（二）人体寄生虫学的发展

寄生虫病在热带和亚热带地区的广大发展中国家流行，威胁着人们的健康。我国在新中国成立初期，寄生虫病流行广泛，危害严重，曾一度成为突出的公共卫生问题。新中国成立后，我国政府号召全民动员，在控制和消灭寄生虫病方面做出了巨大努力，把疟疾、血吸虫病、丝虫病、黑热病和钩虫病列为重点防治的"五大寄生虫病"。经过几十年的艰苦奋斗，取得举世瞩目的成就。但由于我国地跨寒、温、热三带，自然条件和经济条件差别大，人们的生活习惯复杂多样，寄生虫病的流行还相当严重，防治任务仍然艰巨。

寄生虫学作为一门独立的学科始于 1860 年。近 30 年来，由于新技术、新方法的应用，特别是电子显微镜和分子生物学的研究，使得对寄生虫的研究进入亚细胞超微结构、分子和基因水平，对寄生虫的能量代谢、致病机制、诊断和防治方面有了显著进展。但要彻底消灭寄生虫病，尚需付出艰苦努力。

（三）医学免疫学的发展

1.经验免疫学时期（公元 400 年至 18 世纪） 医学免疫学伴随着微生物学的发展而发展。免疫学起源于中国，我国唐代开元年间（公元 713—741 年）就常用将天花患者康复后的皮肤痂皮磨碎成粉，吹入未患病儿童的鼻腔预防天花的人痘苗法。这种种痘的方法后来传到朝鲜、日本、土耳其和英国等国家。在英国 1772 年王室开始允许在英国小孩中采用种痘的方法。种人痘预防天花具有一定的危险性，但为日后牛痘苗的发明提供了宝贵的经验。

18 世纪末，英国医生 Edward Jenner 观察到挤牛奶女工因接触患有牛痘的牛后，可被传染并在其手臂上长出类似牛痘的疱疹，这些得过牛痘的女工却不会得天花。他意识到人工接种"牛痘"可能会预防天花，并在一名 8 岁的男孩身上进行了接种"牛痘"预防天花的试验，取得了成功，开创了人工自动免疫的先河。人类经过将近 180 年的努力，世界卫生组织（WHO）1980 年庄严宣布：全球已消灭了天花，这是一个具有划时代意义的伟大事件。

2.科学免疫学时期（18 世纪末至 20 世纪中叶） 免疫学发展的初期主要是研究抗感染免疫，随着病原菌的发现和疫苗的研制成功大大推动了免疫学的发展。19 世纪中叶，显微镜的发明使人们可直接观察到细菌，并将细菌在实验室培养成功，为研制疫苗创造了条件。1880—1885 年，微生物学家和化学家巴斯德（Pasteur）发明了炭疽杆菌减毒疫苗和狂犬病疫苗，从此开始了免疫机制的研究。

1883 年学者 E.Metchnikoff 发现了白细胞吞噬作用并提出细胞免疫学说即吞噬细胞理论，开创了固有免疫，并为细胞免疫学奠定了基础。1890 年，学者 Behring 等将白喉外毒素给动物免疫，可在免疫动物血清中产生一种能中和外毒素的物质，称为抗毒素。次年，他们用白喉抗毒素血清成功地救治了一名患白喉的儿童。白喉抗毒素的问世，挽救了成千上万名患儿，开创免疫血清疗法即人工被动免疫的先河，也兴起了体液免疫的研究。1901 年，Behring 成为第一届诺贝尔生理学或医学奖获奖者。1897 年学者 Ehrlich 提出了以抗体为主的体液免疫学说。细胞免疫与体液免疫两种学说曾一度论战不休，直到 1903 年，学者 Wright 在研究吞噬细胞时，发现了调理素，才将两种学说统一起来。

3. 现代免疫学时期（20 世纪中叶至今）　1957 年澳大利亚学家 Burnet 提出的克隆选择学说（clonal selection theory）是免疫学发展史中最为重要的理论。根据 Burnet 的学说，从 1975 年开始发展的单克隆抗体技术在生命科学和医学领域中引发了一场革命。20 世纪下半叶，人们对免疫系统开始有了全面的认识。对免疫球蛋白分子结构和生物学活性进一步研究；1957 年 Glick 发现鸡腔上囊的淋巴细胞称为 B 淋巴细胞；1961 年 Miller 和 Good 发现了依赖于胸腺发育的淋巴细胞称为 T 淋巴细胞；其后不久，其他的科学家进一步证实：T 细胞负责细胞免疫，B 细胞负责体液免疫，T 细胞和 B 细胞之间有协同作用。20 世纪 70 年代发现了自然杀伤细胞（NK 细胞）；1973 年美国学者 Steinman 发现了树突状细胞等重大事件，对揭示机体免疫应答的发生机制起到了非常重要作用。

1953 年 Watson 和 Crick 揭示了遗传信息携带者 DNA 的双螺旋结构，开创了生命科学的新纪元。分子生物学的迅速兴起，极大地推动了免疫学的发展，大量的免疫分子的基因被克隆，使得人们对免疫应答的研究深入到基因水平和分子水平。80 年代以来，众多的细胞因子相继被发现。对它们的受体、基因及其生物活性的研究促进了分子免疫学的蓬勃发展，有人称之为"分子免疫学时期"。白细胞介素、集落刺激因子、干扰素、肿瘤坏死因子等许多细胞因子已用于临床疾病的治疗。在此期间免疫学检测技术也得到了迅速发展，免疫荧光技术、放射免疫技术、酶免疫技术、金免疫技术相继出现，这些免疫标记技术具有高度的特异性和敏感性，可用于定性、定量和定位测定，已被广泛用于临床疾病的诊断和检测及免疫学研究。

4. 21 世纪免疫学发展的趋势　医学免疫学的兴起与发展，对当今的医学和生物学均产生了深刻的影响，促进了生物制品产业的发展。在近十几年中用细胞工程生产的单克隆抗体，用基因工程生产的细胞因子，为临床医学提供了一大类具有免疫调节作用的新型药物。免疫学正在以一种典型的"基础研究—应用研究—高技术产业"的模式发展。免疫学技术的独特优势有力地推动了医学和生物学各领域的研究，并促进了临床医学的进步。

人类基因组计划的完成为人类功能基因组计划的开展奠定了基础。功能基因组计划、蛋白质组学计划引领着 21 世纪生命科学的发展，免疫学在 21 世纪的生命科学和医学发展中，必将扮演更加重要的角色。

二　病原生物学与免疫学的关系

医学免疫学起源于医学微生物学，由于其发展迅猛，现已广泛渗透到临床各科而成为生命科学和现代医学中的前沿学科，在重大疾病发生机制的研究和防治及生物高科技产品开发和应用等方面发挥着越来越重要的作用。除传统的疫苗预防外，借助于细胞工程和基因工程生产的单克隆抗体、细胞因子等，作为新型药物为临床感染性疾病、免疫性疾病、器官移植、肿瘤治疗提供新的治疗方法和手段。

这两门学科较系统地阐述了人类感染性和免疫性疾病的病因、发生、发展、转归及与机体的关系，同时，应用免疫学的原理还可对相关感染性性疾病进行特异性检测，为临床诊断提供依据。通过这两门学科的学习可以为护理、临床及医学相关专业的学生提供最基本的疾病学基础知识，熟悉和掌握这两门学科的知识与技术在现代临床医学的诊断与防治中具有重要的意义。

目标检测

一、选择题

1. 属于非细胞型微生物的是（　　）
   A. 细菌　　　　　　　B. 病毒
   C. 支原体　　　　　　D. 螺旋体
   E. 衣原体

2. 属于真核细胞型微生物的是（　　）
   A. 螺旋体　　　　　　B. 细菌
   C. 真菌　　　　　　　D. 立可次体
   E. 放线菌

3. 不属于原核细胞型微生物的是（　　）
   A. 细菌　　　　　　　B. 病毒
   C. 支原体　　　　　　D. 立克次体
   E. 衣原体

4. 免疫是指（　　）
   A. 机体抗感染的过程
   B. 机体识别和排除抗原性异物的过程
   C. 机体对病原微生物的防御过程
   D. 机体清除自身衰老死亡细胞的过程
   E. 机体清除自身突变细胞的能力

5. 免疫监视功能低下时易发生（　　）
   A. 自身免疫病　　　　B. 超敏反应
   C. 肿瘤　　　　　　　D. 免疫缺陷病
   E. 移植排斥反应

6. 免疫自稳功能异常可发生（　　）
   A. 病毒持续感染　　　B. 肿瘤

C. 超敏反应　　　　　D. 自身免疫病
E. 免疫缺陷病

7. 机体抵抗微生物感染的功能称为（　　）
   A. 免疫监视　　　　　B. 免疫自稳
   C. 免疫防御　　　　　D. 免疫识别
   E. 免疫耐受

8. 病原生物是（　　）
   A. 是引起疾病的细菌的总称
   B. 是引起疾病的寄生虫的总称
   C. 是引起疾病的病毒的总称
   D. 是引起疾病的生物体的总称
   E. 是引起疾病的微生物的总称

9. 免疫功能过于强烈时可表现为（　　）
   A. 自身免疫病　　　　B. 超敏反应
   C. 恶性肿瘤　　　　　D. 免疫缺陷病
   E. 免疫耐受性

10. 免疫稳定功能紊乱可表现为（　　）
    A. 免疫耐受性　　　　B. 免疫缺陷病
    C. 自身免疫病　　　　D. 恶性肿瘤
    E. 超敏反应

二、简答题

1. 免疫的基本概念与功能。
2. 微生物与寄生虫的分类。
3. 正常菌群与条件致病菌。

（夏金华）

第一部分　免疫学基础

第1章　免疫系统

第一节　免疫器官

免疫器官由中枢免疫器官和外周免疫器官构成。

 中枢免疫器官

中枢免疫器官是免疫细胞发生、分化、发育和成熟的主要场所，人和哺乳动物的中枢免疫器官包括骨髓和胸腺。

（一）骨髓

骨髓是造血器官，是各种血细胞的发源地，也是人和哺乳动物B淋巴细胞发育成熟的器官。骨髓中多能造血干细胞分化为淋巴样干细胞，一部分淋巴样干细胞在骨髓继续分化为成熟的B淋巴细胞和自然杀伤细胞（NK细胞）；另一部分则经血流进入胸腺，最终分化发育为成熟的T淋巴细胞。

（二）胸腺

胸腺是T淋巴细胞分化、发育、成熟的中枢免疫器官。来自骨髓的始祖T细胞。在胸腺基质细胞及其产生的胸腺激素和细胞因子作用下分化、发育、成熟为具有免疫活性的T淋巴细胞。

 外周免疫器官及组织

外周免疫器官主要包括淋巴结、脾和黏膜相关淋巴组织，是成熟T、B淋巴细胞定居和接受抗原刺激后产生免疫应答的场所。

（一）淋巴结

1.淋巴结的结构组成　淋巴结沿淋巴管道遍布全身，由皮质和髓质两部分组成（图1-1）。皮质又可分为浅皮质区和深皮质区。浅皮质区含有淋巴滤泡，其内含有B淋巴细胞、滤泡树突状细胞及少量巨噬细胞和T淋巴细胞，又称B细胞区。深皮质区为弥散的淋巴组织，主要由T淋巴细胞组成，富含并指状细胞及少量巨噬细胞，又称T细胞区。

2.淋巴结的主要功能　淋巴结的主要功能包括：①是成熟T淋巴细胞和B淋巴细胞定居

的场所；②是发生体液免疫与细胞免疫应答的场所；③参与淋巴细胞再循环；④过滤淋巴液。

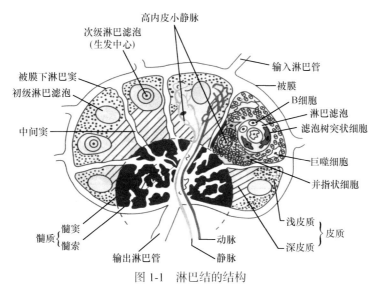

图 1-1 淋巴结的结构

（二）脾

1. 脾的结构组成 脾是体内最大的外周免疫器官，由结缔组织被膜包裹，实质主要由红髓和白髓两部分组成（图 1-2），白髓由中央动脉周围淋巴鞘和鞘内淋巴滤泡（脾小结）组成。中央动脉周围淋巴鞘是包绕在脾中央小动脉周围的弥散淋巴组织，主要含 T 淋巴细胞、树突状细胞和少量巨噬细胞。淋巴滤泡分布于淋巴鞘内，主要由 B 淋巴细胞和少量巨噬细胞组成。红髓包括脾索和脾窦。脾索中富含 T、B 淋巴细胞、巨噬细胞和其他血细胞。脾窦中有大量的巨噬细胞。

2. 脾的主要功能 脾的主要功能包括：①是成熟 T 淋巴细胞和 B 淋巴细胞定居场所；②是提供免疫应答的场所；③合成某些免疫效应物质（如补体、细胞因子等）；④过滤血液。

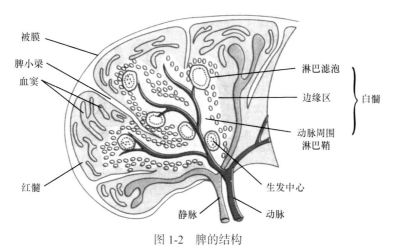

图 1-2 脾的结构

（三）黏膜相关淋巴组织

黏膜相关淋巴组织是广泛分布于呼吸道、胃肠道及泌尿生殖道黏膜固有层和上皮细胞下散在的无被膜淋巴组织。它们在免疫防御中发挥重要的作用。

第二节　免疫细胞

　　免疫细胞指所有参与免疫应答或与免疫应答有关的细胞及其前体细胞，主要包括淋巴细胞、抗原提呈细胞（APC）及粒细胞等。

 淋巴细胞

　　（一）T 淋巴细胞

　　T 淋巴细胞是在胸腺内分化成熟，简称 T 细胞。T 细胞具有高度异质性，根据其表面的分子和功能不同，将 T 细胞分为若干亚群。T 细胞可介导适应性细胞免疫应答，在体液免疫应答中也发挥重要的辅助作用。

　　1. T 细胞表面分子

　　（1）T 细胞抗原识别受体（TCR）：T 细胞抗原识别受体是 T 细胞表面特异性识别抗原的受体，也是所有 T 细胞表面的特征性标志。TCR 是由 α、β 或 γ、δ 两条肽链借链间二硫键连结构成的 TCRαβ 或 TCRγδ 异二聚体，TCR 同时与 CD3 分子呈非共价键结合，形成 TCR-CD3 复合体。

　　（2）CD4 分子和 CD8 分子：成熟的 T 细胞一般只表达 CD4 或 CD8 分子，即 $CD4^+T$ 细胞或 $CD8^+T$ 细胞。CD4 分子是 MHC-Ⅱ类分子受体，CD8 分子是 MHC-Ⅰ类分子受体，它们的主要功能是辅助 TCR 识别抗原和参与 T 细胞活化信号的传导。

　　（3）协同刺激分子：①CD28 分子是协同刺激分子 B7 的受体，CD28 与 B7 结合产生的协同刺激信号（第二信号）在 T 细胞活化中发挥重要作用；②CD2 分子，即淋巴细胞功能相关抗原 -2（LFA-2），又称绵羊红细胞受体，能与 LFA-3 结合，促进 T 细胞对抗原的识别和共刺激信号的产生；③CD40 配体（CD40L）主要表达于活化 $CD4^+T$ 细胞表面，与抗原提呈细胞表面的 CD40 结合，传递细胞活化信号，促进 T、B 细胞的活化，并诱导记忆性 B 细胞分化。

　　（4）丝裂原受体：T 细胞表面具有植物血凝素（PHA）受体、刀豆蛋白 A（ConA）受体等，它们能非特异性刺激 T 细胞发生有丝分裂。

　　（5）细胞因子受体：静止和不同分化阶段的 T 细胞可表达多种细胞因子的受体，相应细胞因子与其受体结合后，可诱导或促进 T 细胞活化、增殖和分化。

　　（6）主要组织相容性抗原（MHC 抗原）：所有 T 细胞均表达 MHC-Ⅰ类分子，人类 T 细胞被激活后还可表达 MHC-Ⅱ类分子。

　　2. T 细胞亚群及功能

　　（1）$CD4^+T$ 细胞：$CD4^+T$ 细胞即为辅助性 T 细胞（Th）。$CD4^+Th$ 细胞参与细胞免疫应答，并对 $CD8^+T$ 细胞和 B 细胞的活化、增殖具有重要辅助作用。$CD4^+Th$ 细胞不能直接识别结合天然抗原分子，只能识别结合表达于 APC 表面的抗原肽 -MHC-Ⅱ类分子复合物，并通过不同的分化途径参与细胞和（或）体液免疫应答。根据 $CD4^+Th$ 细胞分泌细胞因子种类和功能的不同，可将其分为 Th1 和 Th2 两个亚群。

　　（2）$CD8^+$ 细胞：$CD8^+$ 细胞识别抗原受 MHC-I 类分子限制，即只能识别靶细胞表面 MHC-I 类分子提呈的抗原肽。根据功能可分为细胞毒性 T 细胞（Tc 或 CTL）和抑制性 T 细胞（Ts）亚群。

　　（3）T 细胞的功能：①介导细胞免疫；②促进吞噬细胞的吞噬；③直接杀伤靶细胞；④调节免疫应答。

（二）B 淋巴细胞

B 淋巴细胞简称 B 细胞。在外周血中，B 细胞占淋巴细胞总数的 10% ～ 15%。根据分布、表面标志和功能特征，可将 B 细胞分为 B1 和 B2 细胞两个群体，前者属非特异性免疫细胞，后者即为参与特异性体液免疫应答的 B 细胞。

1.B 细胞表面分子

（1）B 细胞抗原识别受体（BCR）：是表达于 B 细胞膜表面的免疫球蛋白（SmIg），是 B 细胞表面特异性识别抗原的受体，也是所有 B 细胞的特征性表面标志。BCR 复合物由 SmIg 和传递抗原刺激信号的 Igα/Igβ 异二聚体组成（图 1-3）。

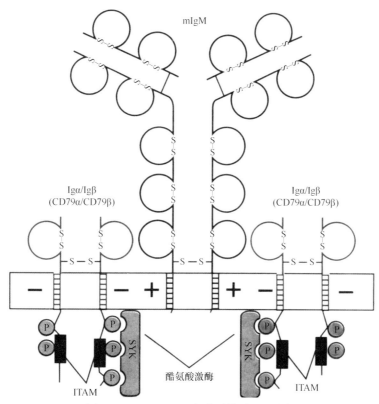

图 1-3　BCR-Igα/Igβ 复合受体分子的结构

（2）协同刺激分子：是提供 B 细胞活化第二信号的辅助分子，包括 CD40、CD80 和 CD86 分子等。其中 CD40 是 B 细胞表面最重要的共刺激分子，通过与活化 CD4$^+$T 细胞表面的 CD40L 分子结合，可产生协同刺激信号，即 B 细胞活化第二信号。

此外，B 细胞表面还表达 IgG Fc 受体Ⅱ、丝裂原受体、细胞因子受体、补体受体、主要组织相容复合体抗原等。

2.B 细胞的主要功能　①介导体液免疫；②提呈抗原，同时发挥免疫调节作用。

（三）NK 细胞

自然杀伤细胞（natural killer cell，NK 细胞）来源于骨髓淋巴样干细胞，主要分布于外周血和脾。

NK 细胞无需抗原预先致敏，可通过释放穿孔素、颗粒酶，表达 FasL 和分泌 TNF-α 产生杀伤效应，直接杀伤某些肿瘤和病毒感染的靶细胞，在机体抗肿瘤和早期抗病毒或胞内寄生菌感染的免疫过程中起重要作用。NK 细胞表面表达 IgG Fc 受体（FcγR Ⅱ），可非特异定向识别杀伤与 IgG 抗体特异性结合的靶细胞。此种以 IgG 抗体作为中间桥梁，定向介导 NK 细胞对靶细胞的杀伤作用，称为抗体依赖性细胞介导的细胞毒作用（ADCC）。此外，NK 细胞活化后，还可通过分泌 IFN-γ、IL-2 和 TNF 等细胞因子，增强机体抗感染效应并参与免疫调节。

二 抗原提呈细胞

抗原提呈细胞（APC）是指能够摄取、加工、处理抗原并将抗原信息提呈给抗原特异性淋巴细胞的一类免疫细胞。专职 APC 主要包括单核 - 巨噬细胞、树突状细胞（DC）和 B 淋巴细胞。

（一）单核 - 巨噬细胞

单核 - 巨噬细胞包括血液中的单核细胞和组织中的巨噬细胞。

1. 表面分子　单核 - 巨噬细胞能表达 MHC- Ⅰ 类分子、MHC- Ⅱ 类分子、协同刺激分子及多种受体。这些表面标志不仅参与细胞黏附及对颗粒抗原的摄取、提呈，也介导相应配体的跨膜信号传导，促进细胞活化和游走。

2. 功能　主要包括：①吞噬杀伤作用，可吞噬与杀伤多种病原微生物及清除体内衰老、损伤、癌变的细胞；②提呈抗原作用；③可分泌多种细胞因子，参与免疫调节。

（二）树突状细胞

树突状细胞（DC）是体内功能最强的抗原提呈细胞，广泛分布于脑以外的全身组织和脏器，但数量较少，仅占人外周血单个核细胞的 1%。

1. 来源和分布　所有类型的树突状细胞均来源于造血干细胞，根据来源可将 DC 分为两类：即来源于髓样干细胞的髓系树突状细胞和来源于淋巴样干细胞的淋巴系树突状细胞。

2. 功能　主要包括：①摄取、加工处理和提呈抗原；②可通过分泌多种细胞因子，参与调节免疫细胞的活化、分化、发育等；③维持与诱导免疫耐受。

三 其他免疫细胞

除淋巴细胞和抗原提呈细胞外，血液中的中性粒细胞、嗜酸性粒细胞和嗜碱性粒细胞，以及组织中的肥大细胞也参与免疫应答与炎症反应；红细胞具有免疫黏附作用，可增强吞噬细胞对病原微生物的吞噬。

第三节　免疫分子

免疫分子包括抗体、补体、主要组织相容性抗原（见第 3 ～ 5 章）及细胞因子、细胞表面分子等，本节重点阐述细胞因子。

一 细胞因子

细胞因子（cytokine，CK）是机体多种细胞合成与分泌的小分子多肽或糖蛋白，是细胞间信号传递分子，主要介导和调节免疫应答和炎症反应，刺激造血功能，并参与组织修复等。

（一）细胞因子的命名和分类

根据细胞因子结构和功能不同分为白细胞介素、干扰素、肿瘤坏死因子、集落刺激因子、趋化性细胞因子和生长因子6类。

1. 白细胞介素 白细胞介素（interleukin，IL）是一组由淋巴细胞、单核吞噬细胞和其他非免疫细胞产生的介导白细胞和其他细胞间相互作用的细胞因子。目前已发现了35种白细胞介素，分别被命名为IL-1～IL-35。

2. 干扰素 干扰素（interferon，IFN）是最早发现的细胞因子，因其具有干扰病毒感染和复制的能力，故称干扰素。干扰素分为α、β和γ3种类型。IFN-α和IFN-β主要由浆细胞样树突状细胞及病毒感染的细胞产生，合称为Ⅰ型干扰素；IFN-γ主要由活化T细胞和NK细胞产生，也称为Ⅱ型干扰素。

3. 肿瘤坏死因子 肿瘤坏死因子（tumor necrosis factor，TNF）是一种能使肿瘤发生出血坏死的物质。单核-巨噬细胞分泌TNF-α，活化的T细胞、NK细胞分泌TNF-β。

4. 集落刺激因子 集落刺激因子（colony-stimulating factor，CSF）能够刺激多功能造血干细胞和不同发育分化阶段的造血祖细胞增殖分化。目前发现的集落刺激因子有粒细胞-巨噬细胞集落刺激因子（GM-CSF）、粒细胞集落刺激因子（G-CSF）。此外，红细胞生成素（EPO）、干细胞生长因子（SCF）、血小板生成素（TPO）和IL-11也是重要的造血刺激因子。

5. 趋化性细胞因子 趋化性细胞因子（chemokine）的主要功能是招募血液中的单核细胞、中性粒细胞、淋巴细胞等进入感染发生的部位。

6. 生长因子 生长因子（growth factor，GF）是具有刺激细胞生长作用的细胞因子，有些生长因子在一定条件下也可表现对免疫应答的抑制活性。

（二）细胞因子的共同特性

1. 理化特性 多数细胞因子是低分子量的蛋白质或分泌型的糖蛋白，以单体形式存在，少数细胞因子如IL-10、IL-12、M-CSF等以双体形式存在，TNF可形成三聚体。

2. 细胞因子的分泌特性 细胞因子通常以旁分泌、自分泌方式作用于邻近细胞或产生细胞因子的自身细胞。多数细胞因子只在产生的局部发挥作用，也有少数对远距离细胞发挥作用。

3. 细胞因子的作用特性 细胞因子对靶细胞作用无抗原特异性，也不受MHC限制，以非特异方式发挥作用。细胞因子与其受体结合产生生物学效应，细胞因子具有多效性、重叠性、拮抗性和协同性等作用特点。众多细胞因子在机体内存在，相互促进或相互抑制，形成十分复杂的细胞因子调节网络。

4. 细胞因子的主要生物学作用

（1）抗细菌感染的作用：细菌可刺激感染部位的巨噬细胞释放IL-1、TNFα、IL-6、IL-8和IL-12，这些细胞因子转而启动对细菌的攻击。

（2）抗病毒作用：病毒刺激机体细胞产生IFN-α和IFN-β。IFN-α和IFN-β通过作用于病毒感染细胞和未感染细胞产生抗病毒蛋白酶；同时刺激病毒感染的细胞表达MHC-I类分子，使其更容易被CTL识别并杀伤；IFN-α和IFN-β还可激活NK细胞，使其在病毒感染早期有效地杀伤病毒感染细胞。

（3）介导和调节免疫应答：在免疫应答的过程中，免疫细胞的激活、生长、分化和发挥效应都受到细胞因子的精细调节。

（4）刺激造血细胞增殖分化：由骨髓基质细胞和T细胞等产生刺激造血的细胞因子在血细胞的生成方面起重要作用。

（5）促进血管的生成：包括IL-8在内的多种趋化性细胞因子和成纤维细胞生长因子可促

进血管的新生，对组织的损伤修复有重要的意义。

二 白细胞分化抗原与黏附分子

免疫应答过程有赖于免疫细胞间的相互作用，包括细胞间直接接触和通过分泌细胞因子或其他活性分子介导发挥作用。免疫细胞间相互识别的物质基础是细胞表面分子，也称为细胞表面标志。

（一）白细胞分化抗原

白细胞分化抗原是指血细胞在分化成熟为不同谱系、不同分化阶段及细胞活化过程中，出现或消失的细胞表面标记分子，称之为分化抗原（cluster of differentiation，CD）。人类 CD 的编号已从 CD1 命名至 CD339。

（二）细胞黏附分子

是介导细胞间或细胞与细胞外基质间相互接触和结合分子的统称。黏附分子以受体 - 配体结合的形式发挥作用，参与细胞的识别、活化、增殖、分化和信号转导。

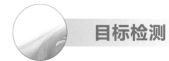

目标检测

一、选择题

1. 以下属于外周免疫器官的是（　　　）
   A. 淋巴结　　　　　　B. 胸腺
   C. 骨髓　　　　　　　D. 肝
   E. 腔上囊

2. 人 T 细胞分化成熟的场所是（　　　）
   A. 脾　　　　　　　　B. 胸腺
   C. 骨髓　　　　　　　D. 扁桃体
   E. 腔上囊

3. 免疫应答中具有加工处理和传递抗原信息作用的细胞是（　　　）
   A. Tc 细胞　　　　　　B. 中性粒细胞
   C. TH 细胞同胞姐妹　D. 抗原提呈细胞
   E. NK 细胞

4. T 细胞的表面分子不包括（　　　）
   A. TCR　　　　　　　B. SmIg
   C. CD2　　　　　　　D. CD3
   E. CD8

5. B 细胞不具备的功能（　　　）
   A. 介导体液免疫　　　B. 提呈抗原
   C. 免疫记忆　　　　　D. 杀伤靶细胞

   E. 可接受丝裂原刺激

6. 抗原呈递细胞不包括（　　　）
   A. 单核吞噬细胞　　　B. 并指状细胞
   C. B 细胞　　　　　　D. 树突状细胞
   E. NK 细胞

7. 切除胸腺的新生鼠的淋巴结中缺乏何种细胞（　　　）
   A. 巨噬细胞　　　　　B. B 淋巴细胞
   C. T 淋巴细胞　　　　D. 干细胞
   E. 粒细胞

8. 人类 B 淋巴细胞分化成熟的场所是（　　　）
   A. 腔上囊　　　　　　B. 脾
   C. 骨髓　　　　　　　D. 淋巴结
   E. 胸腺

9. 在癌症机体内缓慢升高会导致恶病质发生的细胞因子是（　　　）
   A. TNF　　　　　　　B. IL-12
   C. IL-10　　　　　　D. IL-2
   E. IFN

10. 黏膜淋巴组织中的 B 细胞主要分泌的抗体属于下列哪一类（　　　）

A. IgA B. IgD

C. IgE D. IgG

E. IgM

11. 介导炎症反应发生，具有趋化作用的细胞因子是（ ）

A. IL-1 B. IFN

C. CSF D. IL-2

E. IL-8

12. 可以促进 B 细胞产生 IgE 的细胞因子是（ ）

A. IL-1 B. IL-2

C. IL-3 D. IL-4

E. IL-8

13. 在固有免疫中起负调节作用的细胞因子是（ ）

A. IL-10 B. IL-4

C. TNF D. IL-6

E. IL-12

14. 产生 IL-1 的细胞主要是（ ）

A. Thl 细胞 B. 淋巴细胞

C. 肥大细胞、中性粒细胞

D. Th2 细胞

E. Mo/MΦ

15. 能使红细胞样前体细胞增殖分化为成熟红细胞的细胞因子是（ ）

A. IL-1 B. EPO

C. IL-4 D. IFN

E. IL-2

二、简答题

1. 试述免疫器官的组成及其功能。

2. 简述 T 细胞、B 细胞的来源、分布、表面分子及主要功能。

3. 简述 T 细胞亚群及其功能特点。

（万巧凤）

第2章 抗　　原

第一节　抗原的概念、特性与分类

 抗原的概念

抗原（antigen），缩写以 Ag 表示。指能够刺激机体产生特异性免疫应答，并能与免疫应答产物抗体和效应 T 细胞在体内外特异性结合，发生免疫效应的物质。

 抗原的特性

（一）免疫原性

指抗原能够刺激机体产生特异性抗体或效应 T 细胞的特性。

（二）免疫反应性

指抗原能与由它刺激所产生的抗体或效应 T 细胞发生特异性反应的特性。

 抗原的分类

（一）根据抗原的基本性能分类

1. 完全抗原（complete antigen）　既有免疫原性又有免疫反应性的物质称为完全抗原，如病原生物、异种动物血清等。

2. 半抗原（hapten）只有免疫反应性而没有免疫原性的物质称为半抗原，如青霉素、磺胺类药物等。半抗原没有免疫原性，不会引起免疫反应，但在某些特殊情况下，如果半抗原和大分子蛋白质结合以后，就获得了免疫原性而变成完全抗原，也就可以刺激免疫系统产生抗体和效应 T 细胞，称之为"载体效应"（图 2-1）。如青霉素进入体内后，其降解产物和组织蛋白结合，就获得了免疫原性，并刺激免疫系统产生抗青霉素抗体。当青霉素再次注射人体内时，抗青霉素抗体立即与青霉素结合，产生病理性免疫应答，出现皮疹或过敏性休克，严重者危及生命。

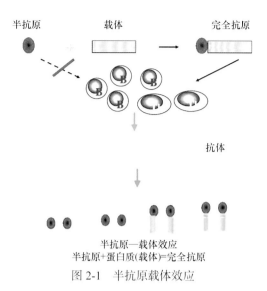

半抗原—载体效应
半抗原+蛋白质(载体)=完全抗原

图 2-1　半抗原载体效应

（二）根据抗原诱导机体免疫应答的性能分类

1. 胸腺依赖性抗原（thymus-dependent antigen，TD-Ag）含有 T 细胞决定簇，需要 T 细胞参与才能诱导免疫应答的抗原。

2. 非胸腺依赖性抗原（thymus-independent antigen，TI-Ag）在刺激 B 细胞产生抗体时不需要 T 细胞辅助。

（三）根据抗原与机体的亲缘关系分类

1. 异种抗原。

2. 异嗜性抗原。

3. 同种异型抗原。

4. 自身抗原。

第二节　决定抗原免疫原性的因素

异物性

异物性是指进入机体组织内的抗原物质，必须与该机体组织细胞的成分有差异。凡在胚胎期未与免疫活性细胞（T 细胞和 B 细胞）充分接触过的物质都可视为异物。抗原一般是指进入机体内的外来物质，如细菌、病毒、花粉等；抗原也可以是不同物种间的物质，如马血清进入人体内，马血清中的许多蛋白质就成为人的抗原物质；同种异体间的物质也可以成为抗原，如血型、MHC 抗原等；自体内的某些隔绝成分一旦暴露也可以成为抗原，如眼晶状体蛋白、精细胞、甲状腺球蛋白等；机体自身组织蛋白因受电离辐射、烧伤、某些化学药品和微生物等的作用而发生变性时，也可成为自身抗原，引起免疫性疾病。

物质的理化性状

（一）化学组成

大分子蛋白质，分子量＞10kD 者，可含有大量不同的抗原决定簇，是最强的免疫原，如异种血清蛋白、细菌外毒素等。多糖是重要的天然抗原，纯化多糖或糖蛋白、脂蛋白及糖脂蛋白等复合物中的糖分子部分都具有免疫原性。在自然界，许多微生物的荚膜或胞壁富含多糖，细菌内毒素是脂多糖，一些血型抗原也是多糖。核酸分子多无免疫原性，但如与蛋白质结合形成核蛋白则有免疫原性。在自身免疫病中，可对天然核蛋白诱导产生抗 DNA 或 RNA 抗体。此外，多肽类激素如胰岛素虽为小分子量（6kD）亦具有免疫原性。

（二）分子量

凡具有免疫原性的物质分子量都较大，一般在 10kD 以上，小于 1 万者呈弱免疫原性，低于 4kD 者一般不具有免疫原性。但亦有大分子量物质如明胶分子量可达 10kD，但因其为直链氨基酸结构，易在体内降解为低分子物质，所以呈弱免疫原性。可见免疫原性除与分子量有关外，还与其化学结构有关。

（三）化学结构

在蛋白质分子中，凡含有大量芳香族氨基酸，尤其是含有酪氨酸的蛋白质，其免疫原性强；而以非芳香族氨基酸为主的蛋白质，其免疫原性较弱。蛋白质和多糖抗原，凡结构复杂者免疫原性强，反之则较弱。其复杂性是由氨基酸和单糖的类型及数量等决定的，如聚合体蛋白质分子较单体可溶性蛋白质分子的免疫原性强。

机体反应性

遗传因素、年龄、性别及健康状况都可影响机体免疫应答的强弱。

第三节 抗原的特异性与交叉反应

一 抗原的特异性

特异性是指一种抗原只能与相应的抗体或效应 T 细胞发生特异性结合。抗原的特异性是由分子表面的特定化学基团所决定的，这些化学基团称为抗原决定簇（基）或抗原表位（图 2-2）。抗原以抗原决定簇与相应淋巴细胞表面的抗原受体结合后，激活淋巴细胞引起免疫应答。因此，抗原决定簇是免疫应答和免疫反应具有特异性的物质基础。抗原决定簇大多存在于抗原物质的表面，有些存在于抗原物质的内部，须经酶或其他方式处理后才暴露出来。天然抗原物质可有多种和多个决定簇。抗原决定簇的性质、数目、位置和空间构象决定了抗原的特异性。

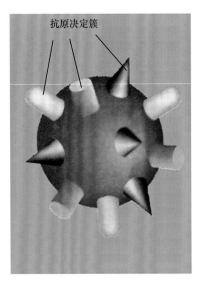

图 2-2 抗原决定簇

二 共同抗原与交叉反应

天然抗原分子结构复杂，具有多种抗原决定簇，不同的抗原物质具有不同的抗原决定簇并各具特异性。抗原分子特有的抗原决定簇称为特异性抗原（specific antigen）。

但有时某一抗原决定簇同时出现在不同抗原物质上，成为共同抗原决定簇，带有共同抗原决定簇的不同抗原互称为共同抗原（common antigen）。由共同抗原决定簇刺激机体产生的抗体可分别与两种抗原（含有共同抗原）结合发生反应，称为交叉反应（图 2-3）。

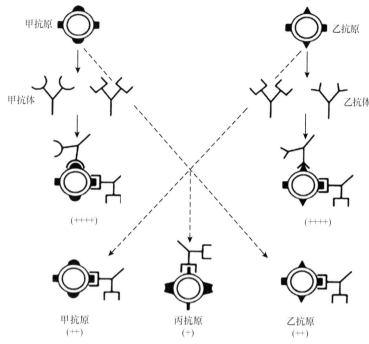

图 2-3　共同抗原和交叉反应

第四节　医学上重要的抗原物质

一　病原微生物及其代谢产物

（一）病原微生物及各种生物疫苗

每种病原微生物都是由多种抗原组成，能诱导机体发生免疫应答。如细菌、病毒、螺旋体等对人有较强的免疫原性，可刺激机体产生抗体，临床上可通过检测相应的抗体诊断相关疾病，亦可将病原微生物制成疫苗用于预防疾病。

（二）细菌外毒素和类毒素

外毒素是细菌在生长过程中分泌到菌体外的毒性物质，毒性极强，对组织细胞有高度选择性而出现特征性临床表现，如破伤风外毒素、白喉外毒素。外毒素为蛋白质，有很强的免疫原性，能刺激机体产生相应抗体。外毒素经甲醛处理失去毒性保留免疫原性即成类毒素。用类毒素注射可刺激机体产生抗毒素，用于人工自动免疫。常用的类毒素有白喉类毒素和破风类毒素。

二　动物免疫血清

用微生物或其代谢产物对动物进行人工自动免疫，收获含有相应抗体的血清即为动物免疫血清，临床上用来治疗破伤风和白喉的破伤风抗毒素、白喉抗毒素属于此类。抗毒素大多是用类毒素免疫马制备的。马的免疫血清对人具有两重性：一方面它含有特异性抗体（抗毒素），可以中和相应的毒素起到防治作用；另一方面马血清对人而言是异种蛋白，具有免疫原性，可引起过敏性休克或血清病。

三 异嗜性抗原

存在于人、动物、植物及微生物等不同物种间的共同抗原称为异嗜性抗原，又称 Forssman 抗原。目前已发现多种异嗜性抗原，如溶血性链球菌抗原与肾小球基底膜及心脏组织（图 2-4）、立克次体与变形杆菌均具有共同抗原。异嗜性抗原是引起免疫病理损伤的物质基础，也可借助异嗜性抗原辅助诊断某些临床疾病，如外斐反应。

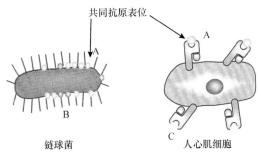

图 2-4　链球菌与人心肌细胞的共同抗原

四 同种异型抗原

存在于同一种属的不同个体之间，由于基因型不同表现在组织细胞结构上存在差异，形成同种异型（体）抗原。

（一）ABO 血型抗原

ABO 血型抗原由复杂的寡糖和多肽组成。该系统由 A、B 和 O 三个等位基因控制，其中 A 和 B 是显性型基因。ABO 血型不符的输血会引起严重的溶血反应。

（二）Rh 血型抗原

有些人的红细胞与恒河猴的红细胞有共同抗原，故称此抗原为 Rh 抗原。红细胞表面有 Rh 抗原者为 Rh 阳性，反之为 Rh 阴性。Rh 阴性的人在受到 Rh 抗原免疫情况下可产生 Rh 抗体，此抗体主要是 IgG 类抗体。母亲 Rh 阴性，胎儿 Rh 阳性，易引起新生儿溶血症。

> **┤知识链接├**
>
> **新生儿溶血症**
>
> 新生儿溶血症的病因常见有三类：ABO 血型不合、Rh 血型不合和红细胞膜缺陷。Rh 血型不合比 ABO 血型不合导致的溶血要严重很多，多数是母亲为 Rh 阴性、胎儿为 Rh 阳性所致。第一胎发病率很低，往往再次妊娠时才发病，若母亲有过输血史，且 Rh 血型又不合，则第一胎也可发病。95% 的中国人 Rh 血型为阳性。全球 15% ～ 20% 的白种人 Rh 血型为阴性，因此这种溶血多发生在混血儿身上，尤其是母亲为白种人的混血儿。此外，我国的少数民族中也有一部分人的 Rh 血型为阴性。

（三）HLA

人类白细胞抗原，即人类主要组织相容性抗原（详见第 5 章）。

五 自身抗原

自身物质对机体本身不显示免疫原性，但在有些情况下可成为自身抗原能刺激自身的免疫系统发生免疫应答。

（一）修饰的自身抗原

由于微生物感染、外伤、药物、电离辐射等作用使正常组织细胞发生构象改变形成新的抗原决定簇；也可因自身成分合成上的缺陷或溶酶体酶异常的破坏作用，暴露出新的抗原决定簇而成为"异己"物质，表现出免疫原性，刺激自身免疫系统发生免疫应答。

（二）隐蔽的自身抗原

是指正常情况下与免疫系统相对隔绝的组织成分，如晶状体蛋白、精子、甲状腺球蛋白等。它们在胚胎期没有与免疫系统接触，不能建立先天性自身免疫耐受，一旦由于外伤、手术或感染等原因使这些物质进入血流与免疫系统接触，即被机体视为"异物"，引起自身免疫应答。如甲状腺球蛋白抗原释放引起变态反应性甲状腺炎（即桥本甲状腺炎）、晶状体蛋白暴露可引起晶状体过敏性眼炎，精子抗原可引起男性不育等。

知识链接

外伤与男性不育

男性阴囊内有重要的生殖器官睾丸和附睾，阴囊及睾丸、附睾外伤后可直接影响生育能力。阴囊轻度受伤一般不至于引起不育。如果严重外伤伴有阴囊部血肿，出现血精、血尿、睾丸萎缩等，则很可能导致血睾屏障损伤，诱发抗精子抗体产生，而导致不育。

六 肿瘤抗原

细胞癌变过程中出现的新抗原或高度表达的抗原物质称为肿瘤抗原。肿瘤抗原为两大类。

（一）肿瘤特异性抗原（tumor specific antigen，TSA）

指只存在于肿瘤细胞表面而不存在于相应组织正常细胞表面的新抗原。近年来，应用单克隆抗体技术、分子生物学技术已经分离鉴定出许多人类肿瘤特异性抗原。

（二）肿瘤相关抗原（tumor associated antigen，TAA）

指非肿瘤细胞所特有，正常细胞上也可存在的抗原，只是在细胞癌变时其含量明显增加。此类抗原只表现出量的变化而无严格的肿瘤特异性，故称为肿瘤相关抗原。如甲胎蛋白（alpha-fetoprotein，AFP）是胚胎期肝细胞产生的一种糖蛋白，是胎儿血清中的正常成分，出生后几乎消失，成年人血清中含量极微。原发性肝癌病人血清中 AFP 含量显著增高，因此检查 AFP 含量可作为原发性肝癌的辅助诊断。

七 超抗原

是指在极低浓度下即可非特异地刺激多数 T 细胞克隆活化增殖，产生极强免疫应答的物质。超抗原可分为外源性超抗原，如金黄色葡萄球菌肠毒素、链球菌致热外毒素、M 蛋白；

内源性超抗原，如小鼠乳腺瘤病毒（MMTV）和人类免疫缺陷病毒（HIV-gpl20）。超抗原的生物学意义是参与某些病理过程，如细菌性食物中毒、某些类型的休克、AIDS，诱导自身免疫应答，引起某些自身免疫病；诱导免疫抑制，即 T 细胞因过度激活而消耗，导致 T 细胞功能或数量失调；诱导抗瘤效应，即大量 T 细胞的活化并分泌大量细胞因子，从而增强对瘤细胞的杀伤活性。

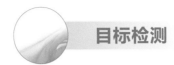

目标检测

选择题

1. 下列属于半抗原的是（　　）

　　A. 蛋白质　　　　　　B. 异种动物血清

　　C. 异型红细胞　　　　D. 外毒素

　　E. 青霉素

2. 下列哪项决定抗原的特异性（　　）

　　A. 抗原的相对分子质量

　　B. 抗原的物理性状

　　C. 抗原的复杂结构

　　D. 抗原分子表面的特殊化学基团

　　E. 抗原的免疫反应性

3. AFP 属于哪种抗原（　　）

　　A. 异种抗原　　　　　B. 同种异型抗原

　　C. 异嗜性抗原　　　　D. 共同抗原

　　E. 胚胎性抗原

4. 抗原与抗体结合发生交叉反应是因为（　　）

　　A. 抗原和抗体性状相似

　　B. 不同抗原具有相同或相似的抗原决定簇

　　C. 抗原的分子量较大

　　D. 抗原和抗体的大小相近

　　E. 抗体为多聚体

5. 必须与蛋白质载体结合才具有免疫原性的是（　　）

　　A. 半抗原　　　　　　B. 免疫佐剂

　　C. 变应原　　　　　　D. 耐受原

　　E. 超抗原

6. 异物性是指（　　）

　　A. 异种物质

　　B. 同种异体物质

　　C. 结构发生改变的自身物质

　　D. 胚胎期未曾与机体免疫细胞接触过的物质

　　E. 以上均是

7. 兄弟姐妹间进行器官移植引起排斥反应的物质是（　　）

　　A. 异种物质

　　B. 同种异体物质

　　C. 结构发生改变的自身物质

　　D. 胚胎期未曾与机体免疫细胞接触过的物质

　　E. 以上均是

8. 超抗原（　　）

　　A. 可以多克隆激活某些 T 细胞

　　B. 须经抗原提呈细胞加工处理

　　C. 与自身免疫病无关

　　D. 有严格的 MHC 限制性

　　E. 只能活化一个相应的 T 细胞克隆

9. 病原生物作为抗原属于（　　）

　　A. 异种抗原　　　　　B. 同种异型抗原

　　C. 自身抗原　　　　　D. 半抗原

　　E. 人工合成抗原

10. 动物来源的破伤风抗毒素对人而言是（　　）

　　A. 半抗原　　　　　　B. 抗体

　　C. 抗原　　　　　　　D. 既是抗原又是抗体

　　E. 超抗原

（郑　红）

第 3 章　免疫球蛋白与抗体

抗体（antibody，Ab）是 B 细胞或记忆 B 细胞接受抗原刺激后，增殖分化为浆细胞所产生的、能与相应抗原特异性结合的免疫球蛋白。抗体主要存在于血液中，也分布于组织液、外分泌液和某些细胞膜表面，是介导体液免疫应答的重要效应分子。

免疫球蛋白（immunoglobulin，Ig）指具有抗体活性或化学结构与抗体相似的球蛋白。免疫球蛋白是血清中一类主要的球蛋白，包括 α、β 和 γ 球蛋白等。

抗体均为免疫球蛋白，而免疫球蛋白不一定都是抗体。抗体是生物学功能的概念，免疫球蛋白是结构化学的概念。

> **知识链接**
>
> **巨球蛋白血症和多发性骨髓瘤**
>
> 巨球蛋白血症是浆细胞样 B 细胞恶性增生所致的一种疾病。患者血清中出现大量单克隆性 IgM，且 IgM 分子量大，导致患者血液黏滞度增高，血流缓慢，血管堵塞，继而出现肾及神经系统并发症等。多发性骨髓瘤是一种浆细胞异常增生的恶性肿瘤。主要表现为骨髓内多发性浆细胞恶性增生引起进行性骨质破坏，常伴有多发性溶骨性损害、高钙血症、贫血、肾损伤等。所产生的 Ig 量很多，但缺乏抗体活性。

第一节　免疫球蛋白的结构与类型

免疫球蛋白的基本结构

免疫球蛋白的基本结构是由两条相同的重链（heavy chain，H）和两条相同的轻链（light chain，L）通过链间二硫键连接而成的呈 "Y" 形的单体对称结构（图 3-1）。

（一）重链和轻链

1. 重链与 Ig 分类　重链由 450 ～ 550 个氨基酸残基组成，分子量为 50 ～ 75kD。根据 H 链结构和免疫原性的差异（氨基酸的组成和排列顺序、二硫键的数目和位置、含糖的种类和数量等存在差异），重链可分为 μ 链、γ 链、α 链、δ 链和 ε 链，不同重链和轻链组成完整的抗体分子，相应地将 Ig 分为 IgM、IgG、IgA、IgD 和 IgE 5 类。同一类 Ig 根据铰链区免疫原性的差异，又可分为不同亚类，如人 IgG 分为 IgG1 ～ IgG4；IgA 分为 IgA1 和 IgA2；

IgM、IgD 和 IgE 尚未发现存在亚类。

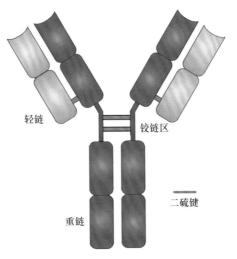

图 3-1　免疫球蛋白的基本结构

2. 轻链与 Ig 分型　轻链由约 214 个氨基酸残基组成，以二硫键与重链相连，分子量约为 25kD。轻链可分为 κ 和 λ 两型。λ 链根据恒定区中个别氨基酸的差异，可分为 λ1 ～ λ4 四个亚型。Ig 的轻链具有以下特点：一个 Ig 分子上两条轻链的型别总是相同的；每类 Ig 的轻链都可以有 κ 链或 λ 链；具有种属特异性。不同种属动物体内，两型轻链的比例不同，正常人血清免疫球蛋白 κ 与 λ 之比约为 2：1，小鼠约为 20：1。轻链比例异常可能反映机体免疫功能异常，如人免疫球蛋白 λ 链过多提示可能存在产生 λ 链的 B 细胞瘤。

（二）可变区与恒定区

1. 可变区（variable region，V 区）　Ig 重链和轻链靠近 N 端约 110 个氨基酸的序列变化较大，形成的结构域称为可变区，分别占重链的 1/5 ～ 1/4 和轻链的 1/2。重链和轻链的 V 区分别称为 VH 和 VL，可特异性结合抗原。VH 和 VL 各有 3 个区域的氨基酸组成和排序顺序高度可变，称为高变区（hypervariable region，HVR）。HVR 形成与抗原表位互补的空间构象，又被称为互补决定区（complementarity determining region，CDR），分别用 CDR1、CDR2 和 CDR3 表示。CDR 决定了抗体对抗原表位结合的特异性。

2. 恒定区（constant region，C 区）　重链和轻链 V 区以外的氨基酸组成和排序顺序相对稳定，称为恒定区，包括 L 链近 C 端的 1/2，H 链近 C 端的 3/4 或 4/5。重链和轻链的 C 区分别称为 CH 和 CL。不同类 Ig 的重链长度不一，IgG、IgA 和 IgD 的恒定区各有 3 个结构域（CH1 ～ CH3），IgM 和 IgE 则有 4 个结构域（CH1 ～ CH4）。同一种属个体所产生的同一类别 Ig 分子 C 区氨基酸的组成和排列顺序比较恒定，其免疫原性相同。如针对不同抗原诱导产生的人 IgG 抗体，它们的 V 区特异性不同，能与相应的抗原特异性结合，但其 C 区是相同的，因此制备抗人 IgG 抗体（第二抗体），均能与不同人的 IgG 结合。

（三）铰链区

铰链区（hinge region）位于 CH1 和 CH2 之间，富含脯氨酸，易伸展弯曲，使抗体的两臂易于移动和弯曲，有利于抗体两臂同时结合两个相同的抗原表位，也有利于抗体分子构象改变，暴露出补体 C1q 的结合点进而激活补体系统（详见第 4 章）。此外，铰链区易被木瓜蛋白酶、胃蛋白酶等水解，产生不同的水解片段。不同类或亚类 Ig 的铰链区不尽相同，如 IgG1、IgG2、IgG4 和 IgA 的铰链区较短，IgG3 和 IgD 的铰链区较长，而 IgM 和 IgE 则无铰链区。

（四）其他辅助成分

五类 Ig 中，IgG、IgD、IgE 和血清型 IgA 皆为单体，而分泌型 IgA（SIgA）和 IgM 则分别由 2 个和 5 个单体通过 J 链（joining chain）及二硫键组成二聚体和五聚体，SIgA 还含有分泌片（secretory piece，SP）（图 3-2）。

1. J 链　是一条富含半胱氨酸的糖蛋白，由浆细胞合成，主要功能是连接单体抗体分子形成二聚体或多聚体。

2. 分泌片（SP）　是一种含糖的肽链，由黏膜上皮细胞合成。分泌片的主要作用是保护 SIgA 的铰链区免受蛋白水解酶降解，并介导 SIgA 从黏膜下转移到黏膜表面，在黏膜局部发挥作用。

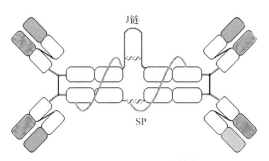

图 3-2　IgM 和 IgA 的结构

二　免疫球蛋白的功能区

抗体分子的每条多肽链均可折叠成几个由大约 110 个氨基酸通过链内二硫键连接而成的球形结构，每个球形结构具有相应的功能，故称为结构域或功能区（图 3-3）。

各功能区的功能：①VH 和 VL 尤其是 HVR（CDR），是抗体与抗原表位特异性结合的部位。②CH1 和 CL 具有部分同种异型遗传标志。③CH2（IgG）和 CH3（IgM）具有补体结合位点，可与补体 C1q 结合，从而激活补体活化的经典途径；母体 IgG 可借助 CH2 通过胎盘进入胎儿体内。④IgG 的 CH3 可与吞噬细胞、B 细胞或 NK 细胞表面的 IgG Fc 受体（FcγR）结合，产生调理作用或 ADCC 效应等；IgE 的 CH2 和 CH3 可与肥大细胞和嗜碱性粒细胞表面的 IgE Fc 受体（FcεRⅠ）结合，介导Ⅰ型超敏反应。

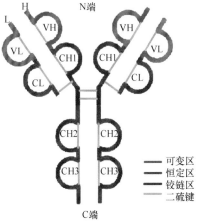

图 3-3　免疫球蛋白的功能区

三 免疫球蛋白的水解片段

利用蛋白酶水解 Ig 分子是研究抗体结构与功能的重要方法，也可用于分离和纯化特定抗体的多肽片段。木瓜蛋白酶和胃蛋白酶是常用的蛋白酶，IgG 经木瓜蛋白酶或胃蛋白酶水解成不同的片段（图 3-4）。

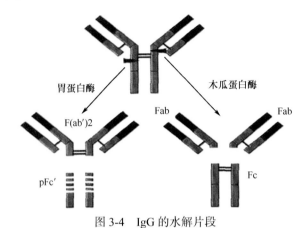

图 3-4　IgG 的水解片段

（一）木瓜蛋白酶水解片段

木瓜蛋白酶可从铰链区近 N 端将 IgG 分子水解为两个相同的抗原结合片段（fragment of antigen binding，Fab）和一个可结晶片段（fragment crystallizable，Fc）。Fab 由一条完整的轻链和重链近 N 端的 1/2 部分构成，只能与一个抗原表位特异性结合（单价），不能形成肉眼可见的凝集反应和沉淀反应。Fc 由一对 CH2 和 CH3 结构域组成，无抗原结合活性，是抗体与其他免疫分子和效应细胞（表达 Fc 受体的细胞）相互作用的部位。此外，Fc 段是抗体的同种型抗原决定簇（异种间免疫具有免疫原性）存在部位。

（二）胃蛋白酶水解片段

胃蛋白酶在铰链区近 C 端将 IgG 分子水解为 1 个大分子片段 F（ab'）$_2$ 片段和若干较小的 pFc' 片段。F（ab'）$_2$ 片段由 2 个 Fab 及铰链区组成，故为双价，能同时结合两个抗原表位。F（ab'）$_2$ 片段保留了结合相应抗原的生物学活性，又避免了 Fc 段免疫原性可能引起的不良反应，可作为生物制品广泛应用。如白喉抗毒素、破伤风抗毒素经胃蛋白酶消化后精制提纯的制品，因去掉 Fc 段可减缓超敏反应的发生。pFc' 不具有生物学活性。

第二节　各类抗体的主要特性与功能

抗体是体液免疫应答的主要效应分子，五类抗体在分子结构、体内分布、血清水平及生物活性等方面又各不相同（表 3-1）。

表 3-1　五类抗体的主要理化特性和生物学功能

	IgG	IgM	IgA	IgD	IgE
分子量（kD）	150	950	160	184	190
重链类型	γ	μ	α	δ	ε

续表

	IgG	IgM	IgA	IgD	IgE
主要存在形式	单体	单体、五聚体	单体、二聚体	单体	单体
开始合成时间	生后 3 个月	胚胎晚期	生后 4 ～ 6 个月	随时	较晚
成人血清含量（mg/ml）	9.5 ～ 12.5	0.7 ～ 1.7	1.5 ～ 2.6	0.03	0.000 3
占血清总 Ig（%）	75 ～ 85	5 ～ 10	10 ～ 15	0.3	0.02
血清中半衰期（d）	23	10	6	3	2.5
经典途径激活补体	+	+	−		−
旁路途径激活补体	+（IgG4）	−	+（IgA1）	?	−
通过胎盘	+	−	−	−	−
结合吞噬细胞	+	−	+	−	−
结合肥大细胞和嗜碱性粒细胞	−	−	−	−	+
结合 SPA	+	−	−	−	−
介导 ADCC	+	−	±	−	−
其他作用	再次应答抗感染	初次应答早期防御	黏膜免疫	B 细胞标志	I 型超敏反应抗寄生虫

IgG

IgG 在出生后 3 个月开始合成，3 ～ 5 岁接近成人水平，占血清 Ig 总量的 75% ～ 80%，是血清含量最高的 Ig，以单体形式存在。人 IgG 分为 4 个亚型：IgG1、IgG2、IgG3 和 IgG4。IgG 分布广，几乎分布全身各组织和体液。IgG 在体内的半衰期较长，20 ～ 23d，为再次免疫应答的主要抗体，通常为高亲和力抗体。IgG 是唯一能通过胎盘的抗体，在新生儿抗感染中发挥重要作用。IgG 是机体抗感染的"主力军"，大多数抗菌、抗病毒抗体和抗毒素都属于 IgG 类。某些自身抗体如抗核抗体、抗甲状腺球蛋白抗体等也属于 IgG。此外，IgG 还参与 II、III 型超敏反应。

IgM

IgM 占成人血清 Ig 总量的 5% ～ 10%，半衰期较短，为 5 ～ 10d。单体 IgM 以膜结合型（mIgM）表达于 B 细胞表面，作为 B 细胞识别抗原的特异性受体（BCR），只表达 mIgM 是未成熟 B 细胞的标记。分泌型 IgM 为五聚体，是五类抗体中分子量最大的 Ig，又称为巨球蛋白。IgM 一般不能通过血管壁，主要存在于血液中。五聚体 IgM 拥有 10 个 Fab 段，抗原结合能力强，具有强大的抗感染作用；激活补体的能力比 IgG 强。IgM 是在个体发育过程中最早合成和分泌的抗体，在胚胎发育晚期即能产生。若新生儿脐带血特异性 IgM 水平升高，提示胎儿有宫内感染（如巨细胞病毒、风疹病毒等感染）。IgM 也是初次体液免疫应答最早产生的抗体，在感染早期发挥重要的抗感染作用，对于防止菌血症、败血症具有重要作用。血清中如检出特异性 IgM，则提示新近发生感染，可作为感染的早期诊断依据。人体 ABO 血型的天然抗体也是 IgM。此外，IgM 还参与某些自身免疫病及 II、III 型超敏反应。

三 IgA

IgA 在出生后 4～6 个月才能合成，有血清型和分泌型两种存在形式。血清型 IgA 为单体，主要存在于血清中，占血清 Ig 总量的 10%～15%。血清型 IgA 具有中和毒素、调理吞噬等功能。分泌型 IgA（SIgA）为二聚体，广泛分布于呼吸道、消化道和泌尿生殖器官等黏膜局部，是初乳、泪液和唾液等外分泌液中的主要抗体类别，参与黏膜局部抗感染作用。SIgA 合成不足的新生儿易患呼吸道、消化道感染。初乳中 SIgA 含量高，对婴儿呼吸道和消化道的抗感染具有重要作用。

四 IgD

正常人血清中 IgD 含量很低，约占血清 Ig 总量的 0.3%。IgD 分为血清型和膜结合型两型，血清型 IgD 的生物学功能尚不清楚。膜结合型 IgD（mIgD）是 B 细胞分化发育成熟的标志，未成熟 B 细胞仅表达 mIgM，成熟 B 细胞可同时表达 mIgM 和 mIgD。B 细胞活化后其表面的 mIgD 逐渐消失。

五 IgE

IgE 为单体，是正常人血清中含量最少的 Ig，约占血清 Ig 总量的 0.002%，但在某些过敏性疾病和某些寄生虫感染患者的血清中 IgE 含量明显升高。IgE 半衰期仅为 2～3d，主要由呼吸道（鼻咽部、扁桃体、支气管）和胃肠道等黏膜固有层中的浆细胞产生。这些部位往往也是变应原入侵和超敏反应发生的场所。IgE 为亲细胞抗体，其 Fc 段易与肥大细胞、嗜碱性粒细胞表面 Fc 受体结合，介导 I 型超敏反应。此外，IgE 具有抗寄生虫免疫作用，IgE 通过与嗜酸性粒细胞结合介导 ADCC 效应杀伤虫体。

六 抗体的功能

抗体是体液免疫应答中发挥功能的最主要免疫分子，具有两大主要生物学功能：①与抗原特异性结合，该功能由可变区完成；②进一步诱发补体、各种效应细胞等发挥作用，此功能主要由恒定区介导（图 3-5）。

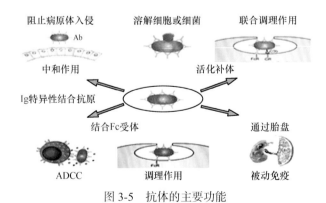

图 3-5 抗体的主要功能

（一）特异性结合抗原

抗体特异性结合抗原后，可发挥如下作用。①中和外毒素：抗毒素（抗体）与外毒素结合，可中和外毒素的毒性，IgG 发挥主要作用；②抗病毒：抗病毒抗体与病毒特异性结合，可有效地阻止病毒吸附和入侵宿主细胞；③抑制细菌黏附：SIgA 与相应细菌结合，可抑制细菌黏附到呼吸道、胃肠道、泌尿生殖器官等黏膜表面，发挥黏膜局部抗感染作用；④介导超敏反应：异常情况下，抗体特异性结合抗原后可诱导 Ⅰ 型、Ⅱ 型和 Ⅲ 型超敏反应；⑤介导免疫应答：IgM 和 IgD 是构成 BCR 的主要成分，能特异性识别、结合抗原、介导免疫应答。

（二）激活补体

IgG 和 IgM 与相应抗原特异性结合后，通过经典途径激活补体系统，补体活化后，可发挥多种生物学功能（详见第 4 章）。IgE 和 IgD 通常不能激活补体。

（三）与 Fc 受体结合

IgG、IgE、IgA 可通过 Fc 受体（即 FcγR、FcεR 和 FcαR）与表达相应 Fc 受体的细胞表面结合，产生不同的生物学作用。

1. 调理作用　是指与抗原结合的抗体（如 IgG）Fc 段与中性粒细胞、巨噬细胞表面 FcγR 结合，通过 Fc 的"桥梁"作用，增强吞噬细胞的吞噬作用。

2. 抗体依赖的细胞介导的细胞毒作用（ADCC）　是指具有杀伤活性的细胞（如 NK 细胞）通过其表面的 Fc 受体，识别结合于靶细胞（病毒感染的细胞或肿瘤细胞等）表面的抗体 Fc 段，介导杀伤细胞直接杀伤靶细胞。

3. 介导 Ⅰ 型超敏反应　IgE 为亲细胞抗体，可通过 Fc 段与肥大细胞和嗜碱性粒细胞表面的高亲和力 IgE Fc 受体（FcεRⅠ）结合，引起 Ⅰ 型超敏反应（详见第 7 章）。

（四）穿过胎盘和黏膜

在人类，IgG 是唯一能通过胎盘的抗体，母体可将此类抗体传至胎儿血液循环。IgG 穿过胎盘的作用是一种重要的自然被动免疫机制，对新生儿抗感染具有重要意义。SIgA 能从黏膜下转移至呼吸道和消化道等黏膜表面，在黏膜局部免疫中发挥主要作用。

第三节　抗体的制备及其应用

 多克隆抗体

天然抗原分子往往含有多种特异性的抗原表位，可刺激机体多个 B 细胞克隆产生针对不同抗原表位的抗体，这些抗体的总和称为多克隆抗体（polyclonal antibody，PAb）。获得多克隆抗体途径主要有动物免疫血清、恢复期患者血清或免疫接种人群。多克隆抗体具有中和抗原、免疫调理、介导补体活化和 ADCC 等重要作用。多克隆抗体具有来源广泛、制备容易等优点，但也存在特异性不高、易发生交叉反应、难以大量制备等缺点。

 单克隆抗体

1975 年 Kohler 和 Milstein 采用细胞融合技术，将抗原免疫小鼠的脾细胞与小鼠骨髓瘤细胞在体外进行融合并经过选择培养基培养后，获得的杂交细胞系（杂交瘤）既有大量扩增和永生的特性，又具有分泌特异性抗体的功能。每个杂交瘤细胞由一个 B 细胞与一个骨髓瘤细胞融合而成，仅能产生针对某一特定抗原表位的特异性抗体。因此，将这种由单一杂交瘤细胞产生、针对单一抗原表位的特异性抗体称为单克隆抗体（monoclonal antibody，mAb/

mcAb）。mAb 具有结构均一、纯度高、特异性强、少或无交叉反应、易大量制备、成本低等优点，现已广泛应用于临床。如利用特异性 mAb 与药物偶联制备的靶向药物已用于多种恶性肿瘤的治疗。

三 基因工程抗体

动物源性 mAb 对人体而言是异种抗原，反复使用可诱发超敏反应。基因工程抗体是借助 DNA 重组和蛋白质工程技术制备的新一代抗体，既保留单克隆抗体均一性高、特异性强等优点，又能够降低对人体的免疫原性，极大地拓展 mAb 在人体内的使用。基因工程抗体包括人源化抗体、人 - 鼠嵌合抗体、小分子抗体、双特异性抗体、人抗体等。

 目标检测

选择题

1. 血清中含量最高的抗体是（　　）
   A. IgM
   B. IgG
   C. IgA
   D. IgE
   E. IgD

2. 黏膜局部免疫发挥主要作用的抗体类别是（　　）
   A. IgM
   B. IgG
   C. SIgA
   D. IgE
   E. IgD

3. 发生宫内感染时，新生儿血液中出现高滴度的抗体类别是（　　）
   A. IgM
   B. IgG
   C. IgA
   D. IgD
   E. IgE

4. 可作为感染性疾病早期诊断指标的抗体是（　　）
   A. IgD
   B. IgM
   C. IgG
   D. IgA
   E. IgE

5. 介导Ⅰ型超敏反应的抗体是（　　）
   A. IgD
   B. IgM
   C. IgG
   D. IgA
   E. IgE

6. 通过经典途径激活补体能力最强的抗体类别是（　　）
   A. IgG
   B. IgD
   C. IgA
   D. IgM
   E. IgE

7. 人体 ABO 血型的天然抗体属于（　　）
   A. IgG
   B. IgM
   C. IgD
   D. IgA
   E. IgE

8. 免疫球蛋白与抗原的特异性结合部位是（　　）
   A. Fc 段
   B. Fab 段
   C. CH1 段
   D. CH2 段
   E. CL 区

9. 产生抗体的细胞是（　　）
   A. T 细胞
   B. TH 细胞
   C. NK 细胞
   D. 浆细胞
   E. 肥大细胞

10. 免疫球蛋白的基本结构是（　　）
    A. 二硫键连接的一条重链和一条轻链组成
    B. 二条相同的重链组成
    C. 以 J 链连接的一条轻链和一条重链组成
    D. 二条相同的轻链组成
    E. 二硫键连接的二条相同的重链和二条相同的轻链组成

11. 经木瓜蛋白酶水解 Ig 可获得（　　　）

    A. 一个 Fab 段和一个 Fc 段

    B. 二个 Fab 段和一个 Fc 段

    C. 二个 Fab 段

    D. 一个 Fab 段和二个 Fc 段

    E. 一个 F（ab′）2 段和一个 pFc′ 段

12. 抗体分子与细胞结合的部位在（　　　）

    A. VL 和 VH   B. VH

    C. CL 和 CH   D. Fc

    E. CH

（郑源强）

第4章 补体系统

第一节 概 述

 补体的定义

补体（complement，C）是一组存在于人和脊椎动物血清、组织液中和细胞膜表面，经激活物活化后具有酶活性的蛋白质，包括 30 余种可溶性蛋白、膜结合蛋白和补体受体，故称为补体系统。补体系统既是机体固有免疫防御体系的重要成分，也广泛参与适应性免疫应答，还参与免疫调节。补体缺陷、功能障碍或过度活化与多种疾病的发生、发展密切相关。

 补体系统的组成与命名

（一）补体系统的组成

补体系统由 30 余种成分构成，按其生物学功能可分为三类。

1. 补体的固有成分　指存在于血浆及体液中、参与补体激活级联反应的补体成分，包括：①经典激活途径的 C1q、C1r、C1s、C4、C2；②甘露聚糖结合凝集素（MBL）激活途径的 MBL、MBL 相关丝氨酸蛋白酶（MASP）；③旁路激活途径的 B 因子、D 因子、P 因子（备解素）；④上述三条途径的共同末端通路组分 C3、C5、C6、C7、C8、C9。

2. 补体调节蛋白　指存在于血浆中和细胞膜表面，参与调节补体激活强度和范围的蛋白质。体液中的可溶性调节蛋白包括 C1 抑制物、C4 结合蛋白、I 因子、H 因子、S 蛋白、过敏毒素灭活因子；细胞膜表面的补体调节蛋白包括衰变加速因子（DAF）、膜辅蛋白（MCP）等。

3. 补体受体（complement receptor，CR）　指存在于多种细胞膜表面，能与补体活性片段或调节蛋白结合并介导相应生物学效应的受体分子，主要包括 CR1、CR5、C3aR、C2aR、C4aR、C5aR 等。

（二）补体系统的命名

补体系统的命名较为复杂，一般有以下规则：参与补体经典激活途径的固有成分，按其被发现的先后顺序分别命名为 C1（q、r、s）、C2、C3、……C9；补体系统的其他成分以英文大写字母表示，如 B 因子、D 因子、P 因子、H 因子等；补体调节蛋白多以其功能命名，如 C1 抑制物（C1 INH）、C4 结合蛋白（C4bp）、衰变加速因子等；补体活化后的裂解片段，以该成分的符号后面附加小写英文字母表示，如 C3a、C3b 等；具有酶活性的补体成分或复合物，在其符号上划一横线表示，如 $\overline{\text{C4b2a}}$；灭活的补体片段，在其符号前加英文字母 i 表示，如 iC3b。

三 补体系统的理化性质

补体各成分均为糖蛋白，占血清总蛋白的 5% ～ 6%，含量相对稳定，但在某些疾病情况下可出现波动。血清中 C3 含量最高，D 因子含量最少。补体性质很不稳定，对许多理化因素敏感，某些补体固有成分（如 C1、C2、C5 等）对热敏感，56℃温育 30min 即可灭活；室温下很快失活；0 ～ 10℃时活性仅能保持 3 ～ 4d，-20℃以下可长期保存。紫外线照射、机械震荡或某些添加剂都可能破坏补体。

第二节 补体系统的激活与调节

在生理情况下，血清中大多数补体成分均以无活性的酶前体形式存在。在某些激活物的作用下，通过级联酶促反应被激活，产生生物学作用。同时，补体激活过程中产生的多种水解片段具有不同的生物学作用，广泛参与机体的免疫调节与炎症反应。补体的激活过程依据起始顺序的不同，可分为三条途径，即经典途径、旁路途径和 MBL 途径。这三条途径有共同的末端通路（图 4-1）。

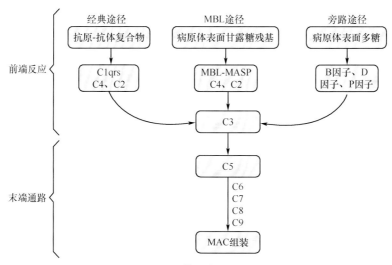

图 4-1 补体三条激活途径

一 补体系统的激活

（一）经典途径

经典途经的激活物主要是 IgG 或 IgM 类抗体与相应抗原结合形成的免疫复合物、C 反应蛋白、细菌脂多糖（LPS）、某些病毒蛋白等也可作为激活物。激活顺序为 C1、C4、C2、

C3、C5 ～ C9，激活过程可分为识别、活化和膜攻击 3 个阶段。

1. 识别阶段　IgG（IgG1 ～ IgG3）或 IgM 抗体与抗原结合后，构型发生改变，使补体结合点暴露，C1 与之结合并被激活。

C1 是经典激活途径的起始成分。C1 是由 1 分子 C1q、2 分子 C1r 和 2 分子 C1s 组成的

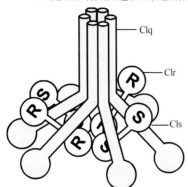

复合物。C1q 是由 6 个相同的亚单位组成，每个亚单位的肽链羧基端均为球形结构，是 C1q 与免疫复合物中抗体结合的部位（图 4-2）。

当 C1q 分子中两个或两个以上的球形结构与 IgM 或 IgG 分子的补体结合点结合，构型发生改变，使与 C1q 结合的 C1r 活化，活化的 C1r 激活 C1s 的丝氨酸蛋白酶活性。

2. 活化阶段　C3 转化酶（$\overline{C4b2a}$）与 C5 转化酶（$\overline{C4b2a3b}$）形成的过程。

C4 和 C2 均为活化的 C1s 的底物，在 Mg^{2+} 存在下，C1s 使 C4 裂解为 C4a 和 C4b，C4b 与靶细胞膜或免疫复合物结合。

图 4-2　C1 分子结构

C2 附着于结合有 C4b 的细胞表面，继而被 C1s 裂解为 C2a 和 C2b。C2a 与 C4b 结合成 $\overline{C4b2a}$ 复合物（C3 转化酶）。C3 转化酶将 C3 水解为 C3a 和 C3b，这是补体活化级联反应的枢纽性步骤。新生的 C3b 可与 $\overline{C4b2a}$ 结合为 $\overline{C4b2a3b}$ 复合物（C5 转化酶），随后进入补体激活的终末通路。在此阶段，补体裂解生成的 C4a、C2b、C3a 游离于体液中，发挥生物学作用，如 C3a 是重要的炎症介质。

3. 膜攻击阶段　形成攻膜复合体（membrane attack complex，MAC），最终导致靶细胞溶解的阶段。

C5 转化酶裂解 C5 生成 C5a 和 C5b。C5a 游离于液相，是重要的炎症介质，C5b 可吸附于靶细胞表面并与 C6、C7、C8 结合，形成 $\overline{C5b678}$。$\overline{C5b678}$ 可与多个 C9 分子结合，形成 $\overline{C5b6789n}$ 即 MAC。MAC 在靶细胞膜上形成管状亲水性跨膜孔道，允许水、离子及可溶性小分子等经孔道自由流动。因胞内渗透压高于胞外，大量水分内流，导致细胞肿胀并最终破裂(图 4-3）。

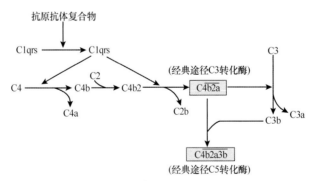

图 4-3　补体激活经典途径

（二）MBL 途径

又称为凝集素途径（lectin pathway），该途径的激活过程与经典途径基本相似。激活物是血浆中甘露聚糖结合凝集素（mannose-binding lectin，MBL）、C 反应蛋白或纤维胶原素等。正常情况下，液相中 MBL 含量低，但在病原体感染早期，MBL 含量增加。MBL 可与某些细菌表面的甘露糖残基结合，继而与丝氨酸蛋白酶结合形成 MBL 相关丝氨酸蛋白酶（MBL-associated serine protease，MASP）。MASP 包括 MASP1 和 MASP2 两种型别。活化的 MASP2 具有与 C1s 类似的丝氨酸蛋白酶活性，可裂解 C4 和 C2，形成 C3 转化酶，随后裂解 C3 形成 C5 转化酶，之后进入补体激活的共同末端通路（图 4-4）。

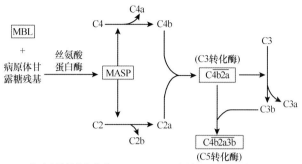

图 4-4　补体激活 MBL 途径

（三）旁路途径

又称替代激活途径，不依赖于抗体，激活过程越过了 C1、C4、C2 3 种成分，由病原微生物等外源性异物直接激活 C3，在 B 因子、D 因子和 P 因子参与下，形成 C3 转化酶和 C5 转化酶，继而完成 C5～C9 各成分激活过程（图 4-5）。旁路途径是在感染早期最先发挥作用的补体激活途径，其主要激活物是某些细菌、内毒素、葡聚糖、磷壁酸等。

生理条件下，血清 C3 在蛋白酶作用下缓慢裂解产生少量 C3b。绝大多数自发产生的 C3b 在液相中迅速被 I 因子灭活，形成 iC3b。当附近有膜性结构时，C3b 可与之结合，有利于 C3b 与液相中的 B 因子结合为 $C3b\overline{B}$。在 Mg^{2+} 存在下，D 因子裂解 C3bB 中的 B 因子形成 $\overline{C3bBb}$（旁路途径的 C3 转化酶）和 Ba。$\overline{C3bBb}$ 极不稳定，当与液相中的 P 因子结合形成 C3bBbp，即成为稳定的 C3 转化酶。$\overline{C3bBb}$ 裂解 C3 生成更多的 C3b，后者与 $\overline{C3bBb}$ 结合形成 $\overline{C3bBb3b}$ 即 C5 转化酶。一旦 C5 转化酶形成，其后续激活过程及效应与经典途径完全相同。在旁路激活过程中，C3 转化酶裂解 C3 产生大量 C3b，部分新生的 C3b 又与 B 因子结合，形成新的 $\overline{C3bBb}$，扩大激活作用，产生依赖于 C3b 的正反馈放大作用，形成 $\overline{C3bnBb}$。

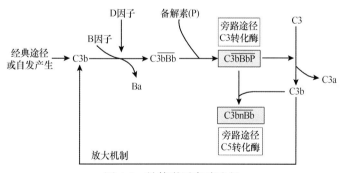

图 4-5　补体激活旁路途径

二　补体激活的调节

机体对补体系统激活主要通过补体自身调节和调节因子作用等方式实现调节功能。

（一）针对经典途径前端反应的调节

$\overline{C4b2a}$ 是经典途径和 MBL 途径的 C3 转化酶，也是补体活化级联反应的枢纽性步骤。多种补体调节蛋白，如 C1 INH、CR1、C4bp、MCP、I 因子、DAF 等均可发挥负调控作用。

（二）针对旁路途径前端反应的调节

多种调节蛋白可调控旁路途径 C3 转化酶的形成，或者抑制已形成的 C3 转化酶活性。旁路途径 C5 转化酶也可受到调控。P 因子则发挥正调控作用。

（三）针对 MAC 的调节

多种调节蛋白可抑制 MAC 的形成和作用，使机体正常细胞免遭攻击。这些调节因子包括 C8 结合蛋白、膜反应性溶破抑制物、S 蛋白等。

第三节　补体系统的主要生物学作用

溶解细胞作用

补体系统被激活后，可在多种靶细胞表面形成 MAC，导致靶细胞溶解，即补体依赖的细胞毒作用（complement dependent cytotoxicity，CDC）。病原微生物侵入后，补体裂解病原微生物是机体抗感染的重要机制之一。该作用还参与机体抗肿瘤免疫效应。在某些病理情况下，补体系统可引起宿主细胞溶解，并导致组织细胞损伤与疾病（如血型不符输血后导致的溶血反应）。

调理作用

补体激活过程中产生的 C3b、C4b 和 iC3b 等片段可直接结合细菌及其他颗粒物质，通过与中性粒细胞或巨噬细胞表面相应受体（如 CR1、CR3 和 CR4）结合，促进吞噬细胞的吞噬作用。这种依赖 C3b、C4b 和 iC3b 等的调理吞噬作用可能是机体抵御全身性细菌或真菌感染的重要机制之一。

炎症介质作用

1. 过敏毒素作用　C3a、C4a 和 C5a 又称为过敏毒素，三者均可与肥大细胞或嗜碱性粒细胞表面相应受体结合，触发靶细胞脱颗粒，释放组胺、白三烯等生物活性介质，引起平滑肌收缩、毛细血管扩张、腺体分泌增加等过敏反应。其中尤以 C5a 的过敏毒素作用最强。

2. 趋化作用　C3a、C5a 能招引中性粒细胞和单核 - 巨噬细胞向炎症部位聚集，还可刺激中性粒细胞产生前列腺素、氧自由基、花生四烯酸等，引起毛细血管通透性增加、局部血管扩张、平滑肌收缩，增强炎症反应。

3. 激肽样作用　C2a 具有激肽样作用，可扩张血管、增加血管通透性，导致炎性充血水肿。

四 清除免疫复合物

补体成分可参与清除循环免疫复合物，其机制为：①补体与抗体的结合可在空间上干扰抗原、抗体之间的相互作用，从而抑制新的免疫复合物形成，或使已形成的免疫复合物发生解离；② C3b 与免疫复合物结合并黏附于表达 CR1 的红细胞和血小板，通过血流将免疫复合物运送到肝和脾被吞噬、清除。

五 免疫调节作用

补体主要通过以下方式实现免疫调节作用：① C3 可参与捕获、固定抗原，使抗原更易被 APC 加工与提呈；②补体成分可调节多种免疫细胞的增殖、分化；③参与调节多种免疫细胞的效应功能，如杀伤细胞与 C3b 结合可增强对靶细胞的 ADCC 效应。

第四节　血清补体异常与疾病

正常情况下，补体系统各成分含量相对稳定，适度激活则发挥保护机体的功能。当出现补体遗传性缺陷、功能障碍及过度活化等情况，可导致某些疾病的发生与发展。

一 补体量的变化

1. 补体含量降低　原因：①补体消耗增多，如血清病、肾小球肾炎、系统性红斑狼疮（SLE）及类风湿关节炎等；②补体大量丢失，常见于大面积烧伤、肾病综合征时；③补体合成不足，主要见于各种肝病患者，如肝硬化、慢性活动性肝炎等。

2. 补体含量增高　患恶性肿瘤时 C3、C4 含量可增高；传染病患者补体可代偿性增高。

二 遗传性补体缺陷相关的疾病

几乎所有的补体成分均可能发生遗传性缺陷，其中以参与经典途径的固有成分缺陷较为常见。由于补体成分缺陷，使补体系统不能被有效地激活，导致机体对病原体易感性增加，并且机体对免疫复合物的清除功能出现障碍，易患相关的自身免疫病。

三 补体与感染性疾病

补体在机体抗感染免疫中发挥重要作用。但在某些情况下，病原体可借助补体受体入侵细胞，造成感染。如 EB 病毒可经由 CR2 感染人 B 细胞，诱发传染性单核细胞增多症，柯萨奇病毒以 DAF 为受体入侵细胞是造成病毒在体内持续性感染的重要原因之一。

四 补体与炎症性疾病

补体激活是炎症反应过程中重要的早期事件。炎症是机体对感染或损伤的一种保护性反应，但过度的炎症反应也会造成组织损伤。补体激活产生的炎性介质如 C3a、C4a 和 C5a 等，可通过趋化作用、过敏毒素作用等多种方式加剧炎症反应，造成组织损伤。

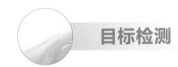

目标检测

选择题

1. 补体经典途径的激活顺序是（　　）

　　A. C123456789　　　　B. C124356789

　　C. C132456789　　　　D. C142356789

　　E. C143256789

2. 血清含量最高的补体成分是（　　）

　　A. C3　　　　B. C2

　　C. C1q　　　　D. C5

　　E. D 因子

3. 攻膜复合体（MAC）是指（　　）

　　A. C5b　　　　B. C5b67

　　C. C5b6　　　　D. C5b678

　　E. C5b6789

4. 补体激活经典途径的 C3 转化酶是（　　）

　　A. C3b　　　　B. C3a

　　C. C4b　　　　D. 2a

　　E. C$\overline{4b2a}$

5. 主要以免疫复合物为激活物的补体激活途径是（　　）

　　A. 经典途径　　B. MBL 途径

　　C. 旁路途经　　D. MBL 途径和旁路途经

　　E. 经典途径和旁路途经

6. 具有过敏毒素作用的补体分子裂解片段是（　　）

　　A. C1q　　　　B. C1r

　　C. C3b　　　　D. C5a

　　E. C4b

7. 补体的主要生物学作用不包括（　　）

　　A. 溶解细胞作用　　B. 中和毒素

　　C. 调理作用　　　　D. 炎性介质作用

　　E. 免疫调节作用

8. 下列哪项不需要补体参加（　　）

　　A. 溶解作用　　　　B. 溶血作用

　　C. 免疫黏附作用　　D. 趋化作用

　　E. ADCC 作用

9. 不能激活补体旁路途径的物质是（　　）

　　A. 脂多糖　　　　B. 酵母多糖

　　C. 甘露糖　　　　D. 凝聚的 IgA

　　E. 凝聚的 IgG4

10. 与 MBL 途径激活补体有关的物质是（　　）

　　A. 抗原　　　　B. 抗原抗体复合物

　　C. 抗体　　　　D. 脂多糖

　　E. MBL

（郑源强）

第5章 主要组织相容性复合体及其编码分子

组织相容性抗原（histocompatibility antigen）是指在组织细胞表面存在的一组能引起移植排斥反应的抗原。其中能引起较强移植排斥反应的抗原又称为主要组织相容性抗原。编码这些抗原的基因群是主要组织相容性复合体（major histocompatibility complex，MHC），MHC一般位于脊椎动物某对染色体上，具有紧密连锁遗传的特征。

在不同哺乳类动物中，MHC编码的抗原系统的命名各不相同，人类的主要组织相容性抗原又称人类白细胞抗原（human leukocyte antigen，HLA）；编码HLA的基因群称为HLA复合体，也简称为HLA。

现代研究证实，HLA的生物学意义不仅局限于移植排斥反应，其在免疫细胞发育、抗原识别、免疫应答的调节中具有重要而广泛的生物学功能。

知识链接

MHC 研究与诺贝尔奖

20世纪80年代以来，诺贝尔生理学或医学奖共颁奖6次给免疫学相关领域，其中授予主要组织相容性抗原相关研究的有两次。1980年Jean Dausset和George Snell因MHC和HLA的发现获奖；1996年Peter Doherty和Rolf Zinkernagel因MHC限制性的发现获奖。事实上，MHC结构和功能的阐明不仅在为理解免疫应答的遗传控制和个体差异提供了理论依据，也为临床器官移植中的组织配型等应用铺平了道路。

第一节 概　　述

一 HLA 的基因结构

人类HLA复合体定位于第6号染色体短臂，在结构上可以划分为3个区域。每一区域内的HLA基因分别被称为HLA-Ⅰ类、HLA-Ⅱ类和HLA-Ⅲ类基因（图5-1）。HLA复合体内的基因按其产物的功能又可分为3类：经典HLA基因、免疫功能相关基因及免疫无关基因。

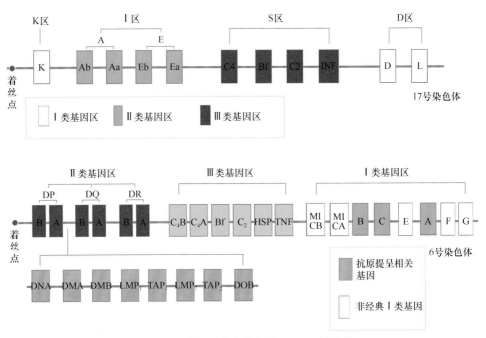

图 5-1　人类 6 号染色体短臂上 HLA 的结构

（一）经典 HLA 基因

经典 HLA- Ⅰ类基因包括 HLA-B、HLA-C、HLA-A 3 个基因座位，编码经典 HLA- Ⅰ类分子的重链，参与内源性抗原的加工与呈递。经典 HLA- Ⅱ类基因包括 HLA-DP、HLA-DQ、HLA-DR 3 个亚区，分别编码经典 HLA- Ⅱ类分子的 α、β 链，参与外源性抗原的加工与呈递。

（二）免疫功能相关基因

1. 非经典 HLA- Ⅰ类基因　包括位于 Ⅰ类基因区内的 HLA-E、HLA-F、HLA-G 等基因。目前已知 HLA-E 和 HLA-G 在维持母胎免疫耐受中发挥作用。

2. 非经典 HLA- Ⅱ类基因　又称抗原加工呈递相关基因，主要包括抗原加工相关转运物基因 TAP、HLA-DM、HLA-DO 等基因。此类基因位于 HLA- Ⅱ类基因区内，多数与内源性或外源性抗原的加工与呈递有关。

3. 炎症相关基因　包括肿瘤坏死因子基因家族（TNF-α 和 TNF-β）、热休克蛋白（HSP）基因家族。此类基因均位于 HLA- Ⅲ类基因区内，多数与炎症应答有关。

4. 补体成分编码基因　由编码 C2、C4、B 因子等补体固有成分的基因座位组成。此类基因位于 HLA- Ⅲ类基因区内，其表达产物参加补体的活化过程。

5. MHC Ⅰ类相关分子基因（MIC）　这些基因也属于非经典的 HLA- Ⅰ类基因，但其序列与经典的 HLA- Ⅰ类基因同源度差异较大，也不结合抗原肽。已知 MIC 分子能够和 NK 细胞活化受体结合，在固有免疫应答中发挥作用。

此外，HLA 复合体内也存在免疫无关基因，如 21 羟化酶基因（CYP21）等。

 HLA 的遗传特征

（一）多基因型与多态性

多态性（polymorphism）是指在随机婚配的群体中，染色体同一基因座位有两种以上基因型，即可编码二种以上的产物。HLA 复合体是人体最富多态性的基因系统，仅 HLA-B 基因座就有 4765 个等位基因，可编码 3465 种 HLA 分子，是等位基因最多的基因座（表 5-1）。

表 5-1 已获正式命名的部分 HLA 基因座位和等位基因数（截至 2017 年 3 月）

位点	经典 I 类基因			经典 II 类基因			免疫功能相关基因						合计
	A	B	C	DR	DQ	DP	E	F	G	DM	DO	其他	
基因数	3913	4765	3510	2318	1157	884	25	22	54	20	25	62	16755

（二）单倍体遗传

单倍体（haplotype）是指连锁在一条染色体上的 HLA 各基因座位的组合。一个单倍体内的基因群在遗传时不是完全的随机组合，而是倾向于连锁遗传。

（三）共显性遗传

一对等位基因同为显性，称为共显性。HLA 复合体中每一对等位基因无论是纯合子还是杂合子均能同等地表达，这种遗传方式也叫共显性遗传。

（四）连锁不平衡

指分属两个或两个以上基因座位的等位基因同时出现在一条染色体上的概率与随机出现的频率之间存在明显差异的现象。

第二节 HLA 的结构、分布与功能

借助 X 射线晶体衍射技术的进步，HLA 分子的结构已经被逐渐阐明。HLA 分子的结构、分布与功能密切相关，本节主要介绍 HLA- I 类分子和 HLA- II 类分子。

 HLA 的分子结构

（一）HLA- I 类分子

HLA- I 类分子含有两条多肽链。

1. 重链 重链又称 α 链，是由经典 HLA- I 类基因（HLA-B、HLA-C、HLA-A）编码的 45kDa 的糖蛋白。重链可分胞外区、跨膜区和胞内区三部分。其中胞外区又分 α_1、α_2 和 α_3 3 个结构域（domain）。α_1 和 α_2 组成了两端封闭的抗原肽结合凹槽（又称肽结合区或多态区），可结合 8 ～ 10 个氨基酸组成的抗原肽。α_3 区域又称免疫球蛋白样区（或非多态区），能够和 Tc 细胞表面的 CD8 分子互相识别和结合。

2. 轻链 轻链又称 β 链，是由 15 号染色体上的非 HLA 基因编码的 12kDa 的糖蛋白，又称 β_2 微球蛋白（β_2m）。β_2m 以非共价键附着于 α_3 上，对维持 HLA- I 类分子的构型稳定及其分子表达有重要意义（图 5-2）。

（二）HLA- II 类分子

HLA- II 类分子也是由两条多肽链组成的异源二聚体糖蛋白。其中 α 链的大小为 34kDa，β 链是 29kDa。两条多肽链均由 HLA II 类基因（HLA-DP、HLA-DQ、HLA-DR）编码，其基本结构均由胞外区、跨膜区和胞内区 3 部分组成。与 HLA- I 分子相同，α 链和 β 链的胞外区

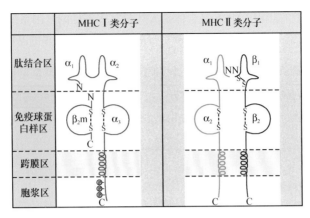

图 5-2　HLA 分子结构

可进一步划分为位于肽结合区的 α_1、β_1 结构域和位于免疫球蛋白样区的 α_2、β_2 结构域。其中 α_1、β_1 结构域构成了两端开放的抗原肽结合凹槽，可以结合 13 ～ 17 个氨基酸组成的抗原肽。α_2 和 β_2 结构域维持了 HLA-Ⅱ 分子的结构。在 T 细胞的活化过程中，β_2 是 CD4 分子的识别结合部位，能够和 Th 细胞表面的 CD4 分子相互作用。

 HLA 分子的分布

HLA-Ⅰ类分子广泛表达于体内各种有核细胞，以及血小板和网织红细胞表面。

HLA-Ⅱ类分子主要分布于专职抗原提呈细胞及活化 T 细胞表面，此外在细胞因子（如 IFN-γ）的作用下也可诱导表达于血管内皮细胞等非抗原提呈细胞表面。

 HLA 的主要生物学功能

HLA 分子在机体免疫应答过程中起重要作用。其生物学功能主要体现在以下几点。

（一）抗原加工提呈

T 细胞不具备直接识别特异性抗原的能力，但可以通过 TCR 识别由抗原提呈细胞或靶细胞加工提呈的 MHC- 抗原肽复合物。HLA-Ⅰ类分子可装载内源性抗原，供 CD8[+]Tc 细胞识别；HLA-Ⅱ类分子可装载外源性抗原，供 CD4[+]Th 细胞识别。

（二）参与 T 细胞的分化发育

HLA 分子在 T 细胞的早期分化发育过程中参与 MHC 限制性的建立。在胸腺中，只有能够以适当亲和力识别和结合 MHC 分子的 T 细胞才能进入后续分化发育过程。因此成熟的 T 细胞识别抗原肽时，是通过 TCR 对抗原肽和 MHC 分子进行双重识别，即在识别 APC 或靶细胞表面抗原肽的同时，还需识别与抗原肽结合成复合物的自身 MHC 分子，这一现象称为 MHC 限制性（MHC restriction）。

（三）调节免疫应答

许多 HLA 分子通过不同途径对免疫应答产生调控功能。包括通过影响抗原加工提呈过程影响免疫应答；通过活化或抑制 NK 细胞影响免疫应答；通过表达炎症因子影响免疫应答等。

第三节 HLA 在医学上的意义

 HLA 与疾病的相关性

带有某些特定 HLA 型别的个体易患某种疾病或对该病有较强的抵抗力，即 HLA 与疾病的相关性，统计学上以相对危险性（relative risk，RR）表示。许多自身免疫病与 HLA 表型有关，如强直性脊柱炎与 HLA-B27 相关、1 型糖尿病与 HLA-DR3/DR4 相关等（表 5-2）。

表 5-2 HLA 型别与某些疾病的相关性

疾病	HLA 抗原	相对危险性（*RR*）
强直性脊柱炎	B27	87.4
多发性硬化症	DR2	4.8
突眼性甲状腺肿	DR3	3.7
重症肌无力	B8、DR3	2.7、2.5
系统性红斑狼疮	DR3	5.8
1 型糖尿病	DR3、DR4	3.3、6.4
类风湿关节炎	DR4	4.2
恶性贫血	DR5	5.4

 HLA 分子的异常表达与疾病

HLA 的异常表达与疾病有一定的关系，如在肿瘤细胞中常见 HLA-Ⅰ类分子的表达下调，从而降低了抗原的加工提呈，使肿瘤细胞从 T 淋巴细胞的免疫杀伤中逃逸。在某些自身免疫病中，常出现原本不表达 HLA 的细胞被诱导性表达 HLA Ⅱ类分子。如 1 型糖尿病患者的胰岛 B 细胞等，这些异常性表达的分子机制目前尚不明确。

 HLA 与器官移植

器官移植后移植物是否存活，在很大程度上取决于供者和受者之间的 HLA 型别是否相符。HLA 型别相似度越高，则成活率越高。因为同胞兄弟姐妹之间 HLA 完全相同的概率可高达 25%，如需对患者进行器官移植，则应按同卵双胞胎、同胞、直系亲属、旁系亲属和无关个体的顺序寻找配型。

 HLA 与医学鉴定

HLA 是体内最复杂的多态性基因系统。其单倍型组合可达几十亿个，即便在特定的地域、民族中，两个无关个体之间完全吻合的概率也只有几十万分之一。而且 HLA 具有单倍型遗传特征，其型别终身不变，使得 HLA 型别检测成为鉴定亲子关系的重要手段。在法医学上亦可借助对样本组织的 HLA 基因或表型检测进行精确的个体识别。

目标检测

选择题

1. MHC 和 HLA 基因群的关系是（　　　）

　　A. HLA 是 MHC 的一种

　　B. MHC 是 HLA 的一种

　　C. HLA 与 MHC 是同一概念

　　D. MHC 和 HLA 之间并无关联

　　E. HLA 是基因，MHC 是糖蛋白

2. 经典的 HLA I 类基因包括（　　　）

　　A. HLA-B、HLA-C、HLA-E

　　B. HLA-B、HLA-C、HLA-A

　　C. HLA-C、HLA-F、HLA-G

　　D. HLA-C、HLA-A、HLA-G

　　E. HLA-E、HLA-F、HLA-G

3. HLA 分子上具多态性的部位是（　　　）

　　A. 胞内区　　　　　　B. 跨膜区

　　C. $\beta_2 m$　　　　　　D. 免疫球蛋白样区

　　E. 肽结合区

4. HLA I 分子上可被 Tc 细胞的 CD8 分子识别的部位在（　　　）

　　A. α_1 区　　　　　　B. α_2 区

　　C. α_3 区　　　　　　D. β_1 区

　　E. β_2 区

5. 在人体中，HLA I 分子主要表达于（　　　）

　　A. 淋巴细胞表面

　　B. 成熟的红细胞表面

　　C. 抗原呈递细胞表面

　　D. 巨噬细胞表面

　　E. 所有有核细胞表面

6. 患儿，3 岁，独生子，因反复发热感染来院，抗生素治疗不敏感，经诊断患有原发性免疫缺陷病，需进行骨髓移植方可彻底治愈。下列配型方案中 HLA 相同的概率最高的是（　　　）

　　A. 从无关人群进行 HLA 配型

　　B. 从旁系亲属进行 HLA 配型

　　C. 从患儿母亲进行 HLA 配型

　　D. 从患儿父亲进行 HLA 配型

　　E. 患儿父母再生一个没有免疫缺陷病的孩子，并进行 HLA 配型

（於昊龙）

第6章 免疫应答

第一节 概 述

 免疫应答的概念

免疫应答（immune response）是指免疫系统识别和清除"非己"物质的整个过程，即免疫细胞识别、摄取、处理抗原，继而活化、增殖、分化，最终产生免疫效应的全过程。

 免疫应答的类型

1. 根据免疫应答识别的特点、效应机制及免疫应答的获得形式，可将免疫应答分为固有免疫和适应性免疫两类。固有免疫（innate immunity）又称为非特异性免疫（non-specific immunity），是生物在长期进化中逐渐形成，与生俱来的，是机体抵御病原体入侵的第一道防线。适应性免疫（adaptive immunity）又称获得性免疫（acquired immunity）或特异性免疫（specific immunity），是由抗原刺激产生，表现为免疫活性细胞对抗原的特异性免疫应答和免疫记忆。固有免疫在抗感染免疫中具有重要作用，同时固有免疫相关的效应细胞和分子也参与适应性免疫。

2. 根据参与免疫应答细胞种类及其效应机制的不同，适应性免疫又可分为 B 细胞介导的体液免疫应答（humoral immunity response）和 T 细胞介导的细胞免疫应答（cellular immunity or cell-mediated immunity）。

 免疫应答的基本过程

免疫应答是由各种免疫细胞和免疫分子相互协作共同完成的复杂过程。根据其基本规律和便于理解，适应性免疫应答可人为地划分为三个密切相关的阶段，即感应阶段（抗原提呈与识别阶段）、反应阶段（活化增殖和分化阶段）、效应阶段。

1. 感应阶段 是指抗原提呈细胞（APC）摄取、加工处理、提呈抗原，进而 T/B 细胞通过 TCR/BCR 特异性识别抗原肽的阶段，也称抗原识别阶段。

2. 反应阶段 是指 T/B 细胞特异性识别并接受抗原刺激后，活化、增殖、分化为效应细胞的阶段。B 细胞活化、增殖、分化为浆细胞并产生抗体；T 细胞活化、增殖、分化成效应 T 细胞。其中部分 T/B 细胞分化成为长寿记忆细胞（Tm/Bm）。Tm/Bm 参与淋巴细胞再循环，当再次遇到相同抗原时，可迅速增殖分化为效应 T 细胞或浆细胞，产生免疫效应。

3. 效应阶段　免疫效应产物（抗体、细胞因子和效应 T 细胞）分别发挥体液免疫效应和细胞免疫效应，清除"非己"抗原或诱导免疫耐受，维持机体平衡或诱发免疫性疾病。

四　免疫应答的特点

与固有免疫相比，适应性免疫具有三个主要特点。

1. 特异性　机体免疫系统接受某种抗原刺激后，通常只产生针对这种抗原的特异性免疫应答，相应的免疫应答产物（特异性抗体和效应 T 细胞）只能对这种抗原或表达该抗原的靶细胞产生作用。

2. 耐受性　机体接受某种抗原刺激后产生的特异性免疫无应答状态，是一种特殊形式的免疫应答，称之为免疫耐受。正常情况下，机体免疫系统对自身成分维持耐受，是在胚胎发育期形成的；在某些特殊情况下，也可诱导产生免疫耐受。

3. 记忆性　在抗原特异性 T/B 细胞活化、增殖、分化阶段，一部分 T/B 细胞停止分化，成为记忆细胞，当机体再次接受相同抗原刺激时，可迅速产生更强而持久的免疫应答。

第二节　固有免疫

一　固有免疫的构成要素

固有免疫是指机体固有免疫细胞和免疫分子识别、结合病原体及其产物或其他抗原性异物后，吞噬杀伤、清除病原体或其他"非己"抗原性异物，产生非特异性免疫防御、监视、自稳等保护作用的过程。固有免疫是机体长期种系进化过程中逐渐形成的，是机体抵御病原体入侵的第一道防线。

固有免疫系统由屏障结构、固有免疫细胞、固有免疫分子等组成。

（一）屏障结构及其作用

1. 皮肤黏膜屏障　皮肤黏膜屏障功能包括：①物理屏障。呼吸道黏膜上皮细胞纤毛定向摆动及黏膜表面分泌液的冲刷作用，都有助于清除黏膜表面的病原体。②化学屏障。皮肤和黏膜分泌物中含有多种杀菌、抑菌物质（如汗腺分泌的乳酸和皮脂腺分泌的不饱和脂肪酸、胃液中的胃酸等）。③生物学屏障。寄居在黏膜和皮肤表面的正常菌群，可对病原体产生抵御作用。

2. 血脑屏障　血脑屏障是由软脑膜、脉络丛的毛细血管壁和覆盖在毛细血管壁外的星形胶质细胞组成。其结构致密，能阻挡血液中病原体及其他大分子物质进入脑组织及脑室，从而保护中枢神经系统。婴幼儿血脑屏障发育尚未完善，易发生中枢神经系统感染。

3. 血胎屏障　由母体子宫内膜的基蜕膜和胎儿的绒毛膜滋养层细胞共同构成。此屏障不妨碍母子间营养物质交换，但可防止母体内病原体和有害物质进入胎儿体内，保护胎儿免遭感染。妊娠早期（前 3 个月内）此屏障发育尚不完善，此时孕妇若感染某些病毒（风疹病毒、巨细胞病毒等）可导致胎儿畸形、流产或死胎等。

（二）固有免疫细胞及其主要作用

固有免疫细胞主要包括单核/巨噬细胞、中性粒细胞、树突状细胞、NK细胞、B1细胞、肥大细胞、嗜碱性粒细胞和嗜酸性粒细胞等。固有免疫细胞不表达特异性抗原识别受体，主要通过模式识别受体识别、结合病原体及其感染的细胞或衰老、畸变细胞，产生非特异性抗感染、抗肿瘤效应，并参与适应性免疫应答。

1. 单核/巨噬细胞　单核细胞富含过氧化物酶、酸性磷酸酶、溶菌酶等，进入组织器官分化为巨噬细胞。巨噬细胞表面具有丰富模式识别受体、调理性受体和细胞因子受体等各种受体，其主要生物学功能包括：杀伤清除病原体、杀伤胞内寄生菌和肿瘤细胞、参与炎症反应、加工提呈抗原并参与适应性免疫应答、免疫调节作用等。

2. 中性粒细胞　中性粒细胞具有很强的趋化和吞噬功能，可迅速穿越血管内皮细胞进入感染部位，吞噬杀伤病原体。通过调理作用或ADCC作用显著增强吞噬杀伤功能。

3. 树突状细胞（DC）　树突状细胞具有很强的抗原提呈功能，可激活初始T细胞，启动适应性免疫应答。

4. NK细胞　主要分布于骨髓、外周血、肝、脾、肺和淋巴结等。NK细胞主要通过表面活化性受体和抑制性受体对"自己"与"非己"成分进行识别，可直接或通过ADCC作用杀伤肿瘤细胞和病毒感染等靶细胞（图6-1）。活化的NK细胞还可通过分泌IFN-γ、TNF-α等细胞因子发挥免疫调节作用。

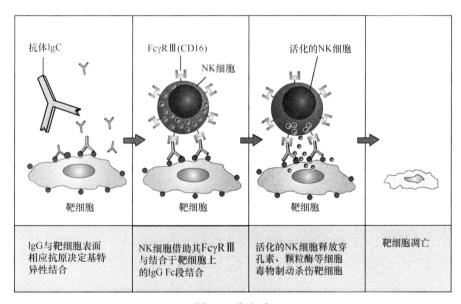

图6-1　靶细胞

（三）固有免疫分子

1. 补体系统　补体系统是参与固有免疫应答最重要的一类免疫效应分子，经旁路途径或MBL途径激活后发挥溶菌作用，或通过经典途径激活后增强对病原体的清除功能。补体激活过程中产生的裂解片段，如C3b、C4b具有调理和免疫黏附作用，C5a具有趋化作用，可趋化中性粒细胞到达感染部位。

2. 细胞因子　细胞因子是参与固有免疫应答和适应性免疫应答的重要效应分子和调节分

子。病原体感染后，可刺激机体产生多种细胞因子，具有抗病毒、促进炎症反应、增强抗肿瘤等作用。

3. 溶菌酶 溶菌酶广泛分布于体液、外分泌液和吞噬细胞溶酶体中。溶菌酶可破坏革兰阳性菌细胞壁肽聚糖，导致细菌裂解死亡，而革兰阴性菌对溶菌酶不敏感。

4. 抗菌肽 抗菌肽是可被诱导产生的一类能够杀伤多种细菌、病毒、真菌、原虫或肿瘤细胞的小分子碱性多肽，如 α- 防御素等。

5. 乙型溶素 乙型溶素是血清中一种对热较稳定的碱性多肽，在血浆凝固时由血小板释放。乙型溶素可作用于革兰阳性菌细胞膜，产生非酶性破坏效应，对革兰阴性菌无效。

 固有免疫对适应性免疫应答的诱导作用

固有免疫应答参与适应性免疫应答的全过程，能够影响适应性免疫应答的类型。生理条件下，固有免疫应答与适应性免疫应答相互依存，密切协调，对机体产生免疫保护作用。

1. 启动适应性免疫应答 树突状细胞可诱导初始 T 细胞活化，启动适应性免疫应答。

2. 调节适应性免疫应答的类型和强度 固有免疫应答产生的细胞因子可影响初始 T 细胞的分化和适应性免疫应答的类型。如胞内寄生菌或肿瘤可诱导树突状细胞产生 IL-12 为主的细胞因子，产生效应性 Th1 细胞或 CTL，引起特异性细胞免疫应答。

3. 协助效应 T 细胞进入感染或肿瘤发生部位 固有免疫细胞和补体活化所产生的趋化因子、促炎症因子等，可介导效应 T 细胞黏附、定向进入感染或肿瘤发生部位。

4. 协同抗体和效应 T 细胞发挥作用 NK 细胞和补体等可通过 ADCC、调理吞噬和补体激活介导的溶菌作用等方式，介导抗体杀伤或清除病原体。胞内病原体感染时，效应 T 细胞和巨噬细胞相互作用，增强其吞噬杀伤功能，提高清除胞内病原体的功能。

第三节 适应性免疫——B 细胞介导的体液免疫应答

B 细胞接受抗原刺激后转化为浆细胞分泌产生特异性抗体，发挥免疫效应，因抗体存在于体液中，故称为体液免疫应答。根据抗原的不同，B 细胞介导的免疫应答可分为对 T 细胞依赖抗原（TD-Ag）的免疫应答和对 T 细胞非依赖抗原（TI-Ag）的免疫应答。前者需要 Th 细胞的辅助，后者不需要。

 B 细胞对 TD 抗原的免疫应答

（一）B 细胞对 TD-Ag 的识别

B 细胞可通过 BCR 直接识别抗原，产生 B 细胞活化的第一信号。另一方面，作为抗原提呈细胞，B 细胞通过内化 BCR 结合的抗原，经加工、处理后以抗原肽 -MHC Ⅱ 分子复合体（p-MHC）形式供抗原特异性 Th 细胞识别。

（二）B 细胞的活化、增殖、分化

在 Th 细胞辅助下，B 细胞通过双信号模式活化，并在 IL-2、IL-4、IL-5 等细胞因子的作用下增殖分化为浆细胞，产生不同类型的抗体。其中部分 B 细胞成为记忆细胞（Bm）。当相同抗原再次刺激时，Bm 可迅速增殖、分化为浆细胞。

B 细胞活化的双信号模式。

1. 第一活化信号 又称为抗原刺激信号。B 细胞通过 BCR 直接识别抗原，产生第一活化信号。

2. 第二活化信号 又称为共刺激信号。B 细胞通过表面 CD40 和 ICAM-1 等共刺激分子与活化的 Th 细胞表面 CD40L 和 LFA-1 等共刺激分子结合，诱导产生 B 细胞活化第二信号使 B 细胞活化（图 6-2）。活化 B 细胞可表达多种细胞因子受体，为进一步增殖、分化做好准备。

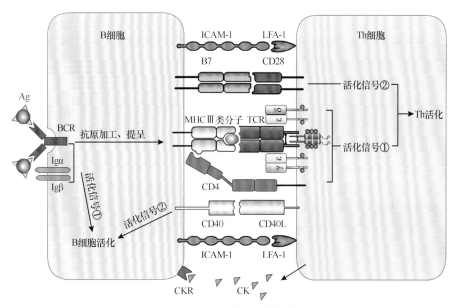

图 6-2 B 细胞活化的双信号模式

（三）浆细胞分泌抗体发挥作用

在细胞因子的作用下，浆细胞可分泌不同类型的抗体，发挥中和、调理吞噬、激活补体、ADCC 等多种免疫效应。

B 细胞对 TI 抗原的免疫应答

细菌 LPS、多聚蛋白质及多糖等 TI-Ag 可直接激活 B 细胞产生体液免疫应答，无需 Th 细胞辅助。根据抗原激活 B 细胞方式的不同，TI 抗原可分为 TI-1 抗原（TI-1Ag）和 TI-2 抗原（TI-2Ag）。

（一）B 细胞对 TI-1Ag 的应答

细菌 LPS 和多聚鞭毛素等为 TI-1Ag。此类抗原具有特异性抗原表位和 B 细胞丝裂原两种抗原结构。TI-1Ag 可通过两种信号激活 B 细胞：① B 细胞表面 BCR 识别结合 TI-1Ag 特异性抗原表位，产生活化信号；② B 细胞表面丝裂原受体结合 TI-1Ag 相应的丝裂原，产生活化信号。高浓度 TI-1Ag 可诱导多克隆 B 细胞增殖、分化；而低浓度 TI-1Ag 则诱导抗原特异性 B 细胞增殖、分化。

（二）B 细胞对 TI-2Ag 的应答

细菌细胞壁和荚膜多糖等为 TI-2Ag，这类抗原具有高度重复的抗原表位，无 B 细胞丝裂原。TI-2Ag 通过其高度重复的抗原表位与 B 细胞表面 BCR 广泛交联结合，诱导 B 细胞活化。

TI-Ag 诱导 B 细胞产生的体液免疫应答的特点包括：①无需抗原提呈细胞参与；②无需 Th 细胞辅助；③不产生记忆细胞，无再次应答效应；④只诱导产生低亲和力的 IgM 抗体。

抗体产生的一般规律

抗原进入机体诱导抗体的产生过程可分为 4 个阶段。①潜伏期：指抗原进入体内到血清特异性抗体可被检出之间的阶段。此期的长短与抗原的性质、抗原进入机体途径、佐剂类型和机体免疫状态等多种因素有关，可持续数小时至数周；②对数期：指抗体呈指数生长的阶段；③平台期：指抗体滴度基本维持在一个相对稳定、较高水平的阶段，抗原剂量和性质决定了到达平台期所需的时间和平台的高度及其维持时间；④下降期：指抗体合成速率小于降解速率，血清中抗体滴度逐渐下降的阶段，此期可持续几天或几周。

1. 初次应答（primary response） 指抗原初次进入机体诱发的体液免疫应答。初次应答的主要特征包括：①潜伏期较长；②抗体滴度较低；③平台期持续时间较短；④血清中抗体以 IgM 为主，IgG 为辅且出现相对较晚；⑤抗体亲和力低。

2. 再次应答（secondary response） 指初次应答后，相同抗原再次侵入机体诱导产生的体液免疫应答。与初次应答比较，再次应答时抗体产生的过程具有以下特征：①潜伏期短，大约为初次应答潜伏期的一半；②血清抗体浓度增加快、幅度大；③平台期抗体滴度高且维持时间更长；④诱导再次应答所需的抗原剂量小；⑤血清抗体以 IgG 类为主；⑥抗体亲和力高（图 6-3，表 6-1）。

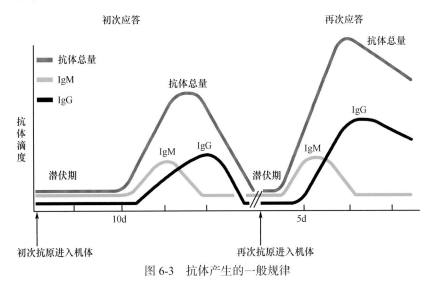

图 6-3 抗体产生的一般规律

表 6-1 初次应答与再次应答抗体产生规律的比较

特点	初次应答	再次应答
潜伏期	长，1～2 周	短，2～3d
抗体滴度	低	高
平台期维持时间	短	长
抗体类别	IgM 类为主	IgG 类为主
抗体亲和力	低	高

3. 抗体产生规律的医学实践意义 再次应答主要由免疫记忆细胞（Tm、Bm）介导产生，了解抗体产生规律在医学实践中具有重要意义。①免疫血清制备和疫苗接种：一般应再次或多次加强免疫，获得高滴度、高亲和力的抗体，提高免疫效果。②传染病诊断：血清特异性 IgM 升高可作为早期感染诊断的依据或胎儿宫内感染的指标。③血清抗体含量变化的检测有助于了解病程及评估疾病转归，通常 IgG 或总抗体滴度增高 4 倍以上时才有诊断价值。

 四　体液免疫应答的生物学效应

体液免疫应答的主要效应分子为特异性抗体，抗体可发挥多种生物学效应。①中和作用：抗体可直接中和外毒素、病毒和病原菌等；②激活补体系统：抗原抗体复合物可激活补体系统，引起溶菌、溶细胞效应；③调理作用：增强吞噬细胞对抗原异物的吞噬与清除功能；④参与 ADCC 效应：增强 NK 细胞、巨噬细胞等细胞对靶细胞的杀伤功能；⑤介导免疫损伤：在一定条件下，抗体可引起自身免疫病、超敏反应及促进肿瘤生长等免疫病理反应。

第四节　适应性免疫——T 细胞介导的细胞免疫应答

T 细胞介导的适应性免疫应答也称为细胞免疫应答，是指在抗原刺激下，T 细胞活化、增殖并分化为效应 T 细胞并发挥免疫效应的过程。诱导细胞免疫应答的抗原主要为 TD-Ag。

一　细胞免疫应答的过程

（一）T 细胞对抗原的识别

抗原提呈细胞（APC）摄取、加工和处理抗原后，以 p-MHC 形式供初始 T 细胞识别。初始 T 细胞通过 TCR 特异性识别 APC 提呈的抗原肽，同时识别与抗原肽结合的 MHC 分子，这一特征称为 MHC 限制性。

1. 内源性抗原提呈途径 内源性抗原是指在细胞内合成的抗原，如肿瘤抗原或病毒合成的抗原等。此类抗原可在被细胞内的蛋白酶降解为小分子抗原肽，抗原肽与 MHC-Ⅰ类分子结合，形成 p-MHC 并转运至细胞表面，供 CD8$^+$T 细胞识别。

2. 外源性抗原提呈途径 外源性抗原是指来自细胞外的抗原，如各种病原体等。此类抗原可被 APC 摄取、加工、处理为小分子抗原肽，抗原肽与 APC 自身的 MHC-Ⅱ类分子结合，形成 p-MHC 并转运至 APC 表面供 CD4$^+$ Th 细胞识别。

（二）T 细胞的活化、增殖和分化

T 细胞通过双信号模式并在细胞因子的作用下完全活化，进一步增殖和分化为效应 T 细胞（CD4$^+$ Th 细胞和 CD8$^+$ CTL）。

1. T 细胞活化的第一信号 又称为抗原刺激信号。CD4$^+$Th 细胞和 CD8$^+$CTL 通过表面 TCR-CD3 复合体分子与 APC 表面相应抗原肽 -MHC-Ⅱ/Ⅰ类分子复合物特异性结合；同时 CD4 和 CD8 分子能与 APC 表面提呈抗原肽的 MHC-Ⅱ/Ⅰ类分子的 β_2/α_3 结构域结合，诱导产生 T 细胞第一活化信号。与此同时，与 T 细胞接触的 APC 被活化，共刺激分子表达上调。

2. T 细胞活化的第二信号 又称为共刺激信号。获得第一活化信号后，CD4$^+$Th/CD8$^+$CTL 可通过表面 CD28、LFA-2、LFA-1 和 CD40L 等共刺激分子，与 APC 细胞表面相应 B7、LFA-3、

ICAM-1 和 CD40 等共刺激分子相互作用，产生 T 细胞活化的第二信号，使 CD4⁺Th 和 CD8⁺CTL 活化（图 6-4）。当具备双信号时 T 细胞才能完全活化，当缺乏共刺激信号时，第一信号非但不能有效激活特异性 T 细胞，反而导致 T 细胞失能。

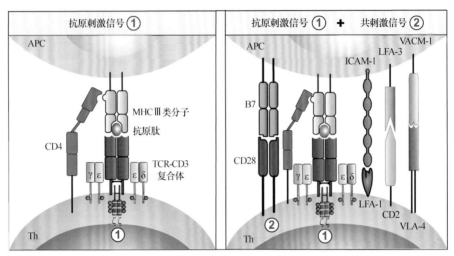

图 6-4　T 细胞活化的双信号模式

3. 完全活化 T 细胞在多种细胞因子（IL-1、IL-2、IL-6、IL-10 和 IL-12 等）的作用下，进一步增殖、分化为效应 T 细胞，其中 IL-12 至关重要。

（三）T 细胞的免疫效应

1. 效应 Th 细胞的免疫效应

（1）Th1 细胞的免疫效应：效应 Th1 细胞通过产生 IL-2、IFN-γ 和 TNF-β 等细胞因子发挥免疫调节作用，介导产生细胞免疫效应、炎症反应或迟发型超敏反应。

（2）Th2 细胞的免疫效应：效应 Th2 细胞通过产生 IL-4、IL-5、IL-10 等细胞因子，辅助体液免疫应答、参与超敏反应和抗寄生虫感染。

2. 效应 CTL 细胞的免疫效应　效应 CTL 细胞主要通过如下两条途径杀伤靶细胞。

（1）穿孔素 / 颗粒酶途径介导靶细胞溶解：穿孔素和颗粒酶都是贮存在效应 CTL 胞浆颗粒中。穿孔素的生物学效应类似于补体 C9，单体即可插入靶细胞膜，多个穿孔素聚合后可在靶细胞膜上形成"孔道"。颗粒酶属丝氨酸蛋白酶，可经"孔道"进入靶细胞并激活凋亡相关的酶系统，诱导靶细胞凋亡。

（2）死亡受体途径：效应 CTL 膜表面 FasL 或其分泌的可溶型 FasL、TNF-α/TNF-β，与肿瘤或病毒感染的靶细胞表面 Fas 和 TNF 受体结合，通过激活半胱氨酸 - 天冬氨酸蛋白酶信号传导途径，诱导靶细胞凋亡。

 细胞免疫应答的生物学效应

细胞免疫应答的生物学效应主要包括以下几方面。①抗感染：细胞免疫应答主要针对胞内寄生病原体感染，包括胞内寄生菌、病毒、真菌及寄生虫等；②抗肿瘤：细胞免疫应答是机体抗肿瘤效应的主力军，其作用机制包括特异性杀瘤作用、增强巨噬细胞和 NK 细胞杀瘤作用、分泌细胞因子发挥直接或间接杀瘤作用；③免疫病理作用：效应 T 细胞与迟发型超敏反应、移植排斥反应等密切相关，也参与自身免疫病的发生与发展。

第五节　免疫耐受与免疫调节

 免疫耐受

免疫耐受是指机体免疫系统接受某种抗原刺激后产生的特异性免疫无应答或低应答状态，是一种特殊形式的免疫应答。能够诱导机体免疫耐受的抗原称为耐受原。与通常意义的特异性免疫应答类似，免疫耐受需要由耐受原诱导，具有特异性和记忆性等特点。免疫耐受可天然产生，也可由后天诱导形成。正常的免疫耐受对维持机体自身稳定具有重要意义。

免疫耐受与免疫抑制不同，前者具有抗原特异性，机体仅对耐受原无应答或者低应答，对其他抗原能够产生正常的免疫应答，而后者不具有抗原特异性，对任何抗原都无应答或低应答。免疫抑制通常与遗传因素、应用免疫抑制药、某些理化因素等有关。

（一）获得性免疫耐受的影响因素

1.抗原因素

（1）抗原性状：大分子、颗粒性及蛋白质聚合物容易诱导免疫应答，而小分子、可溶性、非聚合的单体蛋白质容易诱导免疫耐受。

（2）抗原剂量：适量的抗原刺激容易诱导免疫应答，而当抗原剂量过低或过高时，容易诱导免疫耐受。

（3）抗原进入机体的途径：口服抗原容易导致全身免疫耐受，其次依次为静脉注射、腹腔注射，皮下注射和肌内注射最难诱导免疫耐受。

2.机体因素

（1）免疫系统发育程度或年龄：胚胎期和新生儿期免疫系统尚未发育成熟，容易诱导形成免疫耐受，成年期免疫系统成熟则较难诱导免疫耐受。未成熟免疫细胞容易诱导免疫耐受。因此一般采用幼龄动物进行免疫耐受的诱导试验。

（2）生理状态：单独使用抗原不易诱导成年机体形成免疫耐受，与免疫抑制措施联合则可诱导成功。这也是同种器官移植术中用于延长移植物存活时间的有效措施。

（3）动物的种属和品系：大、小鼠对免疫耐受的诱导敏感；灵长类、有蹄类和兔等一般仅在胚胎期容易诱导免疫耐受。

（二）免疫耐受的临床实践意义

临床上，许多疾病的发生、发展及转归与免疫耐受密切相关，机体若丧失对自身组织抗原的生理性耐受则容易发生自身免疫病，而通过诱导和维持机体对自身抗原的无应答或低应答，重建生理性耐受，可用于自身免疫病、不明原因反复流产等疾病的防治。

 免疫调节

免疫调节是指免疫应答过程中，机体对免疫细胞的发育、活化、增殖、分化及效应进行精密调控，保证免疫应答适度而有效，维持机体内环境的稳定。免疫调节可发生在基因、分子、细胞、整体和群体等不同水平。免疫调节涵盖了免疫系统内各种免疫细胞、免疫分子之间及免疫系统与神经-内分泌等系统之间相互协调、相互制约。免疫调节伴随着免疫应答的全过程，可分为正向调节和负向调节。免疫调节机制发生异常时，机体可发生肿瘤、自身免疫病、超敏反应等。

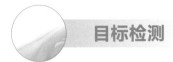

目标检测

选择题

1. 再次应答时抗体产生的特点是（　　）
   A. 潜伏期长　　　　　　B. 以 IgM 为主
   C. 产生快，维持时间长
   D. 浓度低
   E. 亲和力低

2. 下列细胞能够特异性杀伤靶细胞的是（　　）
   A. 巨噬细胞　　　　　B. 中性粒细胞
   C. CTL 细胞　　　　　D. Th1 细胞
   E. Th2 细胞

3. 巨噬细胞的主要生物学功能不包括（　　）
   A. 加工提呈抗原　　　B. 直接杀伤病原体
   C. 杀伤肿瘤细胞　　　D. 参与炎症反应
   E. 特异性杀伤病毒感染靶细胞

4. 适应性免疫应答中，抗胞外菌感染的效应分子主要是（　　）
   A. 抗体　　　　　　　B. 补体
   C. 趋化因子　　　　　D. 黏附分子
   E. 生长因子

5. 下列细胞不参与体液免疫应答的是（　　）
   A. 巨噬细胞　　　　　B. 树突状细胞
   C. B 细胞　　　　　　D. CTL 细胞
   E. Th 细胞

6. 效应 T 细胞的生物学作用不包括（　　）

A. 介导 ADCC
B. 辅助 B 细胞产生抗体
C. 特异性杀伤靶细胞
D. 活化巨噬细胞、NK 细胞等
E. 释放细胞因子

7. 关于 CTL 细胞杀伤靶细胞的叙述正确的是（　　）
   A. CTL 细胞无须与靶细胞接触
   B. 靶细胞被溶解时，CTL 细胞同时受损
   C. CTL 细胞具有特异性杀伤功能
   D. 穿孔素导致靶细胞凋亡
   E. 一个 CTL 细胞只能杀伤一个靶细胞

8. 最易导致诱导免疫耐受的时期是（　　）
   A. 胚胎期　　　　　　B. 新生儿期
   C. 儿童期　　　　　　D. 青年期
   E. 老年期

9. 最易导致免疫耐受的抗原注射途径是（　　）
   A. 皮下注射　　　　　B. 皮内注射
   C. 静脉注射　　　　　D. 肌内注射
   E. 腹腔注射

10. 担负细胞免疫功能的免疫细胞是（　　）
    A. T 细胞　　　　　　B. 浆细胞
    C. 巨噬细胞　　　　　D. NK 细胞
    E. 中性粒细胞

（石艳春）

第 7 章 免疫与临床

第一节 抗感染免疫

抗感染免疫是机体抵抗病原微生物的一系列防御功能。包括非特异性免疫和特异性免疫。非特异性免疫首先发挥作用，并引导特异性免疫。

 抗细菌免疫

机体的屏障结构如健康和完整的皮肤与黏膜能有效阻挡细菌的侵入。当病原菌侵入机体后，吞噬细胞及体液中各种抗菌物质可发挥强大的杀菌作用。同时，细菌的入侵可激发机体产生特异性免疫应答。由于其感染的过程不同，可分为胞外菌感染和胞内菌感染两类，机体对这两类感染的免疫反应是有差异的。

（一）抗胞外寄生菌感染的免疫

1.SIgA 对细菌吸附作用的抑制 病原菌吸附到黏膜上皮细胞是引起感染的先决条件。黏膜表面的 SIgA 是局部免疫的主要因素，在防止病原菌吸附黏膜中具有重要的作用。如 SIgA 能阻止链球菌、致病性大肠埃希菌、霍乱弧菌、淋球菌、百日咳杆菌等对黏膜表面的吸附。

2.抗体和补体对细菌的溶解作用 在许多感染中，机体能产生相应抗体，当细菌表面抗原和 IgG、IgM 结合可使补体活化，最终导致细菌溶解。

3.抗体和补体的调理吞噬作用 抗体和补体单独均能起调理吞噬作用，若两者联合则效应更加强大。中性粒细胞和单核吞噬细胞表面具有 IgG 的 Fc 受体，当 IgG 通过其特异性抗原结合部位（Fab）与细菌表面相应抗原结合后，其 Fc 段可与吞噬细胞表面相应 Fc 受体结合，即可在细菌与吞噬细胞间形成抗体"桥梁"，这不仅能促进吞噬细胞对细菌的吞噬，而且有助于强化细胞的杀菌作用。中性粒细胞和单核细胞表面还有 C3b 受体，可与发生在细菌表面的补体激活产物 C3b 结合发挥调理吞噬作用。

（二）抗胞内寄生菌感染的免疫

凡侵入人体后，留在宿主细胞内并繁殖的病原菌称胞内寄生菌。如结核分枝杆菌、麻风杆菌、布鲁氏菌等。由于抗体不能进入细胞内，所以体液免疫对这类细菌感染的作用受到限制，对胞内感染的防御功能主要靠细胞免疫。如机体初次感染结核杆菌，由于细胞免疫尚未建立，吞噬细胞虽可将它们吞噬，但不能有效地消化杀灭，病原菌容易随吞噬细胞在体内扩散、蔓延，而造成全身感染。但在传染过程中，机体在病原菌的刺激下逐渐形成细胞免疫，通过效应淋巴细胞释放各种淋巴因子，激活吞噬细胞，增强其吞噬消化能力，抑制病原菌在吞噬细胞内生存。

 抗病毒免疫

当病毒入侵机体，机体的天然防御机制发挥作用，主要表现为屏障的阻挡作用、单核吞噬细胞的吞噬作用和 NK 细胞的杀伤作用、体液中干扰素的抗病毒作用。同时激发机体的特异性免疫。

抗病毒的体液免疫作用主要表现在中和抗体的产生。中和抗体和病毒表面抗原结合阻止其吸附于敏感细胞上，中和作用是机体灭活游离病毒的主要方式。抗体还可以通过 ADCC 作用加强 NK 细胞对病毒感染细胞的杀伤，通过激活补体溶解被病毒感染的细胞。

对于已入侵宿主细胞的病毒，主要靠特异性的细胞免疫来清除，通过 Th 和 CTL 完成抗病毒作用。

 抗真菌免疫

人对真菌感染有较强的天然免疫力，这种免疫力包括机体的屏障作用、正常菌群的抑制作用、吞噬细胞的吞噬作用和体液中的杀真菌物质。一般认为抗真菌免疫主要是靠细胞免疫，真菌感染的早期，Th1 细胞可释放细胞因子引起炎症反应，Th2 细胞产生 IFN-γ、IL-2 激活巨噬细胞破坏真菌。

 抗寄生虫免疫

机体的屏障作用对寄生虫的入侵有直接的阻挡作用，而对侵入体内的寄生虫主要靠特异性免疫。一般而言，原虫在宿主细胞内生存，抗原虫的免疫机制与抗胞内细菌、抗病毒免疫类似。蠕虫寄生在细胞组织中，体液免疫对抗蠕虫免疫更为重要。抗寄生虫免疫具有寄生虫抗原复杂多样、逃避免疫攻击能力强、特异性免疫不完全（表现为非消除性免疫，即感染与免疫并存）、嗜酸性粒细胞增多等特点。不同原虫和蠕虫的结构、生化特性、生活史和致病机制差异很大，因而它们的特异性免疫应答不尽一致，有时还会造成免疫病理损伤。

（郑　红）

第二节　超敏反应

超敏反应（hypersensitivity）又称变态反应（allergy），是指已致敏的机体受到相同抗原再次刺激后，引起的组织细胞损伤或生理功能紊乱现象。

引起超敏反应的抗原称为变应原（allergen）或过敏原（anaphylactogen）。变应原的种类繁多，可以是完全抗原，也可以是半抗原。接触变应原的人群中，只有少数个体发生超敏反应，这部分人多有家族史，临床上称过敏体质。变应原可通过呼吸道、消化道、注射、皮肤接触等途径进入机体引起超敏反应。

根据超敏反应发生机制和临床特点，将其分为Ⅰ型、Ⅱ型、Ⅲ型和Ⅳ型超敏反应。

 Ⅰ型超敏反应

Ⅰ型超敏反应因发生迅速，又称速发型超敏反应。该型超敏反应主要由血清中 IgE 介导，是临床上最常见的一类超敏反应。

● **案例 7-1**

赵××，男，3 岁。在 4 月的某日，父母带其到公园玩耍后出现干咳，打喷嚏，流清水鼻涕，呼吸困难，急抱去医院急诊。经医师听诊示双肺散在哮鸣音，血常规及胸部 X 线检查无明显异常，医生诊断其患急性支气管哮喘。

问题：1. 该患儿患病的可能原因是什么？
　　　 2. 应如何防治该病？

（一）主要特点

1. 发生速度快，消退也快，一般在再次接触相同变应原后的几分钟至几十分钟就发生。

2. 主要由特异性 IgE 介导，可以是局部反应，也可以是全身性反应。

3. 一般不造成组织损伤，主要引起生理功能紊乱。

4. 有明显的个体差异和遗传倾向，即过敏体质。

（二）发生机制

Ⅰ型超敏反应发生过程可分为致敏阶段和发敏阶段。

1. 致敏阶段　抗原初次进入机体后，刺激机体产生 IgE 抗体。IgE 通过其 Fc 段与肥大细胞和嗜碱性粒细胞膜上相应的 Fc 受体结合，致使机体处于对该抗原的致敏状态，此时机体不出现临床表现。

2. 发敏阶段　当相同抗原再次进入处于致敏状态的机体时，与肥大细胞和嗜碱性粒细胞膜上的 IgE Fab 段特异性结合，迅即使细胞活化、脱颗粒，释放出多种生物活性介质，如组胺、激肽原酶、缓激肽、白三烯、血小板活化因子、前列腺素等作用于效应器官，引起平滑肌收缩、毛细血管扩张与通透性增加、腺体分泌增多等，导致生理功能紊乱，机体出现各种临床表现。如支气管平滑肌收缩引起呼吸困难，胃肠道平滑肌收缩引起腹痛、腹泻，毛细血管扩张、通透性增加使血浆渗出，引起组织水肿、血压下降，严重者导致休克等（图 7-1）。

（三）临床常见疾病

1. 过敏性休克

（1）药物过敏性休克：引起药物过敏性休克的抗原种类广泛，临床上以抗生素最为常见，如青霉素、头孢菌素、左氧氟沙星、阿奇霉素等。以青霉素为例，其分子量小，属于半抗原，不能单独刺激机体产生抗体，但其降解产物青霉噻唑醛酸或青霉烯酸可与人体内组织蛋白结合形成完全抗原，刺激机体产生 IgE 抗体，使机体致敏。当再次接触青霉素时，即可发生过敏性休克。需要注意的是，少数人在初次注射青霉素时也可发生过敏性休克，其原因可能与患者曾经接触过青霉素或青霉素样物质有关（如使用过被青霉素污染的医疗器械或由空气吸入青霉菌孢子等）。

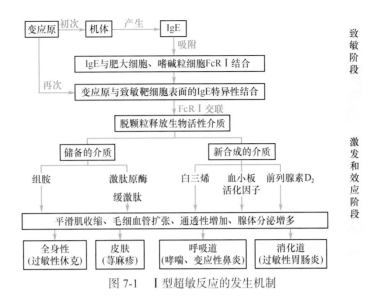

图 7-1　Ⅰ型超敏反应的发生机制

（2）血清过敏性休克：引起血清过敏性休克的抗原以动物免疫血清最常见。临床上应用破伤风抗毒素和白喉抗毒素进行治疗或紧急预防时，有些患者也可发生过敏性休克。由于免疫血清纯化程度不断提高，现在这类超敏反应已较少发生。

2. 呼吸道过敏反应　引起呼吸道过敏反应的抗原主要有植物花粉（花粉症）、尘螨、动物毛屑等，由吸入引起。临床上常见的疾病有支气管哮喘和变态性鼻炎。

3. 消化道过敏反应　引起消化道过敏反应的抗原主要有鱼、虾、蟹、蛋、奶等一些动物蛋白，由食入引起。临床主要表现为过敏性胃肠炎，出现恶心、呕吐、腹痛、腹泻等胃肠道症状。

4. 皮肤过敏反应　引起皮肤过敏反应的抗原主要有某些食物、药物、花粉等，由食入或接触引起，有些人可因冷热刺激、日光照射、肠内寄生虫感染引起。临床上常见的疾病有荨麻疹、湿疹和血管性水肿等。

（四）防治原则

1. 查明变应原，避免接触　查明变应原，并避免与其接触，是预防Ⅰ型超敏反应最基本和最有效的措施。可通过询问过敏史和皮肤过敏试验查明变应原。对已查明的变应原，如青霉素等药物，原则上要禁用。对于无法查明变应原的，应尽量改变环境，减少接触。

2. 脱敏治疗和减敏治疗　在临床和实际生活中，有些变应原虽已查明却难以避免再次接触，可选择脱敏或减敏治疗。

（1）脱敏疗法：对抗毒素皮肤试验阳性而又必须使用者，可采用小剂量、短间隔（20～30 min）、多次注射的方法进行脱敏治疗。基本原理是小剂量抗毒素抗原进入体内，只与一部分肥大细胞及嗜碱性粒细胞上的 IgE 结合，仅释放少量的生物活性介质，不足以引起明显的临床症状。而连续、多次注射可导致体内致敏肥大细胞及嗜碱性粒细胞上的 IgE 耗竭，机体暂时处于脱敏状态。这时，再大剂量注射抗毒素，则不会发生超敏反应，从而达到脱敏治疗目的。但这种脱敏是暂时的，经一定时间后，机体将恢复致敏状态。

（2）减敏疗法：对已查明而又难以避免接触的变应原，如花粉、尘螨等，可将其制成脱敏剂，采用小剂量、长间隔（1 周左右）、多次皮下注射的方法或舌下给药的方法进行减敏治疗。基本原理是改变了抗原进入机体的途径，诱导机体产生大量的特异性 IgG 类抗体（封闭性抗体），当抗原再次进入机体后，IgG 便与其结合，阻止了抗原与 IgE 的结合，从而阻断了 I 型超敏反应的发生。

3. 药物治疗　根据 I 型超敏反应的发生机制，选择相应的药物以阻断或干扰某个环节，防止或减轻 I 型超敏反应的发生。

（1）抑制生物活性介质释放药：如色甘酸钠、肾上腺素、氨茶碱及儿茶酚胺类药等，可通过不同的方式抑制生物活性介质的释放。

（2）生物活性介质拮抗药：如苯海拉明、氯苯那敏（扑尔敏）、异丙嗪等，可通过与组胺竞争效应器官细胞膜上的组织受体，从而发挥抗组胺作用。

（3）改善效应器官反应性药：如肾上腺素、麻黄碱等，具有解除支气管平滑肌痉挛、减少腺体分泌的作用；葡萄糖酸钙、氯化钙、维生素 C 等有解除痉挛，降低毛细血管通透性和减轻皮肤、黏膜炎症反应的作用。

（4）抗 IgE 治疗：如奥玛珠单抗等，通过结合游离型 IgE 直接抑制 IgE 的作用，阻断机体进入致敏状态，从而缓解 I 型超敏反应的发生。

二　II 型超敏反应

II 型超敏反应是由 IgG、IgM 抗体与组织细胞上的相应抗原或半抗原结合，活化补体、激活吞噬细胞和 NK 细胞等，引起靶细胞损伤的现象，故又称为细胞溶解型或细胞毒型超敏反应。

 案例 7-2

患者，男性，54 岁。因化疗后 Hb 偏低而静脉输血 200ml。15min 输入约 80ml 时出现头晕、乏力、恶心、寒战、发热、胸闷、心悸、呼吸急促等症状。医生立即停止输血并进行紧急抢救处理后脱离危险。经复查发现护士取血有误，患者为 A 型血，而输的是 AB 型血。

问题：什么原因导致输血反应？发生机制是什么？

（一）主要特点

1. 主要由特异性 IgG 和 IgM 抗体介导，与靶细胞结合并发生反应。

2. 通过补体、吞噬细胞、NK 细胞等参与反应。

3. 造成细胞裂解、组织损伤，有的会引起生理功能紊乱。

（二）发生机制

1. 抗原来源

（1）细胞固有抗原：如红细胞血型抗原。

（2）吸附在自身组织细胞上的外来抗原或半抗原：如药物分子。

（3）机体自身细胞受到某些理化、微生物感染等因素作用，使其分子结构发生改变而形成新的抗原，即修饰的自身抗原，能刺激机体产生相应抗体。

（4）外来抗原与自身细胞某些成分有共同抗原表位，可引起交叉反应。

2. 组织细胞损伤途径　II 型超敏反应主要通过以下途径引起组织细胞破坏。

（1）激活补体，引起细胞溶解：IgG 或 IgM 抗体与靶细胞表面抗原结合，激活补体的经典途径，引起细胞溶解。

（2）吞噬细胞的调理吞噬作用：吞噬细胞表面具有抗体 IgG Fc 受体，IgG 与靶细胞表面抗原结合后，其 Fc 段与吞噬细胞上的 Fc 受体结合，促进吞噬细胞吞噬靶细胞。

（3）ADCC 作用：NK 细胞等细胞表面具有抗体 IgG Fc 受体，当 IgG 与靶细胞表面抗原结合后，其 Fc 段能与 NK 细胞上的 Fc 受体结合，引起靶细胞破坏（图 7-2，图 7-3）。

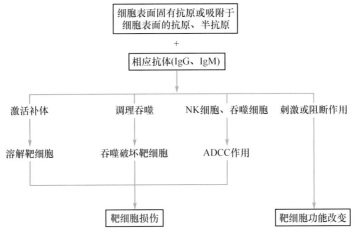

图 7-2　Ⅱ型超敏反应的发生机制

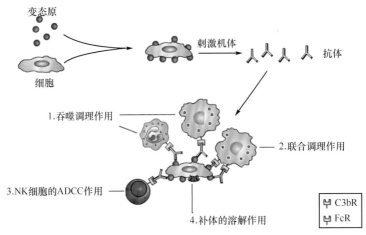

图 7-3　Ⅱ型超敏反应的组织损伤机制

（三）临床常见疾病

1. 输血反应　一般由 ABO 血型不合的错误输血引起。如将 A 型供血者的血液误输给 B 型受血者，由于供血者红细胞表面有 A 抗原，而受血者血清中有天然抗 A 抗体（IgM），两者结合后激活补体，使红细胞溶解，引起输血反应。

2. 新生儿溶血症　一般由母婴 Rh 血型不合引起。当母体血型 Rh 阴性（Rh⁻），胎儿血型 Rh 阳性（Rh⁺）时，由于分娩或流产等原因造成出血，胎儿 Rh⁺红细胞进入母体内，刺激母体产生抗 Rh 抗体（IgG）。当母亲再次妊娠，且胎儿血型仍为 Rh⁺时，母体的抗 Rh 抗体可通过胎盘进入胎儿体内，与胎儿的 Rh⁺红细胞结合，激活补体，导致胎儿红细胞溶解，引起新生儿溶血症，严重者可致流产或死胎。母胎之间 ABO 血型不符也可发生新生儿溶血症，但症状较轻，多见于母亲是 O 型，胎儿是 A 型、B 型或 AB 型。表现为胆红素轻度增高及黄疸，目前尚无有效的预防方法（图 7-4）。

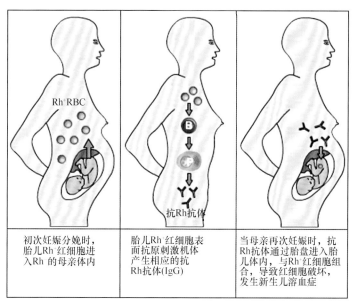

| 初次妊娠分娩时，胎儿Rh⁺红细胞进入Rh⁻的母亲体内 | 胎儿Rh⁺红细胞表面抗原刺激机体产生相应的抗Rh抗体(IgG) | 当母亲再次妊娠时，抗Rh抗体通过胎盘进入胎儿体内，与Rh⁺红细胞组合，导致红细胞破坏，发生新生儿溶血症 |

图 7-4 母胎 Rh 血型不合所致新生儿溶血症

3. 药物过敏性血细胞减少症 药物过敏性血细胞减少症包括药物过敏性溶血性贫血、粒细胞减少症和血小板减少性紫癜，主要有半抗原型和免疫复合物型两种类型。

（1）半抗原型：某些药物半抗原（如青霉素）进入机体与血细胞结合形成完全抗原，刺激机体产生相应抗体，该抗体与结合在相应血细胞上的药物半抗原结合，通过激活补体、吞噬细胞吞噬作用和 ADCC 作用引起相应血细胞溶解破坏。

（2）免疫复合物型：某些药物半抗原（如磺胺、安替比林）进入机体，与体内的血浆蛋白结合形成完全抗原，刺激机体产生相应抗体，当再次使用相同药物时，抗体与相应药物半抗原结合形成抗原抗体复合物（即免疫复合物）吸附到红细胞、粒细胞、血小板等细胞表面，通过激活补体、吞噬细胞吞噬作用和 ADCC 作用，引起相应血细胞溶解破坏。

4. 自身免疫性溶血性贫血 服用甲基多巴类药物或某些病毒（如流感病毒、EB 病毒等）感染后，可使红细胞膜表面成分改变，形成自身抗原，刺激机体产生抗红细胞的自身抗体，与红细胞结合后导致自身免疫性溶血性贫血。

5. 链球菌感染后肾小球肾炎 链球菌感染后肾小球肾炎可由 Ⅱ、Ⅲ 型超敏反应引起，Ⅱ 型占 20%。主要因为：链球菌的某些成分与人肾小球基底膜有共同抗原。当链球菌感染机体后，就会刺激机体产生抗链球菌抗体，该抗体除与链球菌结合外，还能与肾小球基膜结合发生交叉反应，致使肾小球基膜损伤。

6. 甲状腺功能亢进症 甲状腺功能亢进症患者可产生一种抗促甲状腺素受体的自身抗体，属 IgG，又称长效甲状腺刺激素。这种自身抗体能与甲状腺细胞表面的促甲状腺素受体结合，刺激甲状腺细胞分泌甲状腺素，导致甲状腺功能亢进症，但不造成甲状腺细胞损伤。

7. 重症肌无力 重症肌无力患者可产生乙酰胆碱受体抗体，可特异性结合位于神经 - 肌肉突触后膜上的乙酰胆碱受体，导致神经冲动无法有效传导至效应器，重症肌无力的临床表现为渐进性骨骼肌无力，特别是频繁收缩的眼轮匝肌、表情肌、呼吸肌更容易受到累及。

Ⅲ型超敏反应

Ⅲ型超敏反应是中等大小分子可溶性免疫复合物（immune complex，IC）沉积于局部或全身毛细血管壁基底膜或组织间隙，激活补体，吸引中性粒细胞，使血小板聚集并激活凝血系统，引起血管及其周围炎症反应的现象，故又称免疫复合物型或血管炎型超敏反应。

（一）主要特点

1. 主要由特异性 IgG、IgM 和 IgA 抗体介导，由免疫复合物沉积引起。

2. 通过补体，中性粒细胞，肥大细胞，血小板等参与反应。

3. 一般造成小血管及其周围组织炎症。

（二）发生机制

Ⅲ型超敏反应是由可溶性抗原与相应抗体结合形成的中等大小分子可溶性免疫复合物引起。所以，免疫复合物的大小是引起Ⅲ型超敏反应的关键因素。而免疫复合物的大小与抗原抗体的比例有关，由于抗原抗体比例不同，抗原与其相应抗体 IgG 或 IgM 结合所形成的免疫复合物（IC）分子大小也不同。

1. 大分子不溶性免疫复合物　抗原抗体比例适当时，形成大分子不溶性免疫复合物，容易被吞噬细胞吞噬清除。

2. 小分子可溶性免疫复合物　抗原量远大于抗体量时，形成小分子可溶性免疫复合物，可被肾小球滤过，随尿液排出。

3. 中等大小分子可溶性免疫复合物　只有当抗原量略多于抗体时，才形成中等大小分子可溶性免疫复合物，既不易被吞噬细胞吞噬，又不能被肾小球滤出，而是长时间循环于血液中，并在一定条件下沉积在肾小球基膜、关节滑膜等处，通过以下机制引起组织损伤。

（1）补体的作用：沉积的 IC 可激活补体系统，产生膜攻击复合物（MAC）和过敏毒素（C3a、C4a、C5a）。MAC 可导致局部组织损伤；过敏毒素可刺激肥大细胞和嗜碱性粒细胞释放组胺、血小板活化因子等生物活性介质，使局部血管通透性增高，渗出增多，出现水肿，并趋化中性粒细胞在 IC 沉积部位聚集。

（2）中性粒细胞的作用：聚集的中性粒细胞在吞噬沉积的 IC 过程中，释放多种溶酶体酶，包括蛋白水解酶、胶原酶、弹性纤维酶和碱性蛋白等，造成血管基底膜和邻近组织损伤。

（3）血小板的作用：在局部聚集和激活的血小板，可释放血管活性胺类，加重局部炎性渗出，并激活凝血过程，形成微血栓，引起局部缺血、出血及坏死（图 7-5）。

此外，当机体清除免疫复合物的能力降低，以及遭受持续的感染或抗原输入时，也容易发生可溶性免疫复合物的沉积，引起Ⅲ型超敏反应。

（三）临床常见疾病

1. 局部免疫复合物病　通常发生于局部反复注射胰岛素、抗毒素、疫苗等生物制剂。可出现局部红肿、出血和坏死等剧烈炎症反应症状。称类 Arthus 反应。此外，从呼吸道吸入的真菌孢子，植物或动物抗原及粉尘等也可形成免疫复合物沉积于肺，引起过敏性肺炎。

2. 血清病　通常发生于初次大剂量注射抗毒素血清 7～14 d 后，患者出现注射局部发热、皮疹、关节肿痛、淋巴结肿大和一过性蛋白尿等症状。其原因是由于一次注射抗原量比较大，刺激机体产生相应抗体后，抗体与尚未完全排出的抗原结合，形成中等大小分子可溶性免疫复合物所致。血清病为一过性反应，一旦停止注射，症状可自行消失。

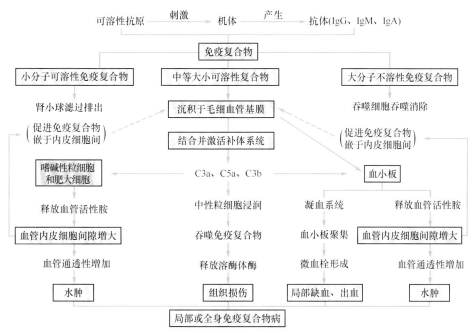

图 7-5　Ⅲ型超敏反应的发生机制

3. 链球菌感染后肾小球肾炎　一般多发生在乙型溶血性链球菌感染 2 ～ 3 周后，少数患者可发生急性肾小球肾炎，其原因是链球菌的某些抗原成分刺激机体产生相应抗体，抗原与抗体结合，形成中等大小分子可溶性免疫复合物，沉积于肾小球基膜所致。

4. 系统性红斑狼疮（SLE）　系统性红斑狼疮是一种全身性自身免疫性疾病，其病因复杂。患者体内产生多种抗核抗体，与相应核抗原结合形成中等大小可溶性免疫复合物，沉积在肾小球、关节、皮肤或其他部位的血管壁上，引起多部位病理损伤。

5. 类风湿关节炎（RA）　类风湿关节炎是一种自身免疫性疾病。病因尚未完全明确。患者体内 IgG 发生变性，进而诱导产生抗自身变性 IgG 的抗体（又称类风湿因子），其与变性的 IgG 结合形成免疫复合物，易沉积于关节滑膜处，引起关节炎。

四　Ⅳ型超敏反应

Ⅳ型超敏反应是由机体再次接触相同抗原后产生由致敏 T 细胞介导的，以单核细胞、淋巴细胞浸润为主的病理性损伤。该反应发生迟缓，通常 18 ～ 24 h 出现症状，48 ～ 72 h 后达到高峰，故又称迟发型超敏反应（DTH）。

（一）主要特点

1. 发生速度慢，一般在机体接触相同抗原后 24 ～ 72 h 出现症状。

2. 由 T 细胞介导，抗体、补体不参与反应。

3. 以单核细胞、淋巴细胞浸润为主的局部炎症反应为特征。

（二）发生机制

Ⅳ型超敏反应发生机制与 T 细胞介导的细胞免疫应答发生过程相同，只是细胞免疫应答的结果对机体有利，而Ⅳ型超敏反应的结果对机体有害，会引起组织细胞损伤（图 7-6）。

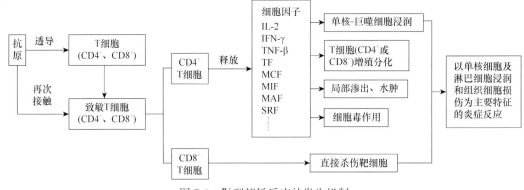

图 7-6　Ⅳ型超敏反应的发生机制

1. 致敏阶段　抗原进入机体，经抗原提呈细胞加工处理后，分别提呈给 CD4⁺T 细胞和 CD8⁺T 细胞，使之活化、增殖、分化成为效应 CD4⁺Th1 细胞和效应 CD8⁺Tc 细胞。

2. 效应阶段

（1）CD4⁺Th1 细胞介导的炎症反应效应：效应 Th1 细胞通过释放 TNF-α、TNF-β、IFN-γ 和 IL-2 等多种细胞因子，在抗原存在部位形成以单核细胞、淋巴细胞浸润和组织损伤为主要特征的炎症反应。

（2）CD8⁺Tc 细胞介导的细胞毒作用：效应 Tc 细胞与靶细胞表面相应抗原结合后，通过释放穿孔素和颗粒酶，或通过 FasL/Fas 途径，以及分泌毒性细胞因子（如大量的 TNF-α）引起靶细胞的破坏或凋亡。

（三）临床常见疾病

1. 感染性迟发型超敏反应　引起感染性迟发型超敏反应的抗原常为细胞内寄生菌（结核分枝杆菌、麻风杆菌、布鲁氏菌等）及一些病毒、真菌、寄生虫等。在慢性感染中，病原体不能被彻底清除，巨噬细胞受效应 T 细胞的细胞因子刺激而过度活化，可形成上皮样细胞和多核巨细胞，从而包围病灶构成肉芽肿。肉芽肿可在缺氧、细胞因子和溶酶体酶的作用下形成干酪样坏死。

2. 接触性皮炎　引起接触性皮炎的抗原常为小分子半抗原，如油漆、塑料、染料、农药、化妆品及某些药物(磺胺类药、青霉素)等。这些半抗原与表皮细胞角质蛋白结合形成完全抗原，使 T 细胞致敏，当机体再次接触相同的抗原时即可发生接触性皮炎，在局部皮肤出现红肿、皮疹、水疱等，严重者可发生剥脱性皮炎。

3. 移植排斥反应　引起移植排斥反应的抗原主要是组织相容性抗原，又称人类白细胞抗原或移植抗原。在人类进行同种异体（除同卵双生者）造血干细胞或实体器官移植时，由于供者与受者之间的组织相容性抗原不同，会发生排斥反应。

临床实际是复杂的，常可见到两种或三种超敏反应并存的情况，可以是以某一型为主的混合型（如系统性红斑狼疮），也可以是在病程的不同阶段由不同型超敏反应为主。此外，同一抗原在不同条件下可引起不同型超敏反应，如青霉素输液可引起过敏性休克即Ⅰ型超敏反应，但也可以结合血细胞表面引起Ⅱ型超敏反应，局部反复大剂量注射可引起Ⅲ型超敏反应，青霉素软膏在皮肤表面涂抹可引起Ⅳ型超敏反应。因此在临床实际中应结合具体情况进行分析判断。四种类型的超敏反应的比较见表（表 7-1）。

表 7-1 四种类型超敏反应的比较

型别	参加成分		发生机制	临床常见病
	特异性免疫物质	非特异性辅助物质		
I 型速发型过敏反应	IgE、IgG4	肥大细胞、嗜碱性粒细胞、嗜酸性粒细胞	1. 抗原刺激机体产生 IgE，IgE 结合于肥大细胞或嗜碱性粒细胞表面 2. 抗原再次进入机体，与细胞表面 IgE 结合 3. 靶细胞活化，释放生物介质 4. 介质作用于效应器官，导致平滑肌痉挛，小血管扩张，毛细血管通透性增加，腺体分泌增加	1. 过敏性休克 2. 支气管哮喘 3. 过敏性鼻炎 4. 变态性胃肠炎 5. 荨麻疹
II 型细胞毒型、细胞溶解型	IgG、IgM	补体、吞噬细胞、NK 细胞	1. 抗体与细胞本身或黏附在细胞表面的抗原结合，或抗原抗体复合物吸附在细胞表面 2. 激活补体，溶解靶细胞 3. 调理 Mφ，吞噬靶细胞 4. 激活杀伤细胞，杀伤靶细胞	1. 异型输血反应 2. 新生儿溶血性症 3. 免疫性血细胞减少症 4. 甲状腺功能亢进症
III 型免疫复合物型、血管炎型	IgG、IgM	补体、中性粒细胞、嗜碱性粒细胞、血小板	1. 中等大小可溶性 IC 沉积于血管基底膜、关节滑膜等处 2. 激活补体 3. 吸引中性粒细胞，释放溶酶体酶 4. 引起血管炎及血管周围炎	1. 血清病 2. 感染后肾小球肾炎 3. 系统性红斑狼疮 4. 类风湿关节炎 5. 过敏性肺泡炎
IV 型迟发型、细胞介导型	致敏 T 细胞	淋巴因子、巨噬细胞	1. 抗原刺激 T 细胞致敏 2. 致敏 T 细胞再次与抗原相遇，产生免疫效应 3. TH1 释放淋巴因子，引起炎症反应 4. Tc 直接杀伤靶细胞	1. 传染性超敏反应 2. 接触性皮炎 3. 移植排斥反应

第三节 免疫缺陷病

免疫缺陷是指机体免疫系统由于基因缺陷、先天发育障碍或后天损伤造成的免疫功能降低或缺失。免疫缺陷可发生在免疫器官、免疫细胞、免疫分子及信号传导等多个环节，由此引发的一系列临床综合征称免疫缺陷病（immunodeficiency disease，IDD）。

根据病因不同，免疫缺陷病可以划分为原发性免疫缺陷病和获得性免疫缺陷病两大类。

免疫缺陷病的共同特点

免疫缺陷病的发病机制和病理损伤复杂多样，但其临床表现常具有以下共同特点。

（一）感染

免疫缺陷病患者对病原微生物的易感性增强。其感染反复发作，慢性延迁，可并发条件致病性微生物的感染。感染是免疫缺陷病患者最主要的死因。

（二）恶性肿瘤

因为免疫监视功能降低，加上慢性感染常引起持续的炎症应答，免疫缺陷病患者特别是细胞免疫缺陷的患者容易并发恶性肿瘤。如白血病和淋巴瘤的发病率可达同龄正常人群的 100～300 倍。

（三）自身免疫病

免疫缺陷病患者易患自身免疫疾病，其发病率远高于正常人群。如系统性红斑狼疮，类风湿关节炎和恶性贫血的发病率高达 14%，而正常人群的发病率不足 0.01%。

 原发性免疫缺陷病

原发性免疫缺陷病（primary immunodeficiency diseases，PIDD）又称先天性免疫缺陷病，是由于基因缺陷或免疫系统发育障碍导致免疫功能不全引起的疾病。PIDD 多见于婴幼儿、有遗传倾向。除免疫功能缺损外，还可伴有其它器官和组织的发育异常。根据免疫缺陷的性质，PIDD 可分为 B 细胞缺陷，T 细胞缺陷，联合免疫缺陷及固有免疫（吞噬细胞、补体）缺陷等（表 7-2）。

表 7-2 常见的原发性免疫缺陷病

病名	致病机制	免疫缺陷	主要遗传方式
X- 连锁无丙种球蛋白血症	Btk 等基因缺陷	无成熟 B 细胞	伴 X- 连锁隐性
选择性 IgA 缺陷病	尚不清楚	极低或无 IgA	常染色体显性或隐性
高 IgM 综合征	CD40L 等基因缺陷	无 Ig 类别转换	伴 X- 连锁隐性
先天性胸腺发育不全	胸腺发育不全	T 细胞发育障碍	散发或常染色体显性
X- 连锁重症联合免疫缺陷病	L-2Rγ 链的基因缺陷	极低或无 T 细胞、NK 细胞	伴 X- 连锁隐性
裸淋巴细胞综合征	HLA-Ⅱ 基因缺陷	T 细胞发育、活化障碍	常染色体隐性
慢性肉芽肿病	NADPH 氧化酶基因缺陷	吞噬细胞杀伤障碍	X- 连锁隐性或常染色体隐性
遗传性血管神经性水肿	C1 抑制物基因缺陷	补体过度活化	常染色体显性

（一）原发性 B 细胞缺陷病

原发性 B 细胞缺陷病是一类抗体合成异常的疾病。多以 Ig 表达减少或缺失为特征，患者对化脓性细菌、肠道细菌、病毒及某些寄生虫易感。X- 连锁无丙种球蛋白血症、选择性 IgA 缺陷病、高 IgM 综合征等。

（二）原发性 T 细胞缺陷病

原发性 T 细胞缺陷病由 T 细胞发生、分化和功能障碍所致。因为 T 细胞有辅助淋巴细胞和巨噬细胞应答的作用，常伴有体液免疫和巨噬细胞功能降低，如先天性胸腺发育不全，又称 Digeorge 综合征，是由减数分裂异常造成 22 号染色体大段缺失所致。患者外周血 T 细胞缺失或减少，缺乏 T 细胞应答。B 细胞数量正常，Ig 水平正常或降低，易感原虫、病毒、真菌和胞内寄生菌。接种卡介苗、麻疹等减毒活疫苗会造成严重不良反应。

（三）原发性联合免疫缺陷病

联合免疫缺陷是 T、B 细胞功能均受到损害所表现的免疫缺陷。其临床表现更加严重，常表现为难以控制的细菌、真菌、病毒和寄生虫感染。此类疾病多见于新生儿和婴幼儿，如 X-连锁重症联合免疫缺陷病，是最常见的联合免疫缺陷病，患者常在生后 6 个月左右发病，接受造血干细胞移植可治愈。

（四）固有免疫缺陷病

常见的固有免疫缺陷包括吞噬功能缺陷和补体缺陷。吞噬功能缺陷包括吞噬细胞数量减少和移动、黏附、活化、杀伤等功能异常。常表现为反复的化脓菌或真菌感染，如慢性肉芽肿病、遗传性血管神经性水肿。

（五）预防和治疗

PIDD 常具有遗传的特征，也可因妊娠期受吸烟等环境因素诱发。因此对于存在高风险因素的产妇，可实施基因筛查。PIDD 的治疗一般以抗感染治疗和免疫制剂补充治疗为主。根据免疫缺陷的类型和机制，对符合移植条件的患者开展骨髓和造血干细胞移植也是理想的治疗方法。

 继发性免疫缺陷病

继发性免疫缺陷病又称获得性免疫缺陷病（acquired immunodeficiency diseases，AIDD），是指继发于后天因素造成的免疫缺陷性疾病。不同的病因对机体免疫系统的影响各不相同，可表现为体液免疫缺陷或细胞免疫缺陷等。引起 AIDD 的因素包括非感染因素和感染因素，非感染因素主要有衰老、营养不良、辐射、免疫抑制药、器官功能不全和肿瘤等；感染因素主要为细菌、病毒和寄生虫感染

（一）非感染因素

1. 营养不良是 AIDD 的最常见诱因之一。除食物短缺之外，消化系统疾病，消耗性疾病等也可导致营养不良，诱发免疫缺陷病。

2. 药物引起的 AIDD 与免疫抑制药的应用有关。长期、大剂量的应用免疫抑制药或实施放射治疗将使免疫系统遭到严重抑制，表现为缺陷症状、肿瘤和机会性感染增加。

知识链接

不仅营养不良会引起 AIDD，营养不平衡也会影响免疫应答。以维生素和微量元素为例，维生素 A、维生素 B_6、维生素 B_{12} 和叶酸缺乏显著降低 T、B 细胞功能。维生素 B_1、维生素 B_2、维生素 H、维生素 P 缺乏对 B 细胞功能有显著影响。锌、铁和硒的缺乏对 T 细胞功能影响较大。维生素 B_6、维生素 B_{12}、铁、铜的缺乏则抑制中性粒细胞和单核－巨噬细胞的功能。因此，过度减肥、偏食、厌食等均可能导致 AIDD。对于老年人，适度补充微量元素和维生素可降低呼吸道感染的发病率和减少抗生素的用量。

（二）感染因素

某些病原微生物的感染可引起不同程度的免疫功能损伤。常见的诱发 AIDD 的病原体包括人类免疫缺陷病毒（HIV）、麻疹病毒、风疹病毒、巨细胞病毒、EB 病毒、结核分枝杆菌、麻风杆菌等。其中对人类健康威胁最大的是 HIV 感染引起的获得性免疫缺陷综合征（acquired immunodeficiency syndrome，AIDS）。

第四节　自身免疫病

免疫系统具有区别"自己"和"非己"的能力。正常情况下，免疫系统针对自身抗原无应答或者只有微弱的应答。自身免疫（autoimmunity）是机体免疫系统对自身组织产生的免疫应答。适当的自身免疫通常不引起病理性的损伤，并且在清除损伤、衰老、畸变的自身组织细胞成分，维持自身免疫稳定中起重要作用。在特殊条件下，自身免疫稳定被打破，免疫系统针对自身抗原的过度、持续的应答导致正常自身组织结构的损伤和功能障碍，即自身免疫病（autoimmune diseases，AID）。

 自身免疫病的基本特征

自身免疫病的病因复杂，临床表现多样，但具有以下基本特征。

（一）存在自身反应性淋巴细胞

是患者体内针对自身抗原的自身反应性淋巴细胞。自身反应性 Th 细胞活化后可释放细胞因子，活化巨噬细胞诱导炎症；也可以辅助自身反应性 B 细胞产生自身抗体，或者辅助自身反应性 Tc 细胞活化和效应。这些效应与自身组织的损伤和功能障碍直接相关。

（二）具有性别、年龄和遗传倾向

自身免疫病的发病总体上呈现性别、年龄和遗传倾向。如女性发病率通常高于男性。老年人免疫调节功能降低，自身免疫病的发病率也相对增高。一些可遗传的免疫相关基因的异常可引起免疫调节或者抗原提呈的改变，从而更容易诱发自身免疫病。

（三）病情反复发作，慢性迁延

因为自身抗原的存在，在对自身细胞和分子应答时，免疫系统不能或者不易清除自身的细胞或分子，从而造成持续的攻击和组织损伤，形成慢性炎症。

（四）免疫抑制药治疗有效

自身免疫病的病情的转归与自身免疫应答的强度密切相关，应用免疫抑制药控制炎症反应较为有效。如可应用糖皮质激素降低炎症反应，应用环孢素抑制细胞活性等。

 常见的自身免疫病

自身免疫病可根据受累部位分为器官特异性自身免疫病和全身性自身免疫病。器官特异性自身免疫病是指患者的病变一般局限于某一特定的器官，全身性自身免疫病是指病变部位可见于多种组织和器官，又称系统性自身免疫病。常见的自身免疫病及其损伤机制见表 7-3。

表 7-3 常见的自身免疫病及其损伤机制

病名	主要受累部位	主要损伤机制	病程
风湿热	心脏、关节中组织成分，	II 型超敏反应	复发 / 缓解型
1 型糖尿病	胰岛 B 细胞	II 型超敏反应	稳步进展型
		IV 型超敏反应	
毒性弥漫性甲状腺肿	甲状腺细胞	II 型超敏反应	稳步进展型
桥本甲状腺炎	甲状腺细胞	II 型超敏反应	稳步进展型
		IV 型超敏反应	
重症肌无力	神经突触后膜	II 型超敏反应	复发 / 缓解型
炎症性肠病	肠道黏膜表面	IV 型超敏反应	复发 / 缓解型
类风湿关节炎	关节滑膜腔	III 型超敏反应	稳步进展型
		IV 型超敏反应	
强直性脊柱炎	关节纤维软骨	III 型超敏反应	稳步进展型
		IV 型超敏反应	
系统性红斑狼疮	多器官、系统损害	II 型超敏反应	稳步进展型
		III 型超敏反应	

（一）器官特异性自身免疫病

1. 风湿热（RF） 主要由咽、喉部乙型 A 群溶血性链球菌感染诱发的结缔组织病变，主要累及心肌、心脏瓣膜、关节，也可影响肾和中枢神经系统。风湿热的病程为复发 / 缓解交替型，发病前 1 ～ 4 周有咽炎、扁桃体炎等链球菌感染特征，伴发热。未及时治疗者可发展为心脏炎和关节炎，甚至发生急性心力衰竭，引起死亡。

风湿热的致病机制与自身免疫现象有关。溶血性链球菌的细胞壁表达 M 蛋白，这种蛋白具有和人类心脏肌球蛋白类似的抗原表位。因此机体抗感染免疫应答产生的 M 抗体可攻击心肌细胞，引发疾病。即使患者得到治愈，由于体内存在记忆性自身反应性淋巴细胞，当溶血性链球菌再次感染时仍可引起风湿热的复发。

2. 1 型糖尿病（IDDM） 糖尿病是由于机体不能产生足够的胰岛素，或机体细胞不能对胰岛素产生正常的反应，导致血糖浓度上升，引起代谢紊乱而影响正常生理活动的疾病。随病程发展可出现眼、肾、血管、神经和心脏等多器官系统的损害，引起功能缺陷及器官衰竭。胰岛素依赖型糖尿病又称 1 型糖尿病，约占糖尿病患者的 20%，致病原因是机体不能产生足够的胰岛素。

大多数 IDDM 是自身免疫疾病，在环境、遗传等因素共同影响下患者机体产生了针对胰岛 B 细胞的自身抗体和自身反应性淋巴细胞，其胰腺被多种免疫细胞浸润侵袭，导致胰岛 B 细胞被逐渐破坏，从而丧失产生胰岛素的功能。

3. 毒性弥漫性甲状腺肿 又称格雷夫斯病（Graves disease）。患者甲状腺激素 T_3、甲状腺激素 T_4 水平升高，促甲状腺激素释放激素（TSH）下降。表现出甲状腺弥漫性肿大、突眼、急躁易怒、肌肉无力、睡眠障碍、心跳过速、皮肤损伤等一系列症状。

格雷夫斯病是导致甲状腺功能亢进最常见的原因。正常情况下，机体通过垂体分泌的 TSH 结合甲状腺细胞的 TSH 受体调节甲状腺激素的合成。甲状腺激素水平升高时，TSH 的分泌量就会相应减少。格雷夫斯病的患者体内存在针对 TSH 受体的 IgG 抗体，这些抗体可持续结合 TSH 受体，导致甲状腺细胞长期分泌过多的甲状腺激素，使患者出现甲状腺功能亢进症症状。

4. 桥本甲状腺炎（HT） 又称慢性淋巴细胞性甲状腺炎。患者体内的自身抗体可攻击甲状腺细胞或阻断甲状腺细胞的 TSH 受体，导致甲状腺萎缩，功能低下。甲状腺激素不足，引起甲状腺功能减退症。除自身抗体外，自身反应性淋巴细胞和 NK 细胞也参与了对甲状腺腺体的自身免疫应答。桥本甲状腺炎的初期有可能出现一过性甲状腺功能亢进症症状，原因是甲状腺细胞被破坏时导致内部储存的甲状腺激素大量释放。暂时提高了患者体内的甲状腺激素水平。

5. 重症肌无力（MG） 是一种神经肌肉接头处信号传导障碍导致的疾病。常表现为复发/缓解交替型。患者肌肉软弱无力，表现多样，如眼睑下垂，语言、吞咽障碍；行走障碍容易疲劳等。如发生呼吸肌无力则可导致呼吸困难，危及生命。

自身抗体是引起重症肌无力发病的主要原因。正常情况下，患者的神经突触通过释放乙酰胆碱等神经递质作用于肌细胞的乙酰胆碱受体，完成神经信号的传导。重症肌无力的患者体内存在针对乙酰胆碱受体的抗体。这些抗体通过结合乙酰胆碱受体阻断了神经信号的传递，从而导致肌肉无法收缩等现象。

（二）全身性自身免疫病

1. 类风湿关节炎（RA） 是一种以对称性、多关节、小关节病变为主的慢性疾病。患者早期可出现晨僵症状，逐渐表现为关节肿痛、强直、畸形、功能障碍。严重者可丧失劳动能力或致残（图 7-7）。

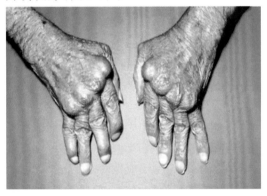

图 7-7 类风湿关节炎的关节畸形

RA 的致病机制主要是持续的关节滑膜炎和血管炎，其诱因复杂，尚不明确。活化的巨噬细胞和树突细胞在关节滑膜腔释放大量细胞因子如 TNF-α 等，使关节处于慢性炎症损伤状态，活化的 T 细胞的浸润会补充细胞因子延续炎症，活化的 B 细胞则分化为浆细胞产生多种抗体和类风湿因子（RF）形成免疫复合物，经补体激活后强化炎症应答。

2. 强直性脊柱炎（AS） 是一种温和的慢性疾病。受累部位为骨和关节，尤其是脊柱。患者出现腰背痛，胸痛，伴活动受限，可逐渐发展为驼背畸形，脊柱强直。AS 的病理损伤来自于攻击自身纤维软骨的自身反应性 T 细胞，产生这些细胞的原因尚不明确，和遗传、环境因素都有关。

3. 系统性红斑狼疮（SLE） 是一种以多器官系统受累，存在多种自身抗体为特征的慢性疾病。患者的皮肤、关节、肾、心脏、脑等多器官受损。可以出现关节炎、发热、皮疹、肾炎、浆膜炎、血小板及白细胞减少、贫血等多种表现，特别是面部常出现一种典型的水肿性皮疹，即蝶形红斑，因此得名（图 7-8）。SLE 多发于 20～40 岁的女性，男女发病比约为 1：9，其病程属稳步进展型，未及时发现

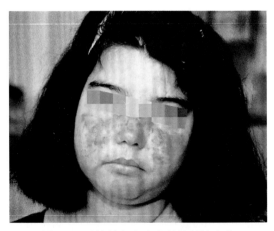

图 7-8 系统性红斑狼疮的特征性皮疹

及治疗者一旦出现重要器官损害，预后不良。

SLE 的免疫学特征是出现大量的抗双链 DNA 抗体和抗核蛋白抗体。此外还存在其他组织成分的自身抗体，如抗磷脂抗体、类风湿因子等。这些抗体可形成免疫复合物诱导炎症造成组织损伤，一部分抗体也可以直接结合自身细胞导致细胞裂解和组织损伤。这些抗体的产生与自身反应性 B 细胞的异常活化有关，其原因尚不明确。但环境因素、遗传因素和感染因素等均构成发病的危险因子。

第五节　肿瘤免疫与移植免疫

 肿瘤免疫

肿瘤是细胞的异常增生，是危害人类生命与健康的主要疾病，肿瘤免疫是研究肿瘤抗原及其识别，抗肿瘤免疫应答，肿瘤的免疫逃逸，并且在此基础上建立肿瘤的免疫诊断和防治的学科。

┌─ **知识链接** ─────────────────────────────────

肿瘤防治

据《中国卫生统计年鉴》记载，2015 年中国的人均预期寿命已达 76.3 岁。在城镇居民和农村居民的死亡原因中，肿瘤各占 26.7% 和 23.4%。这一数字超过脑卒中、心脏病、肺炎等疾病，列死因第一位，并且依然呈逐年上升态势。2016 年 10 月，国务院颁布了《健康中国 2030 规划纲要》，明确了中国的人均预期寿命要达到 79.0 岁的目标。为实现这一战略目标，提供优质的医疗服务，提高肿瘤的预防、诊断和治疗技术水平迫在眉睫。

└──

（一）肿瘤抗原

肿瘤来源于机体自身突变的细胞，主要成分类似于正常细胞。肿瘤抗原是指细胞癌变过程中出现的新抗原及某些异常表达的抗原，即肿瘤特异性抗原和肿瘤相关抗原。

1. 肿瘤特异性抗原（TSA）　是由于细胞突变产生的肿瘤细胞特有的抗原。肿瘤特异性抗原的特异性强，是肿瘤免疫诊断和免疫治疗的有效靶点，如黑色素瘤特异性抗原等。

2. 肿瘤相关抗原（TAA）　是指肿瘤细胞和正常组织均可以表达，但在肿瘤细胞的表达量远超过正常细胞的抗原。肿瘤相关抗原的免疫原性较弱，一般难以刺激机体产生抗肿瘤免疫应答，但仍可作为肿瘤标志物用于肿瘤免疫诊断。甲胎蛋白（AFP）、癌胚抗原（CEA）等均属于肿瘤相关抗原。

（二）抗肿瘤免疫应答

抗肿瘤免疫应答是指机体主动识别和清除肿瘤细胞，即免疫监视过程。

1. 固有免疫应答

（1）NK 细胞：NK 细胞可直接识别和杀伤某些肿瘤细胞，不受 MHC 限制。特别是下调了 HLA-I 表达的和表达 NK 细胞活化配体的肿瘤细胞。NK 细胞的抗肿瘤活性可以被 IL-2、IFN-γ 等细胞因子作用而大幅提高。

（2）单核 - 巨噬细胞：巨噬细胞在不同环境下有抑制和促进肿瘤免疫应答的双重作用。经典分化的巨噬细胞（M1）可产生 TNF 等多种毒性效应分子，也可通过 ADCC 作用杀伤肿瘤细胞。肿瘤微环境中分化的巨噬细胞（M2）则可能通过分泌 IL-10、TGF-β 等细胞因子抑制抗肿瘤免疫应答，促进肿瘤生长。

2.适应性免疫应答

（1）T 细胞：肿瘤细胞表面脱落或坏死后释放出的抗原物质，可被抗原呈递细胞摄取、加工和呈递给 CD4+Th 细胞和 CD8+Tc 细胞，诱导这些细胞的增殖、活化和效应。① Th 细胞可分泌趋化因子，募集更多的免疫细胞向肿瘤部位聚集。还能分泌 IL-2、IFN-γ、TNF-α 等细胞因子增强免疫细胞的抗肿瘤活性。② Tc 细胞是抗肿瘤免疫的主要效应细胞，活化的 CD8+Tc 细胞能特异性识别呈递肿瘤抗原的肿瘤细胞，并通过近距离释放穿孔素和颗粒酶、表达 FasL 及分泌 TNF-α 等途径杀伤肿瘤。

（2）抗体：肿瘤抗原可诱导 B 细胞活化并产生 IgG 抗体，可通过调理作用，激活补体和介导 ADCC 作用杀伤肿瘤细胞。肿瘤的适应性免疫应答以细胞免疫应答为主，自然状态下机体产生的肿瘤抗体不是抗肿瘤免疫应答的主要因素。

（三）肿瘤的免疫逃逸机制

肿瘤的免疫逃逸机制是机体不能有效地控制肿瘤发生和发展的原因（图 7-9）。

1.肿瘤抗原的免疫原性较弱，在增殖和变异过程中可发生原有抗原表位减少或丢失，使特异性免疫细胞失去目标。

2.肿瘤细胞减少共刺激信号和抗原呈递相关分子的表达，阻断抗原呈递过程，妨碍 T 细胞的活化和效应。

3.肿瘤细胞高表达抗凋亡信号分子，可抵抗细胞凋亡机制。

4.肿瘤细胞可表达免疫抑制分子，如 PD-L1，FasL，IL-10、TGF-β 等诱导免疫细胞失能或凋亡。更可诱导肿瘤微环境的形成，使更多的免疫细胞分化为抑制性细胞，抑制机体的抗肿瘤免疫应答。

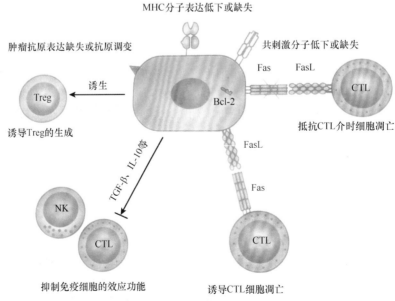

图 7-9　肿瘤的免疫逃逸机制

（四）肿瘤的免疫治疗

肿瘤的免疫治疗是通过激发和增强机体的免疫学功能，起到控制和杀伤肿瘤细胞作用的治疗方法。现阶段免疫治疗作为常规外科治疗、放射治疗、化学治疗的补充方案，在清除少量、散在的肿瘤细胞上有着良好的应用前景。特别是以抗肿瘤靶向抗体和过继免疫治疗技术在治疗造血系肿瘤上的进展值得期待。

 移植免疫

移植（transplantation）是应用自体或异体的正常细胞、组织或器官置换病变或功能缺损的部分，借以维持和重建机体生理功能的过程。在移植过程中，提供移植物的个体称为供者（donor），接受移植物的个体称宿主或受者（receptor）。移植免疫是研究移植过程中出现的移植排斥现象（graft rejection）及其防治措施的学科。

（一）移植的类型

根据移植物的来源及遗传背景的差异，移植反应可分为 4 种类型。

1. 自体移植　移植物来源于受者自身，不发生排斥反应。

2. 同系移植　移植物来源于遗传基因相同的个体，一般不发生排斥反应。同卵双胞胎之间的移植就属于同系移植。

3. 同种异体移植　移植物来源于相同物种内遗传基因不同的个体。这是临床上最常见的移植类型，可以发生不同程度的排斥反应。

4. 异种移植　移植物来源于不同物种的个体，可能发生严重的排斥反应。将猪的器官移植给人就属于异种移植。

（二）诱发同种异型排斥反应的抗原

1. 主要组织相容性抗原　组织细胞表面存在的能引起强烈移植排斥反应的抗原称为主要组织相容性抗原（MHC 抗原）。人的 MHC 抗原即 HLA 有广泛和复杂的多态性，是同种异型移植排斥反应中最重要的抗原。

2. 次要组织相容性抗原　在 HLA 完全相同的供者和受者间进行移植时仍可能发生移植排斥反应。这些引起发生缓慢、程度较轻的移植排斥反应的抗原称为次要组织相容性抗原。

3. 其它同种异型抗原　ABO 血型抗原、组织特异性抗原等抗原也可以引起移植排斥反应。在实施 ABO 血型不符的实体器官移植前需对移植物和受者做预处理。

（三）同种异型移植排斥反应的识别机制

同种异型抗原可被供者 APC 或受者 APC 识别和加工提呈。

1. 直接识别　移植物中的供者 APC 可直接将同种异型抗原提呈给受者 T 细胞识别。在两者 HLA 不完全匹配时，直接识别可快速激活受者 T 细胞，主要在急性移植排斥反应的早期起作用。

2. 间接识别　移植后受者的 APC 可随血液循环进入移植物，可识别和摄取同种异型抗原，进行加工提呈。间接识别主要在急性移植排斥反应的中后期和慢性移植排斥反应中起作用。

（四）临床移植排斥反应的类型

移植排斥反应分为两种类型，即宿主抗移植物反应（HvGR）和移植物抗宿主反应（GvHR），后者引起的疾病也称移植物抗宿主病（GvHD）。

1. 宿主抗移植物反应　常见于实体器官移植。根据发生的时间、强度和病理表现可分为 3 种类型（表 7-4）：①超急性移植排斥反应（HAR）；②急性移植排斥反应（AR）；③慢性移植排斥反应（CR）。

2. 移植物抗宿主反应　常见于造血干细胞或其他含免疫细胞的器官组织移植。GvHD 是造血干细胞移植后常见（发病率 40%～60%）的并发症和主要的死亡原因。

表 7-4　实体器官移植排斥反应的类型

	超急性移植排斥反应	急性移植排斥反应	慢性移植排斥反应
发生时间	数分钟至数小时 或 1～3d	通常 1 周至 1 个月 不超过 3 个月	移植后数月 甚至数年后
主要靶抗原	同种异型 HLA ABO 血型抗原等	同种异型 HLA	同种异型 HLA 同种异型 mHC 抗原
免疫机制	预存抗体、记忆 T 细胞介导体液 或细胞免疫应答	受者 CD4⁺T 和 CD8⁺T 细胞活化， 介导细胞或体液免疫应答	机制不明，以慢性微弱炎症和纤 维化为特征
防治对策	一旦发生无有效治疗方法，可通 过血浆预处理尝试规避	免疫抑制剂和激素类药物有效	无有效治疗方法

（五）移植排斥反应的防治

1. 组织配型　尽可能选择与受者 ABO 血型抗原一致，HLA 型别相近的供者。HLA 的匹配度越高，急性移植排斥反应的频率和强度就越低。

2. 移植物预处理　实体器官移植前尽量去除移植物内部的过路细胞有助于减轻和减少 HVGR 的发生。

3. 受者预处理　在供者 ABO 血型与受者不符等特殊情况下，为规避超急移植排斥反应，可以预先对受者进行血浆置换术，去除患者体内的预存抗体。

4. 应用免疫抑制药　如环孢素 A、肾上腺糖皮质激素等。某些中草药如雷公藤、冬虫夏草等具有明显的免疫抑制作用，可应用于防治移植排斥反应。

（於昊龙）

第六节　免疫学防治

应用免疫学方法预防和治疗免疫相关疾病是现代医学的重要手段，从中国古代接种"人痘苗"预防天花，到 Jenner 发明的牛痘苗逐渐消灭天花；再到即将消灭的脊髓灰质炎和麻疹，人类不断地研制出新型疫苗，用于控制和消灭诸如非典型肺炎、艾滋病、甲型流感等传染病。

● 案例 7-3 --

小王暑假就要去实习了，为了检查自己对乙型肝炎是否有抵抗力，他去当地医院检查了肝功能和乙肝五项指标。结果是肝功能正常，乙肝五项如下：HBsAg（－），HBsAb（－），HBeAg（－），HBeAb（－），HBcAb（－）。医生告诉他对乙型肝炎病毒没有抵抗力，建议他注射乙肝疫苗。

问题：注射乙肝疫苗有何作用？免疫程序如何？属于人工被动免疫还是人工自动免疫？

 免疫预防

人为地给机体输入抗原，或紧急情况下直接注射抗体等生物制剂，使机体获得某种特异性免疫的方法，称为免疫预防。根据输入物质的不同，免疫预防可分为人工自动免疫和人工被动免疫。

（一）人工自动免疫

人工自动免疫是指用人工接种的方法给机体输入抗原性物质（类毒素、疫苗），刺激机体产生特异性免疫应答而获得免疫力的方法，又称为预防接种。此种免疫应答需要一定的诱导期，接种后 1～4 周才能产生，但因为有免疫记忆性，维持时间较长（半年至数年），故多用于传染病的预防。

1. 类毒素　类毒素是将细菌外毒素用 0.3%～0.4% 甲醛处理后，使其失去毒性，但保留免疫原性而制成。类毒素的免疫原性可诱导机体产生针对外毒素的抗体（即抗毒素）。常用的类毒素有白喉、破伤风类毒素等。类毒素可与灭活疫苗混合制成联合疫苗，如白百破三联疫苗，可预防白喉、百日咳和破伤风。

2. 减毒活疫苗　用无毒或减毒的病原微生物制成。由于减毒活疫苗可在体内增殖，所需接种剂量小，仅需接种 1 次。接种过程类似轻度或隐性感染，免疫效果比灭活疫苗好，可维持 3～5 年。常用的减毒活疫苗有卡介苗（BCG）、脊髓灰质炎、麻疹、腮腺炎疫苗等。

3. 灭活疫苗　又称为死疫苗，是将培养增殖的标准株微生物经灭活后制备而成。灭活疫苗不能在体内繁殖，难以通过内源性抗原加工提呈，诱导产生细胞毒性 T 细胞，故细胞免疫弱，有一定局限性。常用的灭活疫苗有伤寒、副伤寒、流行性脑脊髓膜炎、霍乱、狂犬病疫苗等。

4. 新型疫苗　近年来，免疫学和现代分子生物学的迅速发展，促进了新型疫苗的研制。新型疫苗克服了传统疫苗的一些缺点，如活疫苗的稳定性差、死疫苗不良反应大等。不再采用完整病原体，以有效免疫原成分制备疫苗，称为组分疫苗。

常用的组分疫苗包括：①亚单位疫苗。将病原体中保护性反应的抗原成分去掉，仅保留有效免疫原成分制成的疫苗。如肺炎球菌荚膜多糖疫苗、流感病毒血凝素和神经氨酸酶亚单位疫苗等。②合成疫苗。用人工合成多肽抗原配以适当佐剂或载体制成的疫苗。如乙型肝炎病毒多肽疫苗、白喉毒素多肽疫苗等。③基因工程疫苗。用基因工程技术对免疫原分子的基因进行克隆、修饰、改造及表达等加工，获得不含感染性物质的免疫原性疫苗。如 DNA 重组乙型肝炎疫苗、重组蛋白疫苗、重组减毒活疫苗等。

（二）计划免疫

计划免疫是根据某些传染病的疫情监测和人群免疫状况分析，按科学的免疫程序有计划地进行人群免疫接种，提高人群对这些传染病的免疫力，从而达到控制、消灭相应传染病的目的。我国儿童计划免疫的疫苗包括卡介苗、百白破、脊髓灰质炎疫苗、麻疹疫苗和乙肝疫苗等（表 7-5）。

表 7-5　我国儿童计划免疫程序

年龄	接种疫苗
基础接种	
出生儿	卡介苗（第1针）、乙肝疫苗（第1针）
1 月龄	乙型肝炎疫苗（第2针）
2 月龄	脊髓灰质炎糖丸（第1针）
3 月龄	脊髓灰质炎糖丸（第2针）、百白破疫苗（第1针）
4 月龄	脊髓灰质炎糖丸（第3针）、百白破疫苗（第2针）
5 月龄	百白破疫苗（第3针）
6 月龄	乙肝疫苗（第3针）、流脑多糖疫苗（第1针）
8 月龄	麻疹疫苗（第1针）
加强接种	
1.5～2 岁	百白破疫苗（加强）、脊髓灰质炎糖丸（部分地区）
4 岁	脊髓灰质炎疫苗（加强）
7 岁	麻疹疫苗（加强）、白破二联疫苗（加强）
12 岁	卡介苗（加强，农村）

 免疫治疗

免疫治疗是指应用免疫学原理，针对疾病的发生机制，通过增强或抑制免疫功能，以达到治疗目的所采取的免疫措施。常用的免疫治疗方法包括免疫血清、细胞因子、过继免疫、造血干细胞移植、免疫增强药、免疫抑制药和治疗性疫苗等。

（一）人工被动免疫

人工被动免疫是指给机体输入用含有特异性抗体的免疫血清，使之直接获得免疫力的方法。被动免疫获得免疫力快，但由于免疫物质不是自己产生的，缺乏补充来源，故维持时间短（2～3 周），多用于治疗和紧急预防。

1.抗毒素　用细菌外毒素或类毒素多次免疫马等动物，待其体内产生大量抗毒素后，分离、纯化和浓缩血清而制成，具有中和外毒素毒性的作用，称为抗毒素。抗毒素主要用于治疗或紧急预防某些细菌外毒素所致的疾病。常用的抗毒素有破伤风抗毒素、白喉抗毒素、气性坏疽抗毒素等。

2.人免疫球蛋白制剂　从健康人血浆或产妇胎盘血中分离制备成丙种球蛋白和胎盘球蛋白，称为人免疫球蛋白制剂。免疫球蛋白制剂常用于甲型肝炎、脊髓灰质炎、麻疹等病毒性疾病的紧急预防和治疗。

3.细胞因子和单克隆抗体　近年来研制的细胞因子和单克隆抗体等新型免疫治疗药，已成为治疗肿瘤、自身免疫病、感染、艾滋病等的有效治疗方法。

4.抗淋巴细胞丙种球蛋白　用人的T淋巴细胞免疫动物，分离纯化其血清中的免疫球蛋白，即抗淋巴细胞丙种球蛋白。主要用于抑制移植排斥反应，延长移植物存活时间；也可用于某些自身免疫性疾病的治疗，如系统性红斑狼疮、重症肌无力和肾小球肾炎等。

（二）过继免疫和造血干细胞移植

过继免疫治疗是指给患者输入具有免疫活性的效应细胞，通过其继续扩增而发挥免疫治疗作用的方法。常用的有淋巴因子激活杀伤细胞（lymphokine activated killer cell，LAK）、细胞因子诱导杀伤细胞（cytokine induced killer cell，CIK）疗法等。LAK 广泛应用于肿瘤和慢性病毒感染的非特异性免疫治疗，CIK 对白血病和某些实体肿瘤有较好的疗效。

造血干细胞移植是指用患者自身或健康人的造血干细胞移植给患者，让干细胞进入患者体内定居、分化和繁殖，恢复其造血能力和免疫力的方法。造血干细胞移植可用于治疗再生障碍贫血、白血病等造血系统疾病和自身免疫性疾病等。

（三）免疫调节药

免疫调节药包括免疫增强药和免疫抑制药，可调节机体的免疫功能，达到治疗目的。免疫增强药可促进免疫功能，特别是对免疫功能低下者，具有很好的作用，可用于治疗肿瘤、感染、自身免疫性疾病和免疫缺陷病等。免疫抑制药可抑制机体的免疫功能，主要用于抗移植排斥反应、自身免疫性疾病和超敏反应性疾病。

两种人工免疫的比较见表 7-6。

表 7-6　两种人工免疫的比较

区别	人工主动免疫	人工被动免疫
免疫物质	抗原	抗体或细胞因子等
免疫出现的时间	慢，1～4 周	快，立即
免疫维持时间	长，数月至数年	短，2～3 周
主要用途	预防	治疗或紧急预防

第七节　免疫学诊断

用免疫学方法可检测多种病原体、体液中的生物活性物质（抗体、细胞因子、激素、神经递质）、细胞组分（淋巴细胞、血细胞、肿瘤细胞等）和肿瘤标记物等。还可以通过对特定细胞和蛋白成分进行定性、定量定位检测，判断机体免疫状态。随着现代免疫学，以及细胞生物学、分子生物学等相关科学的发展，免疫学检测技术已成为临床不可缺少的重要手段。

临床免疫学检测主要对抗原或抗体和免疫细胞功能进行检测。

 抗原或抗体的检测

（一）抗原抗体反应的特点

体内抗原抗体反应可杀死细菌、中和毒素、溶解细胞或引起免疫病理损伤；体外抗原抗体特异性结合后，可出现肉眼可见或借助仪器或方法可检测的各种现象。据此，可对标本中的抗原或抗体进行定性、定量和定位检测。抗原抗体反应的特点包括特异性、可逆性和可见性。

1. 特异性　抗原与抗体的结合具有高度特异性，即一种抗原只能与其对应的抗体发生专一性结合，特异性是所有血清学反应的基础。

2. 可逆性　抗原抗体的结合为分子表面的非共价键结合，在一定条件下（如低 pH、高浓度盐、冻融等），免疫复合物可发生解离，称为可逆性。解离后的抗原和抗体仍具有原先的特性。

3. 可见性　抗原和抗体的数量比例合适的情况下，形成肉眼可见的复合物。

（二）抗原抗体反应的影响因素

抗原抗体反应易受电解质、温度和酸碱度等因素的影响。

（三）抗原抗体反应的类型

抗原抗体反应的种类繁多，包括凝集反应、沉淀反应和免疫标记技术等基本类型。

1.凝集反应　颗粒性抗原（细菌、细胞）与相应抗体结合后，在一定条件下出现肉眼可见的凝集物，称为凝集反应（图7-10），包括直接凝集反应、间接凝集反应。

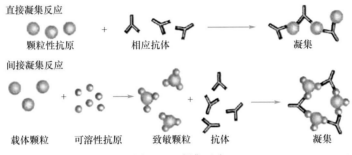

图 7-10　凝集反应

（1）直接凝集反应：颗粒性抗原表面具有抗原决定簇，可与相应抗体直接结合出现颗粒状凝集现象，称为直接凝聚反应。

（2）间接凝集反应：将可溶性抗原包被在颗粒性载体表面，再与相应抗体发生反应，出现颗粒状凝集，称为间接凝集反应。常用的载体有羧化聚苯乙烯胶乳颗粒、醛化红细胞、活性炭等。

2.沉淀反应　在一定条件下，可溶性抗原与相应抗体结合，形成肉眼可见的沉淀物，称为沉淀反应。根据沉淀反应介质和检测方法的不同，可将其分为凝胶内沉淀试验、液体内沉淀试验、凝胶免疫电泳试验三类（图7-11）。

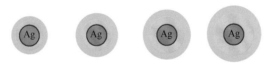

图 7-11　单向琼脂扩散试验

3.免疫标记技术　用荧光素、酶、放射性核素、化学发光物质等作为示踪物标记已知的抗体或抗原，检测未知的抗原或抗体的方法，称为免疫标记技术。根据标记物的种类和检测方法不同，可分为免疫荧光技术（图7-12）、免疫酶技术、放射免疫技术、免疫胶体金技术和化学发光免疫测定等（图7-13）。

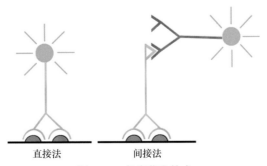

图 7-12　免疫荧光技术

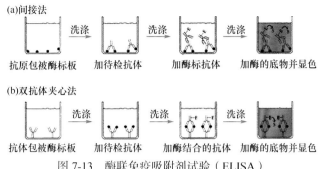

图 7-13 酶联免疫吸附剂试验（ELISA）

二 免疫细胞功能的检测

检测免疫细胞数量和功能是判断机体免疫功能的重要指标，有助于判断某些疾病的病程变化、疗效和预后。

（一）T 细胞免疫功能检测

1. T 细胞总数与亚群　在流式细胞仪或者荧光显微镜下，应用抗 CD3、CD4 和 CD8 的单克隆抗体检测 T 细胞总数和 CD4+、CD8+T 细胞亚群，此检测是评估细胞免疫功能的重要指标。

2. T 细胞功能　T 细胞功能检测方法较多，常用有 T 细胞增殖试验、皮肤试验和细胞毒试验三种方法。

（1）T 细胞增殖试验：又称淋巴细胞转化试验，特异性抗原物质或丝裂原（植物血凝素、刀豆蛋白 A）能刺激 T 细胞发生增殖，转化为体积较大、代谢旺盛且能够进行分裂的淋巴母细胞，增殖反应的强度可反映 T 细胞的功能水平。

（2）皮肤试验：皮肤试验的原理是迟发型超敏反应，细胞免疫功能正常者可以出现局部红肿的阳性反应，而细胞免疫功能低下者为阴性反应。

（3）细胞毒试验：细胞毒性 T 细胞、NK 细胞对靶细胞具有直接杀伤作用，可选用移植供体细胞和肿瘤细胞作为靶细胞来检测其功能。

（二）B 细胞免疫功能检测

1. B 细胞数量　目前多通过检测 mIg（B 细胞特异性抗原识别受体，又称为膜免疫球蛋白）来测定成熟 B 细胞的数量，用于判断体液免疫功能。

2. B 细胞功能　B 细胞功能检测有两种，第 1 种是测定血清中的抗体含量及其类别，可为诊断感染性疾病、超敏反应、自身免疫病、免疫缺陷病、免疫增殖病提供依据。第 2 种是以细胞为检测对象，如抗体形成细胞和 B 细胞增殖试验。

（三）其他免疫细胞功能测定

吞噬细胞吞噬功能可通过测定吞噬率和吞噬指数来评价。NK 细胞活性测定的方法有形态学检查法、放射核素释放法、酶释放法等。

目标检测

一、选择题

1. 关于抗感染免疫的叙述，下列错误的是（　　）

　A. 完整的皮肤与黏膜屏障是抗感染的第一道防线

　B. 吞噬细胞和体液中的杀菌物质是抗感染的第二道防线

　C. 体液免疫主要针对胞外寄生菌的感染

　D. 细胞免疫主要针对胞内寄生菌的感染

　E. 抗体与细菌结合可直接杀死病原菌

2. 抗细胞内寄生菌感染的主要免疫因素是（　　）

　A. 补体　　　　　　B. 抗体

　C. NK 细胞　　　　D. T 细胞

　E. 巨噬细胞

3. 抗胞外寄生菌感染的主要免疫因素是（　　）

　A. 补体　　　　　　B. 抗体

　C. NK 细胞　　　　D. T 细胞

　E. 巨噬细胞

4. 中和抗体抗病毒的机制是（　　）

　A. 直接杀伤病毒

　B. 阻止病毒吸附和穿入

　C. 阻止病毒脱壳

　D. 阻止病毒核酸转录

　E. 阻止病毒核酸复制

5. 抗病毒免疫因素，下列哪项是错误的（　　）

　A. 中和抗体能阻止病毒吸附

　B. 分泌型 IgA 能阻止病毒从黏膜侵入

　C. 补体结合抗体能阻止病毒再感染

　D. 细胞免疫起主要作用

　E. 迟发型变态反应有局限病毒感染的作用

6. 参与 I 型超敏反应的 Ig 是（　　）

　A. IgG　　　　　　B. IgM

　C. IgA　　　　　　D. IgD

　E. IgE

7. 发生最为迅速的超敏反应是（　　）

　A. I 型超敏反应　　　B. II 型超敏反应

　C. III 型超敏反应　　　D. IV 型超敏反应

　E. 特殊的 II 型超敏反应

8. 新生儿溶血症属于 II 型超敏反应，引起发病的 Ig 是（　　）

　A. IgG　　　　　　B. IgM

　C. IgA　　　　　　D. IgD

　E. IgE

9. 长期在粉尘环境下工作罹患尘肺的患者，肺部的组织损伤机制属于（　　）

　A. I 型超敏反应　　　B. II 型超敏反应

　C. III 型超敏反应　　　D. IV 型超敏反应

　E. 病原微生物感染

10. 小陆新买了 1 件羊毛衫，穿上 1 周之后发现脖子等多处皮肤逐渐出现红肿和皮疹，瘙痒难忍，换穿其他衣物后逐渐恢复。这一现象最可能是（　　）

　A. I 型超敏反应　　　B. II 型超敏反应

　C. III 型超敏反应　　　D. IV 型超敏反应

　E. 病原微生物感染

11. 某一患者因食用虾蟹后，发生恶心、呕吐、腹泻、腹痛等症状来诊。应最先考虑超敏反应类型是（　　）

　A. I 型超敏反应　　　B. II 型超敏反应

　C. III 型超敏反应　　　D. IV 型超敏反应

　E. 特殊的 II 型超敏反应

12. 下列属于人工自动免疫的是（　　）

　A. 接种卡介苗预防结核

　B. 注射免疫核糖核酸治疗恶性肿瘤

　C. 胎儿从母体获得 IgG

　D. 注射丙种球蛋白预防麻疹

　E. 骨髓移植治疗白血病

13. 抗原抗体反应影响因素不包括（　　）

A. pH   B. 电解质

C. 温度   D. 适度的震荡

E. 气压

14. 血型鉴定属于（   ）

A. 沉淀反应   B. 直接凝集反应

C. 间接凝集反应   D. 免疫荧光技术

E. ELISA

15. 抗原抗体反应的最适温度为（   ）

A. 35℃   B. 47℃

C. 37℃   D. 38℃

E. 40℃

16. 人工获得免疫力的方式是（   ）

A. 胎儿从母体获得 IgG

B. 通过乳汁

C. 通过显性感染

D. 接种疫苗

E. 通过隐性感染

二、简答题

1. 抗原抗体反应的类型有哪些？

2. 免疫学治疗有哪些方法？

3. 什么是人工自动免疫和人工被动免疫，有何异同？

（赵敏敏）

第二部分　病原生物学

第8章　细菌的基本特性

细菌（bacterium）是一类体积微小，结构简单，多以无性二分裂方式进行繁殖的原核细胞型微生物，是自然界中分布最广泛、个体数量最多的有机体，是大自然物质循环的主要参与者。掌握细菌的生物学特性和致病性，对鉴别细菌及其所致疾病的诊断和防治都具有重要意义。

第一节　细菌的形态与结构

一　细菌的大小与形态

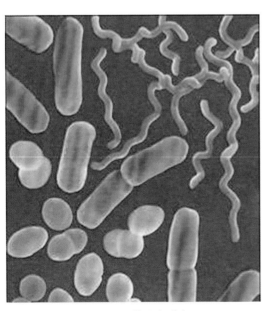

图 8-1　细菌基本形态

细菌体积微小，一般以微米（μm）作为测量单位（1μm = 1/1000mm），必须借助光学显微镜放大数百倍到上千倍才能观察到。不同种类的细菌大小不一，同一种细菌在不同的环境中生长或菌龄不同，其大小也有所差异。

细菌的外表特征可从形态、大小、排列方式这几方面加以描述。细菌的基本形态有球形、杆形及螺形 3 种，根据形态特征将细菌分为球菌、杆菌和螺形菌（图 8-1）。

（一）球菌（coccus）

大多数球菌直径为 1μm 左右，呈球形或近似球形。根据细菌繁殖时的分裂平面及分裂后排列方式不同，可将球菌分为单球菌、双球菌、链球菌、四联球菌、八叠球菌、葡萄球菌等（图 8-2）。

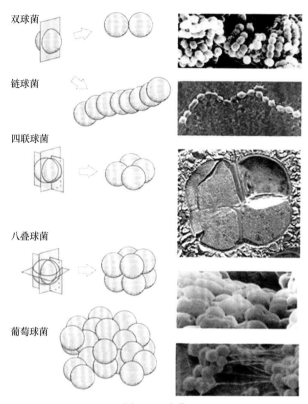

图 8-2　球菌

1. 单球菌　细菌在一个平面上分裂，子代细胞分散且单独存在，如尿素微球菌。

2. 双球菌　细菌在一个平面上分裂，分裂后两个菌体成对排列，如肺炎双球菌。

3. 链球菌　细菌在一个平面上分裂，分裂后多个菌体连在一起，呈链状排列，如乙型溶血性链球菌。

4. 四联球菌　细菌在两个相互垂直的平面上分裂，分裂后 4 个菌细胞联在一起，如四联小球菌。

5. 八叠球菌　细菌在 3 个相互垂直的平面上分裂，分裂后 8 个菌细胞联在一起，如藤黄八叠球菌。

6. 葡萄球菌　细菌在多个不规则的平面上分裂，分裂后菌体聚集在一起形似葡萄串状，如金黄色葡萄球菌。

（二）杆菌（bacillus）

杆菌形态多呈杆状，其菌体外形较球菌复杂，常有短杆状、棒状杆菌、梭状、分枝节状（图 8-3）等。按杆菌的排列方式分为链状、栅状、"八"字状及鞘衣包裹的丝状等。不同的杆菌大小、长短、粗细有很大差异。大的杆菌如炭

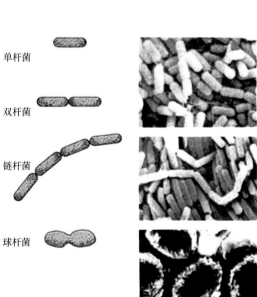

图 8-3　杆菌

疽芽孢杆菌长 3 ～ 10μm，中等的如大肠埃希菌长 2 ～ 3μm，小的如布鲁杆菌长 0.6 ～ 1.5μm。

（三）螺形菌（spirillar bacterium）

菌体弯曲或呈螺旋状，可分为两类（图 8-4）。

1. 弧菌　菌体仅有一个弯曲呈弧形或逗点状，如霍乱弧菌。

2. 螺旋菌　菌体有两个及两个以上的弯曲，如鼠咬热螺菌、幽门螺杆菌等。

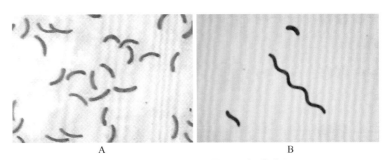

图 8-4　螺菌　（A. 弧菌，B. 螺旋菌）

细菌的形态受多种因素影响，如温度、pH、培养基成分及培养时间等。细菌在适宜条件下培养 8 ～ 18h 形态较为典型。幼龄菌体较长，当菌龄较老或处于不利环境时，细菌常出现梨形、气球状、丝状等多种不规则形态，称为早衰型。观察和鉴定细菌时，应选择适宜条件下生长的对数期细菌为宜。

二　细菌的结构

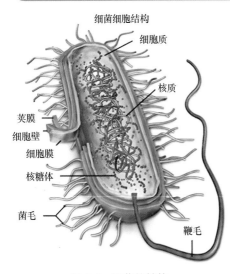

图 8-5　细菌的结构

细菌的结构包括基本结构和特殊结构。基本结构是一般细菌都有的构造，包括细胞壁、细胞膜、细胞质和核质。特殊结构是某些细菌所具有的或在特殊条件下形成的，包括荚膜、鞭毛、菌毛和芽孢（图 8-5）。

（一）基本结构

1. 细胞壁（cell wall）　细胞壁是细菌最外层的坚韧而略有弹性的透明膜状结构，细胞壁的化学组成及结构细随菌种而异。细菌经革兰染色可分为两大类：革兰阳性菌（G^+ 菌）和革兰阴性菌（G^- 菌）。革兰阳性菌主要成分为肽聚糖和磷壁酸；革兰阴性菌的主要成分为肽聚糖和外膜（图 8-6）。

肽聚糖（peptidoglycan）又称为黏肽，是细菌细胞壁的主要成分，为原核细胞型生物所特有。细菌种类不同其组成与连接的方式亦有差别。革兰阳性菌的肽聚糖由聚糖骨架、四肽侧链和五肽交联桥 3 部分组成；革兰阴性菌的肽聚糖由聚糖骨架和四肽侧链两部分组成。聚糖骨架是 N- 乙酰葡萄糖胺和 N- 乙酰胞壁酸交替间隔排列，并由 β-1, 4 糖苷键连接而成的聚糖链。各种细菌的聚糖骨架均相同，但四肽侧链和五肽交联桥的组成和

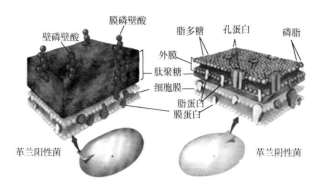

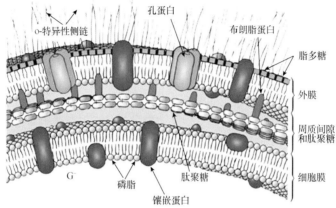

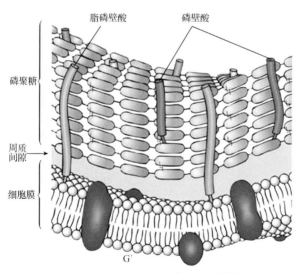

图 8-6 细菌细胞壁结构

连接方式随菌种不同而异。革兰阳性菌（如葡萄球菌）通过五肽交联桥连接，构成致密而坚韧的三维立体网状结构；革兰阴性菌（如大肠埃希菌）没有五肽交联桥，只形成疏松的平面二维网状结构（图 8-7）。

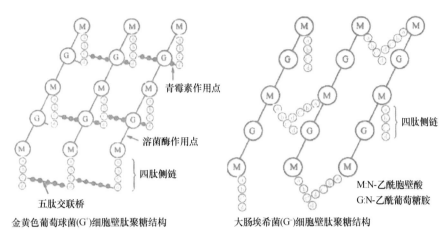

图 8-7 肽聚糖结构

革兰阳性菌细胞壁：革兰阳性菌细胞壁较厚（20～80nm）。肽聚糖多达 50 层，占细胞壁干重的 50%～80%。磷壁酸是革兰阳性菌细胞壁所特有的成分，按结合部位不同磷壁酸可分为壁磷壁酸和膜磷壁酸。磷壁酸是革兰阳性菌重要的表面抗原，与细菌致病性有关。有的革兰阳性菌细胞壁表面还有一些表面蛋白质，如金黄色葡萄球菌的 A 蛋白、A 群链球菌的 M 蛋白等（图 8-8A）。

革兰阴性菌细胞壁：革兰阴性菌细胞壁薄（10～15nm），肽聚糖仅有 1～2 层，占细胞壁干重的 5%～20%，其结构较复杂。外膜位于肽聚糖层外侧由脂蛋白、脂质双层和脂多糖 3 部分构成。脂多糖（lipopolysaccharide，LPS）位于革兰阴性菌细胞壁最外层，是细菌的内毒素，LPS 由脂质 A、核心多糖和特异多糖 3 部分构成（图 8-8B）。

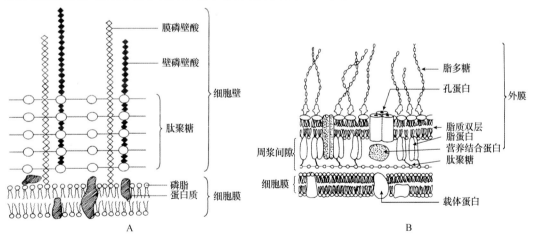

图 8-8 革兰阳性菌与革兰阴性菌细胞壁的结构

革兰阳性菌和革兰阴性菌细胞壁结构和组成有明显差异（表 8-1），因此两类细菌在染色性、致病性、免疫原性、抗原性及对药物的敏感性方面有很大差异。

表 8-1　革兰阳性菌和革兰阴性菌细胞壁结构比较

细胞壁	革兰阳性菌	革兰阴性菌
强度及结构	坚韧而致密的三维空间网状结构	疏松的二维平面结构
厚度	厚，20～80nm	薄，10～15nm
肽聚糖层数	多，可达50层	少，1～2层
肽聚糖含量	多，占细胞壁干重的50%～80%	少，占细胞壁干重的5%～20%
磷壁酸	＋	－
外膜	－	＋

细胞壁的主要功能：①维持细菌固有形态；②保护细菌抵抗低渗外环境；③参与菌体内外物质交换；④菌体表面带有多种抗原决定簇，可诱发机体产生免疫应答；⑤与细菌染色特性、致病性及药物敏感性有关。凡能破坏肽聚糖结构或抑制肽聚糖合成的物质都有杀菌或抑菌作用。如青霉素和头孢菌素能抑制革兰阳性菌肽聚糖的五肽交联桥和四肽侧链的连接，使细菌不能合成完整的细胞壁而死亡。溶菌酶可水解 N- 乙酰葡萄糖胺和 N- 乙酰胞壁酸间的 β-1，4 糖苷键，起到杀菌作用。因为人和动物的细胞没有细胞壁，所以青霉素对人体无毒性。革兰阴性菌细胞壁肽聚糖含量少，且有外膜保护，故青霉素和溶菌酶对其作用甚微。

细菌细胞壁肽聚糖结构在生物或理化因素影响下被破坏或合成受抑制形成细胞壁缺陷型细菌，由英国李斯特（Lister）研究所的学者于 1935 年发现又称为细菌 L 型。L 型细菌在高渗环境下，仍可存活。L 型细菌有一定的致病力，通常引起慢性感染，如尿路感染、心内膜炎、骨髓炎等，并常在使用抑制细胞壁合成的抗菌药物治疗过程中发生。临床上遇有明显症状而标本常规细菌培养阴性者，应考虑细菌 L 型感染的可能性，并更换抗菌药物。

2. 细胞膜（cell membrane）　细菌细胞膜位于细胞壁内侧，是一层紧密包裹细胞质的质地柔韧而富有弹性生物半透膜。其主要成分为磷脂和蛋白质，不含胆固醇。细胞膜的主要功能：①参与菌体内外物质交换；②参与菌体细胞的生物合成，其中与肽聚糖相关的酶，也是青霉素作用的主要靶位，称为青霉素结合蛋白，与细菌耐药性形成有关；③参与细胞呼吸及能量代谢；④形成中介体，参与细菌分裂。细菌的部分细胞膜内陷、折叠、卷曲形成囊状的中介体，亦称拟线粒体，与细菌呼吸、分裂及生物合成有关。

3. 细胞质(cytoplasm)　细胞质是由细胞膜所包裹的半透明溶胶状物质，主要由水、蛋白质、脂类、核酸及少量糖和无机盐组成。细胞质是细菌新陈代谢的场所，含有多种酶系统和许多重要结构，主要有核糖体、质粒、胞质颗粒等。

（1）核糖体（ribosome）：游离于细胞质中，是细菌合成蛋白质的场所，每个菌体内有数万个之多，主要成分是 RNA 和蛋白质。核糖体沉降系数为 70S，由 50S 大亚基和 30S 小亚基组成，红霉素和链霉素分别能与 50S 亚基及 30S 亚基结合，均可干扰菌体蛋白质合成，从而杀死细菌。由于细菌和人的核糖体不同，因此这些药物对人体细胞核糖体没有作用。

（2）质粒（plasmid）：是细菌染色体以外的遗传物质，携带遗传信息，控制细菌某些特定的遗传性状，如菌毛、毒力、细菌素、耐药性等。质粒是闭合环状双链 DNA，能自我复制并遗传给子代细胞，也能通过接合或转导方式在细菌间传递。质粒不是细菌生长繁殖所必需的，细菌失去质粒仍能正常生存。

（3）胞质颗粒（cytoplasmic granules）：菌体胞质中含多种颗粒，大多是细菌储备的营养物质，如多糖、脂类及磷酸盐等。某些细菌胞质中含有以 RNA 和多偏磷酸盐为主要成分的胞质颗粒，其嗜碱性强，经特殊染色后颜色与菌体其他部分不同，称为异染颗粒，常见于白喉棒状杆菌和结核分枝杆菌等，有助于鉴别细菌。

4. 核质（nuclear material）　核质是细菌的遗传物质，由于没有成形的核，无核膜、核仁，又称为拟核。核质是由单一密闭环状 DNA 分子经反复回旋、卷曲、盘绕所组成的松散网状结构。核质是细菌生长、繁殖、遗传和变异的物质基础。

（二）特殊结构

1. 荚膜（capsule）　某些细菌细胞壁外包裹着一层均质、透明的黏液性物质，大多数菌的主要成分为多糖，如肺炎双球菌，少数菌为多肽，如鼠疫耶尔森菌。厚度≥ 0.2μm 称荚膜，如肺炎双球菌的荚膜；< 0.2μm 称微荚膜，如伤寒沙门菌的 Vi 抗原。荚膜对碱性染料的亲和力低，一般不易着色，用墨汁负染法染色可在光学显微镜下观察到荚膜。荚膜的形成除受遗传因素影响外，还与细菌所处环境有关，通常在营养丰富的环境中更容易形成荚膜（图 8-9）。

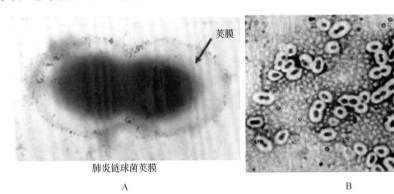

肺炎链球菌荚膜

A　　　　　　　　　　　　　　　　B

图 8-9　荚膜

荚膜的作用：①荚膜具有抗吞噬的作用，是细菌重要的毒力因子，与细菌致病性有关；②荚膜具有黏附作用，参与形成生物被膜，是造成感染的重要因素；③荚膜可抵抗有害物质（如抗体、补体、溶菌酶、药物等）损伤菌体，此外，荚膜也可作为细菌分型鉴定的依据。

2. 鞭毛（flagellum）　许多细菌菌体上附着细长、呈波浪样弯曲的丝状物称为鞭毛。鞭毛需用电子显微镜才能观察到，也可用特殊染色法将鞭毛增粗，即可在光学显微镜下观察到。

根据鞭毛的位置和数量不同，可将鞭毛菌分为单毛菌、双毛菌、丛毛菌和周毛菌四类，可作为细菌鉴别的依据（图 8-10）。

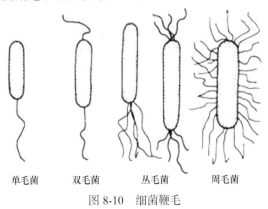

单毛菌　　双毛菌　　丛毛菌　　周毛菌

图 8-10　细菌鞭毛

鞭毛的作用：①鞭毛是细菌的运动器官，有鞭毛的细菌可以自由的在液体环境中游动，趋利避害；②鞭毛具有免疫原性，称为 H 抗原，可用于细菌的分型和鉴定；③与细菌致病性有关，如霍乱弧菌借助活泼的鞭毛运动穿透肠黏膜表面的黏液层，使菌体附着在肠黏膜上皮细胞上，产生毒性物质导致病变发生。

3. 菌毛（Pilus）　许多 G⁻ 菌和少数 G⁺ 菌菌体表面有一种比鞭毛更细、更短、更直的蛋白质丝状物，称为菌毛。菌毛必须借助电子显微镜才能观察到，菌毛按形态和功能不同分为普通菌毛与性菌毛两类。普通菌毛约数百根，遍布于菌体表面。普通菌毛具有黏附作用，可使细菌与宿主细胞上的特异性受体结合,牢牢的黏附于呼吸道、消化道及泌尿生殖道黏膜上皮细胞表面。普通菌毛是细菌侵袭力的重要组成之一,与细菌致病性有关。性菌毛仅见于少数 G⁻ 菌,一个菌体只有 1～4 根,较普通菌毛长而粗。性菌毛可通过接合方式在细菌间完成遗传物质传递。如耐药性质粒在细菌间的传递(图 8-11)。

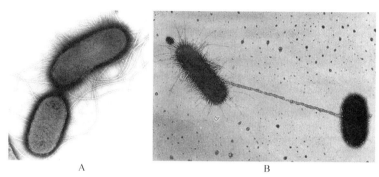

图 8-11 细菌菌毛电镜图(A. 普通菌毛;B. 性菌毛)

4. 芽孢(spore) 某些细菌在一定环境条件下,胞质脱水浓缩,在菌体内形成通透性低、折光性强的圆形或卵圆形小体,称为芽孢。

能形成芽孢的细菌都是 G⁺ 菌且多数为杆菌。芽孢是细菌的休眠状态,具有细菌生命活动所必需的物质、代谢缓慢、不具有繁殖能力。一个细菌只能形成一个芽孢,芽孢在适宜条件下出芽,只能形成一个繁殖体,繁殖体迅速繁殖而致病。

芽孢壁厚,折光性强,不容易着色,因此染色时需经媒染、加热等处理。芽孢具有多层致密的厚膜结构,对理化因素的抵抗力极强,可在自然界中存活几年甚至几十年。一般细菌的繁殖体在 80℃ 的水中迅速死亡,而芽孢可耐 100℃ 煮沸数小时。被炭疽芽孢杆菌污染的牧场,传染性可保持 20～30 年。若医疗用品被芽孢污染,一般消毒灭菌方法很难将其杀死,杀灭芽孢最有效的方法是高压蒸汽灭菌法。消毒灭菌时,应以是否消灭芽孢作为灭菌效果的指标。

芽孢的大小、形态、位置等随菌种而异,可作为细菌鉴定的依据。细菌芽孢不能直接致病,只有当其发芽变成繁殖体后,才能迅速大量繁殖,从而导致疾病的发生。如土壤中含有破伤风梭菌的芽孢,一旦外伤深部创口被泥土污染,芽孢进入伤口在适宜条件下发芽变成繁殖体,繁殖体在伤口内大量繁殖导致破伤风(图 8-12)。

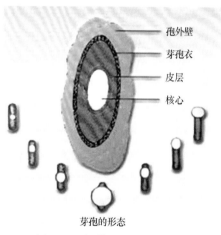

孢外壁
芽孢衣
皮层
核心

芽孢的形态

图 8-12 细菌芽孢形态与位置

 细菌形态检查法

细菌形态学检查是细菌分型鉴定的重要依据,细菌形态学检查主要借助显微镜放大观察,包括不染色标本检查法和染色标本的检查法。

细菌体积微小,肉眼不可见,必须借助显微镜放大后才能看到。普通光学显微镜用于观察细菌的一般形态结构，观察细菌内部超微结构需借助电子显微镜。暗视野显微镜常用于不染色标本的动力及运动情况检查。

（一）不染色标本的检查

不染色标本检查法常用于观察细菌的动力及运动情况，但不能清楚地观察细菌的形态及结构特征。常用压滴法和悬滴法制备玻片，借助光学显微镜或暗视野显微镜观察，有动力的细菌呈有方向性、位移明显的活泼运动；无动力的细菌则在原地颤动，做布朗运动。不染色标本的动力检查可用于某些细菌的初步鉴别。

（二）染色标本检查法

细菌体积微小，呈半透明，因此染色后能更清晰地观察到细菌的大小、形态结构及排列。常用的细菌染色法分为单染色法和复染色法。

1. 单染色法　用一种染料将细菌染色，染色后可观察细菌形态、大小及排列，但不能显示其染色特性。

2. 复染色法　用两种或两种以上的染料将细菌进行染色，可将细菌染成不同颜色，既可以观察细菌的大小、形态和结构，还可鉴别细菌。常用的方法主要有革兰染色和抗酸染色。

（1）革兰染色法：由丹麦细菌学家革兰于1884年创立，是最常用的染色方法。染色步骤：将待检细菌涂片、干燥、固定，先用革兰结晶紫初染、碘液媒染、再经95%乙醇脱色，最后使用稀释复红或沙黄复染。经此法染色可将细菌分为两类：呈蓝紫色的革兰阳性（G^+）菌和呈红色的革兰阴性（G^-）菌，革兰染色法在细菌的鉴别、临床选择用药及细菌致病性的研究等方面都具有重要意义。

（2）抗酸染色法：是细菌经加温染色后不易被盐酸乙醇脱色的方法。抗酸染色法可将细菌分为两类：抗酸性细菌和非抗酸性细菌。结核患者痰液标本中的结核分枝杆菌菌体含大量脂类，不易着色，可用5%的苯酚复红加温染色，再经3%的盐酸乙醇脱色，最后用美兰复染，结核分枝杆菌呈红色，为抗酸性细菌，标本中蓝色的细菌为非抗酸性细菌。

（3）特殊染色法：细菌的某些结构如荚膜、鞭毛、芽孢和细胞壁、核质等，用普通染色法很难将其着色，必须用特殊染色法才能使之着色。如荚膜染色、鞭毛染色、芽孢染色及细胞壁染色等。

第二节　细菌生长繁殖与变异

 细菌的生长繁殖与人工培养

细菌从外界摄取营养物质，合成自身成分并获得能量，同时不断排出代谢产物。细菌的生长繁殖与外界环境条件密切相关，条件适宜时，细菌的生长繁殖及代谢旺盛，条件不利时，细菌生长繁殖受阻甚至发生变异或死亡。了解细菌生长繁殖对细菌的人工培养、分离鉴定及疾病的诊断、防治都具有重要意义。

（一）细菌生长繁殖的条件

1. 营养物质　充足的营养物质是细菌新陈代谢及生长繁殖的物质保证。细菌所需的营养物质主要包括：水、碳源、氮源、无机盐等。有些细菌还需要生长因子，如维生素、氨基酸、嘌呤及嘧啶等。

2. 温度 各类细菌对温度的要求不同, 病原菌最适宜的温度为37℃, 同人体的正常体温, 故实验室一般在此温度下培养细菌。

3. 酸碱度 大多数病原菌最适 pH 为 7.2 ～ 7.6, 个别细菌如霍乱弧菌在 pH8.4 ～ 9.2 碱性条件下生长良好, 也有的细菌如结核分枝杆菌在 pH6.5 ～ 6.8 的弱酸性环境中生长良好。

4. 气体环境 细菌生长繁殖所需的气体主要是氧气和二氧化碳, 多数细菌自身代谢过程所产生的二氧化碳即可满足需要。大多数病原菌在有氧及无氧的条件下都能生存。根据细菌对氧的需求不同将细菌分为 4 类。

（1）专性需氧菌: 仅在有氧的环境中才能生存, 如结核分枝杆菌。

（2）专性厌氧菌: 必须在无氧环境中生存, 如破伤风梭菌。

（3）兼性厌氧菌: 在有氧或无氧环境中均能生长, 但以有氧时生长较好, 大多数病原菌都属于此类。

（4）微需氧菌: 在低氧压（5% ～ 6%）环境中生长最好, 若氧浓度 > 10%, 对其有抑制作用, 如幽门螺杆菌。

（二）细菌生长繁殖的规律

1. 细菌个体的生长繁殖 细菌以二分裂方式进行无性繁殖。在适宜条件下, 大多数细菌繁殖速度很快, 20 ～ 30min 繁殖一代。个别细菌繁殖速度较慢, 如结核分枝杆菌繁殖一代需 18 ～ 20h。

2. 细菌群体生长繁殖规律 细菌的繁殖若以 20min 繁殖一代计算, 一个细菌 10h 后可分裂成 10 亿个以上, 24h 后, 数量可达 $4.7×10^8$ 个。但实际上并非如此, 细菌在繁殖过程中营养物质消耗殆尽, 有害代谢产物的不断积聚, 与此同时环境 pH 的改变, 使细菌不可能保持高速度的无限增殖, 以培养时间为横坐标, 培养物中活菌数的对数为纵坐标, 可绘制出一条细菌生长曲线, 根据生长曲线可分为 4 期（图 8-13）。

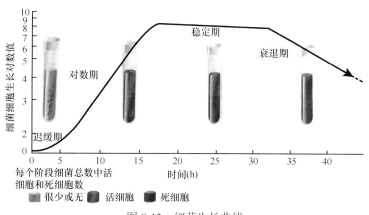

图 8-13 细菌生长曲线

（1）迟缓期: 将细菌接种至培养基后, 细菌对新环境有一个短暂适应过程。

（2）对数期: 此期细菌生长繁殖最为迅速, 其形态、染色特性及生理活性等都很典型, 对外界环境因素的影响较敏感, 研究细菌性状应选择对数生长期的细菌。

（3）稳定期: 此期细菌繁殖速度减慢, 细菌繁殖数与死亡数趋于平衡, 活菌数保持相对稳定。

（4）衰亡期: 细菌繁殖越来越慢甚至停止, 死亡菌数明显超过活菌数, 细菌形态明显改变,出现肿胀、变形、自溶等，形态难以辩认。

细菌的人工培养

根据细菌生长繁殖条件及规律，用人工方法为细菌提供营养物质及适宜条件。

1. 培养基（culture medium）是由人工配制的适合细菌生长繁殖的营养物制品。培养基的种类按物理性状分为液体培养基、半固体培养基及固体培养基；按用途分为基础培养基、营养培养基、鉴别培养基、选择培养基和厌氧培养基等。

2. 细菌在培养基中的生长现象 将细菌接种到培养基中，置于37℃温箱培养18～24h后，即可观察细菌生长现象。不同的细菌在不同种类的培养基中的呈现不同生长现象。

（1）细菌在液体培养基中的生长现象。①浑浊生长：大多数细菌呈均匀混浊生长，如葡萄球菌；②沉淀生长：少数链状细菌及厌氧菌则呈沉淀生长；③菌膜生长：枯草芽孢杆菌等需氧菌在液体培养基表面常形成菌膜，呈膜状生长。

（2）细菌在半固体培养基中的生长现象：用穿刺接种法将细菌接种于半固体培养基中，有鞭毛的细菌可沿穿刺线向四周扩散呈云雾状、羽毛状、放射状生长；无鞭毛的细菌不能运动，只能沿穿刺线生长。借助半固体培养基培养细菌可判断细菌有无运动性。

（3）细菌在固体培养基中的生长现象：细菌在固体培养基上培养18～24h后，由单个细菌生长繁殖形成肉眼可见的细菌集团称为菌落（colony）。不同种类的细菌在固体培养基上生长，形成大小、形状、颜色、湿润度、透明度及在血平板溶血情况各异的菌落，以此可作为细菌鉴别的依据。当细菌生长密集时，多个菌落融合在一起形成菌苔。

3. 人工培养细菌的意义 细菌的人工培养目前在医学领域应用广泛。①细菌感染性疾病的诊断和治疗：从患者相关标本中进行细菌的分离培养、鉴定及药敏试验，从而确定临床用药；②细菌学研究：细菌的人工培养可用于研究细菌的生物学性状、遗传变异、致病性及耐药性等；③生物制品的制备：研制菌（疫）苗、类毒素、抗血清、诊断用标准菌液等；④在基因工程技术中的应用：由于细菌繁殖迅速且易培养，故常用作基因工程受体细胞，如将人胰岛素重组DNA转化给受体菌（大肠埃希菌），使其在菌体内大量表达即可获得基因工程胰岛素。此外，乙型肝炎疫苗、干扰素的成功制备也得益于此。

细菌的代谢产物及意义

细菌的新陈代谢包括合成代谢和分解代谢两部分，代谢过程中细菌产生多种在医学上有重要意义的代谢产物。

（一）细菌合成代谢产物及其意义

1. 热原质 是由大多数G⁻菌和少数G⁺菌在代谢过程中合成的、一种输入人体或动物体能引起发热反应的物质。G⁻菌的热原质即细胞壁中的脂多糖，G⁺菌的热原质为致热多糖。热原质耐高温，高压蒸汽灭菌也不能将其破坏，250℃高温干烤才能破坏玻璃器皿上的热原质。吸附剂或特殊石棉滤板过滤可去除液体中的大部分热原质，以蒸馏法效果最佳。在制备和使用注射液、抗生素等过程中应严格进行无菌操作，防止细菌污染，确保无热原质存在。

2. 毒素和侵袭性酶 毒素是细菌在合成代谢中产生的、对机体有毒性作用的物质，包括内毒素和外毒素。内毒素是G⁻菌细胞壁中的脂多糖，当细菌死亡或裂解后释放出来。外毒素是大多数G⁺菌和少数G⁻菌在代谢过程中产生并释放到菌体外的有毒性的蛋白质。侵袭性酶是某些细菌产生的增强其侵袭和扩散能力的致病性物质。如链球菌产生的透明质酸酶及金黄色葡萄球菌产生的血浆凝固酶等。

3. 维生素 某些细菌能合成维生素，除供自身需要外，还能分泌到周围环境中，供人体吸收利用。如大肠埃希菌在人体肠道内可合成 B 族维生素和维生素 K 等。

4. 抗生素 是某些微生物在代谢过程中产生的能抑制或杀死其他微生物和肿瘤细胞的物质。抗生素大部分由放线菌或真菌产生，少数由细菌产生。抗生素可广泛用于临床感染性疾病的治疗。

5. 细菌素 是某些细菌产生的仅对有亲缘关系的细菌有杀灭作用的蛋白质，其抗菌范围窄且具有菌种和菌型特异性，一般用于细菌分型鉴定和流行病学调查。

6. 色素 某些细菌代谢过程中能产生色素，有助于鉴别细菌。色素可分为两类：水溶性色素和脂溶性色素。水溶性色素能扩散到培养基或周围组织中，如铜绿假单胞菌可产生绿色色素，使培养基和脓汁呈绿色；脂溶性色素只存在于菌体，不溶于水，如金黄色葡萄球菌产生的金黄色色素，使菌落呈现金黄色。

（二）细菌分解代谢产物及其意义

各种细菌所含酶类不同，对糖和蛋白质的分解能力也不同，因而其代谢产物有所差别，借此可作为细菌鉴别依据。

1. 细菌对糖的分解 不同细菌对糖的分解能力及分解产物不同。如大肠埃希菌能分解乳糖和葡萄糖产酸产气，而伤寒沙门菌只能分解葡萄糖产酸不产气，且不能分解乳糖。

2. 细菌对蛋白质的分解

（1）吲哚试验：某些细菌如大肠埃希菌、变形杆菌等含有色氨酸酶，能分解培养基中的色氨酸产生无色的吲哚（靛基质），当加入对二甲基氨基苯甲醛，可形成玫瑰红色的靛基质，为靛基质试验阳性。

（2）硫化氢试验：某些细菌如乙型副伤寒沙门氏菌能分解含硫氨基酸产生硫化氢，硫化氢遇铁或铅离子生成黑色硫化物沉淀，即为硫化氢试验阳性。

四 细菌的遗传和变异

细菌和其他生物一样，都具有遗传与变异生命特征。细菌在一定的环境条件下将其生物学性状稳定的传递给子代，称为遗传。子代与亲代之间或子代与子代之间出现的差异，称为变异。遗传使细菌的性状保持相对稳定；变异使细菌产生变种和新种，体现细菌的发展和进化。

细菌的变异分为两种：遗传性变异和非遗传性变异。遗传性变异是细菌的基因结构发生改变，形成的新性状可稳定地遗传给后代，且不可逆转。非遗传性变异是细菌在外界环境条件影响下引起的变异，变化是可逆的，非遗传的，又称为表型变异。

（一）细菌的变异现象

1. 形态结构的变异

（1）细菌的 L 型变异：许多细菌在抗生素、溶菌酶、抗体等因素的影响下细胞壁合成受阻，形成细胞壁缺陷菌，即 L 型细菌。

（2）荚膜变异：肺炎双球菌在机体内或含有血清的培养基上可形成荚膜，在普通培养基上培养荚膜会逐渐消失。

（3）芽孢变异：将毒力强且能形成芽孢的炭疽杆菌置于 42～43℃条件下培养 10～20d 后，

炭疽杆菌失去形成芽孢的能力，毒力随之减弱。

（4）鞭毛变异：将有鞭毛的变形杆菌接种于含 1% 苯酚的培养基中，细菌失去鞭毛，生长仅局限于接种部位，形成孤独单个菌落，称为 O 菌落。细菌鞭毛从有到无的变异称为 H-O 变异。

2. 毒力变异　细菌的毒力变异表现为毒力的增强或减弱。有毒菌株长期在人工培养基上传代培养，或在培养基中加入少量对其生长不利的免疫血清或抗生素等化学物质，细菌毒力可减弱或消失。如卡介苗（BCG）是将有毒的牛型结核分枝杆菌接种在含有胆汁、甘油、马铃薯的培养基中，历经 13 年连续传 230 代，获得毒力减弱却仍保留免疫原性的减毒株，用于结核病的预防。当无毒力的白喉棒状杆菌被 β 棒状杆菌噬菌体感染后，可获得产生白喉毒素的能力，变为有毒株。

3. 菌落变异　细菌的菌落分为光滑型（smooth，S）和粗糙型（rough，R）两种。S 型菌落表面光滑、湿润且边缘整齐，R 型菌落表面粗糙、干皱、边缘不整。细菌菌落由光滑型变为粗糙型，即为 S-R 变异，变异时除发生菌落形态改变外，通常还伴随细菌理化性状、抗原性、毒力等方面的改变。

4. 耐药性变异　细菌对某种抗菌药物由敏感变成耐药的变异称为耐药性变异。自抗生素等药物广泛应用以来，耐药菌株日渐增多，目前金黄色葡萄球菌耐青霉素菌株已高达 80% 以上。有的细菌同时对多种药物耐受，即多重耐药性菌株。有些细菌变异后甚至对药物产生依赖性，如痢疾志贺菌链霉素依赖株离开链霉素则不生长。细菌的耐药性变异给临床感染性疾病的治疗带来了很大的困难，在现代医学界备受关注。在临床选择用药时，应先做药敏试验，合理应用抗生素，避免耐药菌株产生。

（二）细菌变异在临床的应用

1. 疾病的诊断方面　在多种因素影响下，由于细菌的形态结构、生化反应、染色特性、毒力、抗原性等变异使细菌出现不典型特征，给疾病的诊断带来一定困难。因此在细菌学检查中不仅要熟悉细菌的典型特征，还要掌握细菌的变异现象，以免造成误诊。

2. 疾病的治疗方面　随着抗生素的广泛应用，细菌耐药性菌株日渐增多，其中不乏多重耐药菌株的存在，这给临床感染性疾病的治疗带来了极大困难。因此，从临床患者体内分离的致病菌应进行药物敏感试验，正确选择抗菌药物，防止耐药菌株的扩散。对于结核病等慢性传染病需长期用药者，应采取几种药物联合应用，防止耐药性产生。

3. 疾病的预防方面　采用人工方法使细菌毒力减弱或消失而保留其免疫原性制备的减毒活疫苗，已成功地应用于某些传染病的预防，如用于预防结核病的卡介苗。

4. 基因工程中的应用　采用酶切法将某种需要表达的目的基因从供体细胞的 DNA 上截取，拼接在合适的载体（质粒或噬菌体）上，通过载体将目的基因导入到合适的细菌（工程菌）体内，随细菌的繁殖可表达出大量所需的基因产物。目前通过基因工程已能大量生产胰岛素、干扰素、乙型肝炎疫苗等生物制品。随着生命科学和医学的发展，基因工程必将得到更为广泛的应用。

（刘金晔）

第三节　细菌与外界环境

细菌种类繁多，广泛分布于自然界、人体体表及与外界相通的腔道，它们与外界环境及宿主一起构成相对平衡的微生态体系，大多数细菌对人体是无害的，即正常微生物群。正常微生物群与其宿主生态环境在长期进化过程中形成的动态平衡称为微生态平衡，当这种平衡被打破时就会引起疾病。因此，细菌生命活动与环境因素密切相关。利用多种物理、化学方法抑制或杀死外环境中及机体体表的微生物，是防止微生物污染或病原微生物传播的重要措施。

 细菌的分布

（一）在自然界的分布

1. 土壤中的细菌 土壤中含有细菌生长繁殖所需要的营养物质、温度、pH 及气体等适宜的生长条件。因此土壤中细菌的种类和数量都很多，1g 肥沃土壤中含有细菌数可达 1 亿个以上。在距地表 10～20cm 处的土壤中含有的细菌种类和数量最多。土壤中的细菌多数为非致病菌，在自然界的物质循环中起着重要的作用。土壤中的病原菌主要来自人和动物的排泄物及死于传染病的人畜尸体，多数病原菌在土壤中容易死亡。但某些能形成芽孢的细菌，可存活几年甚至几十年，如破伤风梭菌、产气荚膜梭菌、炭疽芽孢杆菌等，并常常通过伤口引起感染，应引起重视。

2. 水中的细菌 水也是细菌生存的天然环境。水中的细菌主要来自于土壤、人和动物的排泄物等，而细菌的种类和数量因水源不同而异。一般来说地下水比地面水含菌少，流动水比静止水含菌少。由于水源容易受人和动物的粪便及多种排泄物的污染，所以水中可含有伤寒沙门菌、痢疾志贺菌、霍乱弧菌等病原菌。因此水源被污染可引起多种消化系统传染病，甚至暴发流行，保护水源、加强水和粪便的管理是预防和控制肠道传染病的重要环节。

3. 空气中的细菌 空气中缺乏细菌生存所需的营养物质和水分，且受日光照射，细菌不易繁殖，因此空气中细菌的种类和数量较少。但由于人群和各种动物的呼吸道及口腔中的细菌可随唾液、飞沫散布到空气中，尤其在人口密集的公共场所或医院，空气中细菌种类和数量显著增多，极易造成疾病的传播。细菌也可随尘埃漂浮在空气中，常见的病原菌如金黄色葡萄球菌、铜绿假单胞菌、链球菌、结核分枝杆菌、白喉棒状杆菌及脑膜炎奈瑟菌等，可引起伤口或呼吸道感染。此外，空气中的非致病菌常可导致生物制品、药物制剂及培养基等的污染。因此，医院的手术室、病房、制剂室、实验室等要经常进行空气消毒，并严格按照规章制度进行消毒隔离和无菌操作，以防止疾病的传播及医院感染。

（二）存在于体表及其与外界相通的腔道中

这些部位能为细菌生长繁殖提供条件，存在着复杂的细菌群及其他微生物，包括病原菌和非病原菌。

 消毒与灭菌

| 知识链接 |

巴氏消毒法

1855 年，法国里尔的酒厂常为鲜美啤酒变酸而苦恼，就去请教里尔大学教授巴斯德。巴斯德在显微镜下发现，啤酒变酸是酒里的乳酸杆菌繁殖所致。于是，他用加热 60～70℃的方法杀死乳酸杆菌，很好的解决了这一难题，保证了啤酒不变酸。这就是后来以他名字命名的巴氏消毒法。

（一）基本概念

1. 消毒（disinfection） 杀死物体上或环境中的病原微生物的方法称为消毒。用于消毒的化学药物称为消毒剂。一般消毒剂的常用浓度，只对细菌的繁殖体有效，要杀灭细菌的芽孢则需要提高消毒剂的浓度或延长消毒时间。

2. 灭菌（sterilization） 杀灭物体上所有微生物（包括细菌芽孢）的方法，也是最彻底的方法。

3. 无菌（asepsis） 物体上没有活的微生物存在称为无菌。防止微生物进入机体或物体的操作技术称为无菌操作。进行外科手术、医疗技术操作及微生物学实验过程等，均需进行严格的无菌操作。

4. 防腐（antisepsis） 防止或抑制微生物生长繁殖的方法称为防腐，但细菌一般不死亡。用于防腐的化学药物称为防腐剂。许多化学制剂在低浓度时是防腐剂，在高浓度时则为消毒剂。

（二）物理消毒灭菌法

物理消毒灭菌法是医学实践中常用的方法，通常包括热力、紫外线照射、电离辐射、滤过除菌等。

1. 热力消毒灭菌法 高热可使细菌的蛋白质和酶变性或凝固，不能进行新陈代谢而死亡，从而达到消毒灭菌的目的。热力消毒灭菌法分湿热灭菌和干热灭菌两类。在同一温度下，湿热的灭菌效果比干热好，这是因为：①湿热比干热穿透力强，能较快提高被灭菌物体内部的温度；②湿热时细菌快速吸收水分，菌体蛋白质易于凝固变性；③湿热的蒸汽有潜热效应存在，水蒸汽由气态变为液态时放出大量的潜热，可迅速提高被灭菌物体的温度。

（1）湿热消毒灭菌法

①高压蒸汽灭菌法：是一种最常用、最有效的灭菌方法。利用密闭的蒸汽锅，加热产生蒸汽，不使之外溢，容器内随着蒸汽压力的不断增加，温度会随之升高。通常压力在 103.4kPa（1.05kg/cm²），灭菌器内温度可达 121.3℃，经 15～30min，可杀灭包括细菌芽孢在内的所有微生物。此法常用于一般培养基、生理盐水、手术器械和敷料等耐高温、不怕潮湿物品的灭菌。灭菌时，需注意将锅内冷空气排尽，物品放置不宜过于紧密，否则会影响灭菌效果。

②煮沸法：在正常大气压下，将水煮沸至 100℃并保持 5min，可杀灭细菌繁殖体，细菌芽孢需煮沸 1～2h 才能杀灭。常用于饮水、食具及一些医疗器械（刀剪、注射器等）的消毒。若水中加入 2% 碳酸氢钠，可提高沸点至 105℃，既可促进杀灭芽孢又能防止金属器械生锈。在高原地区海拔每增加 300m，消毒时间应延长 2min。

③流通蒸汽消毒法：又称常压蒸汽灭菌法，是利用蒸笼或阿诺蒸锅进行灭菌的一种方法。在一个大气压下，100℃的水蒸气经 15～30min 可杀灭细菌的繁殖体。如果把流通蒸汽加热的物品放置 37℃孵箱过夜，使芽孢发育成繁殖体，次日再经流通蒸汽加热。如此重复 3 次，可达到灭菌的目的，称为间歇灭菌法。常用于一些不耐高温的含糖、牛奶等营养丰富的培养基灭菌。

④巴氏消毒法：用较低温度杀灭液体中的病原微生物或特定微生物，而不影响其营养成分及香味的消毒法。此法由巴斯德首创而得名。加热 61.1～62.8℃ 30min 或 71.7℃ 15～30s 即可。常用于不耐高温的食品如牛奶、酒类、饮料等的消毒。

（2）干热灭菌法

①焚烧与烧灼：废弃的物品或尸体可通过焚烧灭菌。实验用的接种器、试管口、瓶口等可通过火焰直接烧灼灭菌。

②干烤：利用电热干烤箱灭菌，通常加热至 160～170℃ 2h，可达到灭菌的目的。适用

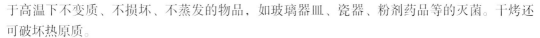

于高温下不变质、不损坏、不蒸发的物品，如玻璃器皿、瓷器、粉剂药品等的灭菌。干烤还可破坏热原质。

2. 辐射灭菌法

（1）日光与紫外线：日晒是有效的杀菌方法。患者的衣服、被褥、书籍等经日光直接暴晒数小时，可杀死大部分微生物。日光的杀菌作用主要靠紫外线。紫外线的波长在 200～300nm 时，具有杀菌作用，其中以 265～266nm 波长的杀菌力最强，其杀菌原理是紫外线易被核蛋白吸收，改变 DNA 的构型，干扰 DNA 的复制，导致细菌死亡或变异。但紫外线的弱点是穿透能力弱，玻璃、纸张、尘埃等均能阻挡紫外线，故只适用于物体表面及手术室、病房、无菌实验室等的空气消毒。应用人工紫外线灯进行空气消毒时，有效距离为 2～3m，照射时间为 1～2h。杀菌波长的紫外线对人体皮肤、眼睛有损伤作用，使用时应注意防护。

（2）电离辐射：包括高速电子、X 射线和 γ 射线等。在足够剂量时，电离辐射对各种细菌均有致死作用。其机制在于产生游离基，破坏 DNA。常用于大量的一次性医用塑料制品的消毒，如注射器、试管、导管和手套等；也可用于食品、药品和生物制品的消毒而不破坏其营养成分。

> **知识链接**
>
> 微波杀菌法
>
> 微波是波长为 1～1000mm 的电磁波，可穿透玻璃、塑料薄膜与陶瓷等物质，但不能穿透金属表面。主要用于食品、非金属器械、检验室用品、食品用具、药杯等消毒。微波主要靠热效应发挥作用，微波通过介质时，使极性分子快速运动，摩擦生热，里外温度同时上升。但微波的热效应必须在有一定含水量的条件下才能显示出来，在干燥条件下，即使再延长消毒时间也不能达到有效灭菌。

3. 滤过除菌法　滤过除菌法是用滤菌器物理阻留的方法将液体或空气中的细菌、真菌除去，以达到无菌的目的，一般不能除去病毒、支原体和 L 型细菌等小的微生物。主要适用于一些不耐高温的血清、毒素、抗生素、药液等的消毒。其除菌效能与滤菌器孔径、滤器电荷等因素有关。常用的滤菌器有蔡氏、玻璃、薄膜滤菌器和高效颗粒空气滤器四种。

空气除菌是通过初、中、高三级过滤器（层流净化），除掉空气中 0.5～5μm 的尘埃微粒。细菌通常附着在尘埃上，通过空气过滤可达到除菌目的。超净工作台、生物安全柜、现代医院的手术室、烧伤病房、无菌制剂室及生物安全实验室均采用高效滤菌器。

（三）化学消毒灭菌法

化学消毒剂对细菌和人体细胞都有毒性作用，故只能外用或用于环境的消毒。常用消毒剂的作用机制有三种：①使菌体蛋白质变性或凝固，如重金属盐、氧化剂、醛类、染料和酸碱等；②干扰细菌的酶系统和代谢，如重金属盐类、氧化剂；③改变细菌的细胞膜通透性，如表面活性剂、酚类及醇类。

1. 化学消毒剂的种类　消毒剂按其杀菌能力可分为三大类。

（1）高效消毒剂：能杀死包括细菌芽孢在内的所有微生物。因杀菌能力强、灭菌谱广，故又称为灭菌剂。常用的主要有：①含氯消毒剂，如次氯酸钠和含氯石灰等；②过氧化物消毒剂，如过氧化氢和过氧乙酸；③醛类消毒剂，如戊二醛；④烷化剂消毒剂，如环氧乙烷。

（2）中效消毒剂：不能杀灭细菌芽孢，但能杀灭细菌繁殖体（包括结核分枝杆菌）、真菌和大多数病毒。常用的主要有：①含碘消毒剂，如碘酊和碘伏；②醇类消毒剂，如70%～75% 乙醇。

（3）低效消毒剂：能杀灭多数细菌繁殖体，但不能杀灭芽孢、结核分枝杆菌及某些抵抗力较强的真菌和病毒。常用的主要有：①表面活性剂，如苯扎溴铵（新洁尔灭）；②双胍类消毒剂，如氯己定（洗必泰）；③氧化剂，如高锰酸钾。

2. 常用的化学消毒剂　其类别、浓度、性质和用途见表 8-2。

表 8-2　常用消毒剂的种类、浓度与用途

类别	名称	主要性状	常用浓度	用途
酚类	石炭酸	杀菌力强，有特殊气味	3%～5%	地面、家具、器皿表面消毒
	甲酚皂	杀菌力强，有特殊气味	2%	皮肤消毒
	氯己定	溶于乙醇，忌与升汞配伍	0.01%～0.05%	术前洗手，阴道冲洗等
醇类	乙醇	对芽孢无效	70%～75%	皮肤、体温计消毒等
重金属盐类	升汞	杀菌作用强，腐蚀金属器械	0.05%～0.1%	非金属器皿消毒
	汞溴红	抑菌、无刺激性	2%	皮肤、黏膜、小创伤消毒
	硫柳汞	抑菌力强	0.1%	皮肤消毒，手术部位消毒
	硝酸银	有腐蚀性	1%	新生儿滴眼，预防淋球菌感染
	蛋白银	刺激性小	1%～5%	眼部及尿道黏膜消毒
氧化剂	高锰酸钾	强氧化剂，稳定	0.01%～0.1%	皮肤、尿道消毒，水果消毒
	过氧化氢	新生氧杀菌，不稳定	3%	创口、皮肤、黏膜消毒
	过氧乙酸	原液对皮肤、金属有腐蚀性	0.2%～0.5%	塑料、玻璃器皿消毒
卤素及其化合物	碘伏	无刺激性兼有去污作用	2%～2.5%	皮肤、伤口消毒
	碘酊	刺激皮肤，用后用乙醇拭净	2.5%	皮肤消毒
	氯	刺激性强	0.2～0.5ppm	饮水消毒
	漂白粉	刺激皮肤，腐蚀金属	10%～20%	地面、厕所、排泄物消毒
表面活性剂	苯扎溴铵	刺激性小，对芽孢无效，遇肥皂或其他合成洗涤剂作用减弱	0.05%～0.1%	外科手术洗手、皮肤黏膜消毒、浸泡手术器械
	杜米芬	稳定，遇肥皂等作用减弱	0.05%～0.1%	皮肤创伤冲洗，金属器械，棉织品、塑料、橡胶类消毒
醛类	甲醛	挥发慢，刺激性强	10%	浸泡物品，空气消毒
	戊二醛	挥发慢，刺激性小	2%	精密仪器、内镜等消毒
烷化剂	环氧乙烷	气体，易燃，有毒	50mg/1000ml	手术器械，敷料消毒等
染料	甲紫	刺激性小	2%～4%	浅表创伤消毒
酸碱类	醋酸	浓烈醋味	5～10ml/m³ 加等量水蒸发	空气消毒
	生石灰	杀菌力强，腐蚀性强	按 1:4～1:8 配成糊状	地面、排泄物消毒

3. 影响消毒剂消毒灭菌效果的因素　消毒剂作用的效果受消毒剂性质、微生物种类及消毒环境等多种因素影响。常见的影响因素有：①消毒剂的性质、浓度与作用时间。各种消

剂的理化性质不同，对微生物的作用大小各异。一般浓度越大，作用时间越长，消毒效果也越强。但乙醇例外，75% 的乙醇比 95% 的消毒效果好。②微生物的种类、状态和数量。不同种类的细菌对消毒剂的敏感性不同。细菌的芽孢比繁殖体抵抗力强；幼龄菌比老龄菌对消毒剂敏感；细菌数量越多，所需消毒时间越长。③环境因素的影响。环境中有机物的存在影响消毒剂的消毒效果。排泄物、分泌物中的病原菌受到有机物的保护，而影响消毒效果，故在消毒皮肤及器械前应先清洁再消毒；对痰液、粪便等的消毒，宜选择受有机物影响较小的消毒剂如漂白粉及酚类化合物，也可使用高浓度的消毒剂或适当延长消毒时间。④温度、酸碱度。升高温度可提高消毒剂的杀菌效果，如 2% 戊二醛杀灭每毫升含 10 个炭疽芽孢杆菌的芽孢，20℃时需 15min，40℃时为 2min，56℃时仅 1min 即可。酸碱度的变化可影响消毒剂效果。如戊二醛在碱性环境中杀灭微生物效果较好；酚类和次氯酸盐则在酸性条件下杀灭微生物的作用较强。

 生物安全

广义的生物安全（biosafety）是指由现代生物技术开发和应用所能造成的对生态环境和人体健康产生的潜在威胁，以及对其所采取的一系列有效预防和控制措施，涉及能致病的生物因子、病原体、生物气溶胶、生物恐怖、实验室相关感染、医院感染、突发公共卫生事件等。医学微生物学领域中涉及生物安全的主要是病原微生物实验室的生物安全及生物恐怖事件和重大传染病暴发流行的防控。限于篇幅，本章节仅阐述病原微生物实验室的生物安全。

（一）实验室生物安全

实验室生物安全（laboratory biosafety）是指在从事病原微生物实验活动的实验室中，避免病原体对工作人员和相关人员造成危害，避免对环境的污染和对公众的伤害。为了保证实验研究的科学性还要保护被试验对象免受污染。

世界卫生组织（WHO）2004 年正式发布《实验室生物安全手册》（Laboratory Biosafety Manual）第 3 版，明确了生物安全操作规范。我国 2004 年 11 月由国务院颁布的《病原微生物实验室生物安全管理条例》标志着我国病原微生物实验室生物安全管理走上法制化的轨道。

（二）病原微生物危害程度分级

WHO 根据病原微生物的传染性、感染后对个体和群体的危害性将其分为四级（表 8-3）。

表 8-3 病原微生物的危险度等级划分

危险等级	危害性
1 级（无或极低的个体和群体危险）	指危害性最低的病毒、细菌、真菌和寄生虫等生物因子。绝大多数因为种系屏障而不太可能引起人和动物致病的微生物。如小白鼠白血病病毒等
2 级（个体危险中等，群体危险低）	病原微生物能够对人和动物致病，但对实验室工作人员、社区、牲畜或环境不易导致严重危害。实验室暴露也许会引起严重感染，但对感染有有效的预防和治疗措施，并且疾病传播的危险有限。如铜绿假单胞菌、肠道杆菌、肠道病毒等 275 种
3 级（个体危险高，群体危险低）	病原微生物通常能引起人或者动物的严重疾病，但一般不会发生感染个体向其他个体的传播，并且对感染有有效的预防和治疗措施。如产毒的结核分枝杆菌、HIV、鼠疫耶尔森菌、霍乱弧菌、SARS-CoV、HBV 等 70 种
4 级（个体和群体危险均高）	病原微生物通常能引起人或动物的严重疾病，并且很容易发生个体之间的直接或间接传播，对感染一般没有有效的预防和治疗措施。如天花病毒、埃博拉病毒、马尔堡病毒、拉萨热病毒等 29 种

（三）病原微生物实验室的分级

我国根据实验室对病原微生物的生物安全防护水平（biosafety level，BSL），并依照实验室生物安全国家标准的规定，将实验室分为一级、二级、三级、四级。从事体外操作的实验室的相应生物安全防护水平分别以 BSL-1、BSL-2、BSL-3 和 BSL-4 表示。其中 BSL-4 的防护级别最高。不同生物安全级别的实验室，所要求的实验室管理体系、设施设备、人员要求及防护不同（表 8-4）。

表 8-4   病原微生物实验室分级

生物安全水平分级	实验室类型	实验室操作和个人防护	安全设施和设备
基础实验室一级生物安全水平	基础教学、研究	GMT	不需要，开放实验台
基础实验室二级生物安全水平	初级卫生服务，诊断、研究	GMT 加防护服、生物危害标志	开放实验台，此外需 BSC 用于防护可能生成的气溶胶
防护实验室三级生物安全水平	特殊的诊断、研究	在二级生物安全防护水平上增加特殊防护服、进入制度、定向气流	BSC 和（或）其他所有实验室工作所需要的基本设备
最高防护实验室－四级生物安全水平	危险病原体研究	在三级生物安全防护水平上增加气锁入口、出口淋浴、污染物品的特殊处理	Ⅲ级 BSC 或 Ⅱ级 BSC 并穿着正压服、双开门压力蒸汽灭菌器负压、空气通过高效过滤器排出

注：BSC. 生物安全柜；GMT. 微生物学操作技术规范

（四）病原微生物实验室的风险评估

实验室生物安全工作的核心是风险评估，可借助多种方法对特定操作程序或实验进行风险评估。风险评估应由熟悉相关病原微生物特性、实验室设备和设施、动物模型及个人防护装备的专业人员进行。实验室生物安全的风险评估是动态的，应及时收集相关的新资料和新信息，必要时对风险评估的结果进行修订。根据风险评估的结果，可确定拟开展的研究工作的生物安全水平级别，选择合适的生物安全水平级别实验室，采取相应的个体防护装备，并制定操作规范，以确保实验在生物安全的条件下开展。

第四节   细菌的致病性与感染

细菌的致病性是指细菌引起疾病的特性。细菌的致病性是对特定宿主而言的，有的细菌仅对人有致病性，有的只对某些动物有致病性，有的对人和动物均有致病性。不同的细菌对宿主可引起不同的病理变化和疾病。把具有致病性的细菌称为致病菌或病原菌。病原菌突破机体的防御机能，在体内生长繁殖和扩散，引起不同程度病理变化的过程称为感染。病原菌进入机体能否引起感染主要取决于病原菌的致病能力与机体抗菌免疫力的强弱，并且两者力量的消长决定着感染的发生、发展与转归。

 正常菌群与条件致病菌

（一）正常菌群的概念及分布

正常人体的体表及与外界相通的腔道（如口腔、鼻咽腔、肠道、泌尿生殖器官等）都寄居着不同种类和一定数量的微生物，这些通常对人体无害甚至有益的微生物群，称为正常菌群（normal flora）。寄生于人体各部位的正常菌群见表 8-5。

表 8-5　人体各部位常见的正常微生物群

部位	主要微生物
皮肤	葡萄球菌、类白喉棒状杆菌、铜绿假单胞菌、丙酸杆菌、白假丝酵母菌、非致病性结核分枝杆菌
口腔	表皮葡萄球菌、甲型和丙型链球菌、肺炎链球菌、奈瑟菌、乳酸杆菌、类白喉棒状杆菌、白假丝酵母菌、放线菌、类杆菌
鼻咽腔	葡萄球菌、甲型和丙型链球菌、肺炎链球菌、奈瑟菌、类杆菌、梭杆菌、腺病毒、真菌、支原体
外耳道	葡萄球菌、类白喉棒状杆菌、铜绿假单胞菌、非致病性结核分枝杆菌
眼结膜	葡萄球菌、结膜干燥杆菌、类白喉棒状杆菌
肠道	大肠埃希菌、产气肠杆菌、变形杆菌、铜绿假单胞菌、葡萄球菌、粪链球菌、类杆菌、破伤风梭菌、双歧杆菌、乳酸杆菌、白假丝酵母菌
前尿道	葡萄球菌、棒状杆菌、非致病性结核分枝杆菌、大肠埃希菌、白假丝酵母菌
阴道	乳酸杆菌、大肠埃希菌、葡萄球菌、类白喉棒状杆菌、白假丝酵母菌

（二）正常菌群的生理意义

在正常情况下，人体与正常菌群之间及菌群与菌群之间相互制约、相互依存，对构成微生态平衡起着重要的作用。其生理作用主要有以下几点。

1. 生物拮抗作用　正常菌群通过竞争营养或产生细菌素等方式拮抗病原菌，从而构成一个防止外来细菌侵入与定居的生物屏障。如肠道中大肠埃希菌产生的大肠菌素能抑制痢疾志贺菌的生长。

2. 营养作用　正常菌群参与机体的物质代谢、营养物质转化及合成。如肠道内脆弱类杆菌和大肠埃希菌可产生维生素 K 和维生素 B 族供人体利用。

3. 免疫作用　正常菌群能促进宿主免疫系统的正常发育，也可刺激免疫系统产生有一定保护作用的免疫应答。

4. 抗衰老作用　肠道正常菌群中双歧杆菌、乳酸杆菌等许多细菌具有抗衰老作用，成年后这类细菌减少，使肠道中能产生有害物质的细菌增多，经肠道吸收后可加速机体衰老。

此外，正常菌群还有一定的抗肿瘤作用。

（三）条件致病菌

寄居在人体一定部位的正常菌群相对稳定，但在特定条件下，正常菌群与宿主之间，正常菌群中的各种细菌之间的生态平衡可被破坏而使机体致病。这种在正常情况下不致病，在特定条件下能引起疾病的细菌，称为条件致病菌或机会致病菌（opportunistic bacterium）。其特定条件通常有以下几点。

1. 机体免疫功能低下　如大面积烧伤患者，慢性消耗性疾病，以及使用大剂量糖皮质激素、抗肿瘤药等，造成机体免疫功能低下，从而正常菌群中的某些细菌可引起自身感染而出现各种疾病，严重者可因败血症而死亡。

2. 细菌寄居部位的改变 当机体某一部分的正常菌群进入其他部位或无菌器官时，可以引起感染。如外伤或手术、留置导尿管等医疗措施的介入使局部免疫力受损，而使细菌进入腹腔、泌尿道或血液等无菌部位引起感染。

3. 菌群失调 是由于某些原因使正常菌群的种类、数量和比例发生较大的改变，导致微生态失去平衡称为菌群失调（flora disequilibrium）。严重菌群失调而使宿主出现一系列临床症状称为菌群失调症（dysbacteriosis）。菌群失调的诱因主要是长期大量使用抗生素、激素、放射性核素等治疗，或手术、侵入性医疗器械检查等。菌群失调症往往是在抗菌药物治疗原有疾病过程中产生的另一种新的感染，故临床上又称为二重感染。引起二重感染的细菌以金黄色葡萄球菌、革兰阴性杆菌和白假丝酵母菌为多见。临床表现为肠炎、鹅口疮、肺炎、尿路感染或败血症。因此，在临床护理工作中，对长期应用抗生素、免疫抑制药、激素等的患者，应密切观察病情，防止发生二重感染。

 二 细菌的致病性

细菌的致病性主要取决于细菌的毒力、侵入数量和侵入途径。

（一）细菌的毒力

细菌的毒力是指细菌致病能力。毒力是量的概念，一般用半数致死量（median lethal dose，LD_{50}）或半数感染量（median infective dose，ID_{50}）表示。LD_{50} 或 ID_{50} 指在一定条件下，导致半数实验动物死亡或半数实验动物感染所需要的最小细菌量或毒素量。构成细菌毒力的物质基础主要包括侵袭力和毒素。

1. 侵袭力 是指细菌具有突破宿主的防御功能，在宿主体内定居、繁殖及扩散的能力。侵袭力与细菌菌体表面结构和侵袭性酶类有关。

（1）菌体表面结构：①黏附素。黏附是细菌感染的第一步，是细菌致病的前提。黏附素是存在于细菌表面与黏附相关的蛋白质，根据其来源可分为菌毛黏附素和非菌毛黏附素。菌毛黏附素由细菌菌毛分泌，存在于菌毛顶端，如淋病奈瑟菌的菌毛黏附素和大肠埃希菌的菌毛黏附素（定居因子）。非菌毛黏附素为细菌表面的某些组分，如革兰阳性细菌细胞壁的成分和革兰阴性菌的外膜蛋白等。如 A 群链球菌的膜磷壁酸、M 蛋白、鼠疫耶尔森菌的外膜蛋白等。不同类型的黏附素与宿主细胞表面相应的黏附素受体特异性结合，使细菌黏附于宿主细胞而导致感染。②荚膜和微荚膜。细菌的荚膜本身没有毒性，但具有保护细菌抗吞噬及抵抗体液中杀菌物质损伤的作用，导致细菌在宿主体内繁殖和扩散。如肺炎链球菌、炭疽芽孢杆菌的荚膜是其致病的重要因素。另外，A 群链球菌的 M 蛋白、伤寒沙门菌的 Vi 抗原和致病性大肠埃希菌的 K 抗原等位于细菌细胞壁外层的结构，统称为微荚膜，其作用与荚膜相同。

（2）侵袭性酶：是细菌在代谢中产生的具有侵袭力的酶类物质。这些物质不损伤机体组织细胞，但能协助病原菌在机体内的定植、繁殖及扩散。如致病性金黄色葡萄球菌产生的血浆凝固酶，能加速人或兔血浆的凝固，保护细菌不被吞噬或体内杀菌物质的损伤；A 群链球菌产生的透明质酸酶可溶解结缔组织中的透明质酸，导致组织疏松，通透性增加，有利于细菌及其毒素在组织中扩散，易造成感染扩散。

2. 细菌的毒素 毒素是细菌在生长繁殖过程中产生并释放或死亡裂解后释放的对机体有毒害作用的毒性物质，可直接或间接损伤宿主细胞、组织或器官。按其来源、性质和作用机制的不同，可将其分为外毒素和内毒素两大类。

（1）外毒素：是细菌在代谢过程中产生并分泌到菌体外的毒性物质。许多革兰阳性菌和少数革兰阴性菌能合成分泌外毒素，如革兰阳性菌的金黄色葡萄球菌、白喉棒状杆菌、破伤风梭菌等及革兰阴性菌的霍乱弧菌、痢疾志贺菌、铜绿假单胞菌、鼠疫耶尔森菌等；但也有的外毒素存在于菌体内，当细菌细胞破裂后释放出来，如痢疾志贺菌和肠产毒素性大肠埃希菌等。

外毒素的特性包括：①化学成分。大多数外毒素的化学成分是蛋白质，由 A、B 两个亚单位通过二硫键连接组成。A 亚单位是外毒素活性部分，决定外毒素的毒性效应；B 亚单位是介导外毒素分子与靶细胞结合的部分，具有对靶细胞的亲和性，能与宿主靶细胞表面的特异性受体结合，介导 A 亚单位进入靶细胞。②免疫原性。外毒素免疫原性强，可刺激机体产生抗体，其抗体称为抗毒素，抗毒素可中和外毒素的毒性。外毒素经 0.3% ～ 0.4% 甲醛处理后可失去毒性，保留免疫原性而制成类毒素，用于疾病预防，如百白破三联疫苗。类毒素刺激机体可产生抗毒素，用于疾病紧急预防和治疗，如破伤风抗毒素血清（TAT）。③毒性作用。外毒素毒性作用强，极少量即可使易感动物死亡，如纯化的肉毒毒素 1mg 可杀死 2 亿只小鼠；比氰化钾的毒性强 1 万倍，是目前毒性最强的毒素。外毒素对组织器官具有高度选择性，通过与特定靶器官的受体结合，引起特殊临床病变。如肉毒梭菌产生的肉毒毒素能阻断胆碱能神经末梢释放乙酰胆碱，引起骨骼肌麻痹而致病。而白喉棒状杆菌产生的白喉毒素对外周神经末梢、心肌细胞等有亲和性，通过抑制靶细胞蛋白质的合成而引起疾病。④理化性质。外毒素多数不稳定，易被酸和热等理化因素破坏。大多数 60 ～ 80℃ 30min 即可被破坏。但葡萄球菌毒素则例外，能耐受 100℃ 30min 处理。

根据外毒素对靶细胞的亲和性及作用机制的不同，可分为神经毒素、细胞毒素和肠毒素三大类（表 8-6）。

表 8-6　细菌外毒素的种类及作用机制

类型	外毒素	产生细菌	作用机制	临床表现	所致疾病
神经毒素	痉挛毒素	破伤风梭菌	阻断神经元之间抑制性神经冲动传导	骨骼肌强直性痉挛	破伤风
	肉毒毒素	肉毒梭菌	抑制胆碱能神经末梢释放乙酰胆碱	肌肉松弛性麻痹	肉毒中毒
细胞毒素	白喉毒素	白喉棒状杆菌	抑制细胞蛋白质合成	心肌损伤、肾上腺皮质出血、外周神经麻痹	白喉
	致热外毒素	A 群链球菌	破坏毛细血管内皮细胞	发热、皮疹、咽颊炎	猩红热
肠毒素	肠毒素	霍乱毒素	激活腺苷酸环化酶，使 cAMP 水平升高，肠液过量分泌	剧烈呕吐、腹泻、脱水、酸中毒、电解质紊乱	霍乱
	肠毒素	产肠毒素型大肠埃希菌	耐热肠毒素使细胞 cGMP 水平升高，不耐热肠毒素同霍乱肠毒素	呕吐腹泻	腹泻
	肠毒素	金黄色葡萄球菌	作用于呕吐中枢	呕吐腹泻	食物中毒
	肠毒素	产气荚膜梭菌	同霍乱肠毒素	呕吐腹泻	食物中毒

（2）内毒素：是革兰阴性菌细胞壁的成分，只有细菌死亡裂解后才释放出来。内毒素的

化学成分是脂多糖（LPS），螺旋体、衣原体、立克次体等胞壁中也含有脂多糖，亦具有内毒素活性。内毒素性质较稳定，耐热，加热100℃ 1h不被破坏，加热160℃ 2～4h或用强碱、强酸或强氧化剂加温煮沸30min才能灭活。

内毒素抗原性弱，能刺激机体产生具有中和内毒素活性的抗体，但无保护作用；不能用甲醛脱毒制成类毒素。内毒素毒性相对较弱，且对组织无选择性。不同革兰阴性菌产生的内毒素的致病作用基本相似，其主要生物学作用包括：①致热反应。极微量（1～5ng/kg）内毒素入血即可引起发热反应。其机制是内毒素作用于单核 - 巨噬细胞、血管内皮细胞等，使之释放内源性致热原IL-1、TNF-α及IFN-β等，作用于下丘脑体温调节中枢，导致发热反应。②白细胞反应。内毒素进入血循环后，内毒素能使大量中性粒细胞移行并黏附于毛细血管壁，白细胞急剧减少；数小时后骨髓中的中性粒细胞大量释放入血，使血循环中白细胞数增多。但伤寒患者除外，外周血中白细胞始终减少，其机制尚不清楚。③内毒素血症与内毒素休克。当血液中有大量革兰阴性菌繁殖或病灶中释放内毒素入血，或输入含有内毒素的血液时，机体出现内毒素血症。在内毒素作用下，机体全身小血管舒缩功能紊乱而造成微循环障碍，表现为血液淤滞于微循环，有效循环血量减少，组织器官（肾、心、肝、肺与脑）毛细血管灌注不足、缺氧、酸中毒等，严重时可导致以微循环衰竭和低血压为特征的内毒素休克甚至死亡。④弥散性血管内凝血（DIC）。血循环中高浓度内毒素能激活凝血系统，使纤维蛋白原转变为纤维蛋白，形成微血栓，引起弥漫性血管内凝血。由于血管广泛凝血，使凝血因子和血小板被大量消耗而减少；内毒素还能直接激活和促进纤溶酶系统，引起纤维蛋白溶解，使血管内的凝血又被溶解，因而凝血同时又有出血倾向，表现为皮肤黏膜出血及内脏广泛出血，病死率极高。

外毒素与内毒素的主要区别见表8-7。

表8-7 细菌外毒素与内毒素的主要区别

区别	外毒素	内毒素
来源	多数革兰阳性菌分泌，少数革兰阴性裂解后释放	革兰阴性细胞壁成分，菌体裂解后释放
化学组成	蛋白质	脂多糖
稳定性	不稳定，60～80℃ 30min破坏	较稳定，160℃ 2～4h破坏
抗原性	强，刺激机体产生抗毒素，甲醛脱毒制成类毒素	较弱，可产生抗毒素但中和作用弱，不能经甲醛脱毒制成类毒素
毒性作用	强，对组织的毒性作用有高度选择性，引起特殊临床症状	较弱，作用大致相同，引起发热、白细胞反应、微循环障碍、休克、DIC

（二）细菌侵入的数量

病原菌的数量与感染的关系不是绝对的，受病原菌的毒力强弱和机体的免疫状态的影响。一般情况下，细菌毒力愈强，引起感染的菌数愈少，反之则多。有些病原菌毒力极强，极少量的侵入即可引起疾病，如鼠疫耶尔森菌；而毒力较弱的沙门菌则需食入较多细菌才能引起食物中毒。对大多数病原菌而言，需要一定的数量才能引起感染。

（三）细菌侵入的途径

病原菌的侵入途径也与感染发生有密切关系，多数病原菌只有经过特定的途径侵入，并在特定部位定居繁殖，才能引起感染。如痢疾志贺菌必须经口侵入肠道繁殖才能引起痢疾；

破伤风梭菌必须侵入窄而深的伤口才能引起破伤风，若经口食入则不能引起感染。少数病原菌可多途径侵入，如结核分枝杆菌可经呼吸道、消化道和皮肤创伤等多种途径侵入引起多部位的感染。

 感染的来源与类型

（一）感染的来源

来源于宿主体外的感染称为外源性感染。来自宿主自身体内或体表细菌引起的感染称为内源性感染。

1. 外源性感染　传染源有患者、带菌者及患病或带菌动物。病原菌可通过不同方式和途径进入宿主体内，如呼吸道、消化道、皮肤黏膜、血液、节肢动物及性传播等方式进入机体。

2. 内源性感染　指病原菌来自患者体内或体表，包括体内的正常菌群及少数曾感染过而潜伏下来的病原菌的再次感染，引起内源性感染的细菌多为条件致病菌。当大量应用抗生素导致菌群失调及各种原因导致机体免疫防御功能下降时常引起内源性感染。如老年人、婴幼儿、晚期癌症患者、艾滋病患者、器官移植及应用免疫抑制药时均易发生内源性感染。

（二）感染的类型

感染的发生、发展与结局，是宿主的抗菌免疫力与病原菌的致病能力在一定条件下相互作用、相互对抗的过程。根据两者力量的对比和作用结果，可出现隐性感染、显性感染和带菌状态等不同的感染类型及临床表现。

1. 隐性感染　当宿主机体抗感染免疫力较强，或侵入宿主的病原菌数量较少，毒力较弱时，感染后损害较轻，不出现明显的临床症状，称隐性感染或亚临床感染。一般在传染病的流行中，90% 以上的人表现为隐性感染，但引起感染的病原菌往往不被宿主彻底消灭，而是维持一定的数量，在人群中传播。隐性感染同样可以获得特异性免疫力，可防御同种病原菌的再次感染。

2. 显性感染　当机体抗感染免疫力较弱，或入侵的病原菌毒力较强，数量较多时，病原菌可在机体内大量生长繁殖，并引起不同程度的组织细胞损伤，导致病理生理改变，出现明显的临床症状和体征，为显性感染。显性感染如果是由宿主体外具有传染性的病原菌引起的即为传染病，而内源性感染引起的疾病一般不具有传染性。

显性感染临床上按病情缓急可分为急性感染和慢性感染。

（1）急性感染：起病急，病程较短，一般持续数日到数周，病愈后病原菌从宿主体内消失。例如肺炎链球菌引起的感染。

（2）慢性感染：发病缓慢，病程较长，常持续数月至数年。多见于细胞内寄生菌引起的感染，如结核分枝杆菌引起的感染。

按感染的部位分为局部感染和全身感染。

（1）局部感染：病原菌仅在侵入局部生长繁殖引起局部病变，一般不向全身扩散。如化脓性球菌引起的疖、痈、脓肿等。

（2）全身感染：病原菌侵入机体后，病原菌或其毒性代谢产物进入血流向全身播散引起全身症状。主要有以下几种类型。

①毒血症：病原菌仅在局部生长繁殖不侵入血流，但其产生的外毒素进入血流，引起特

殊的中毒症状。如白喉、破伤风等。

②菌血症：病原菌在局部生长繁殖，一时性或间断性侵入血流，但在血流中未繁殖，只是短暂的一过性通过血循环到达体内适宜部位后再进行繁殖而致病。如伤寒沙门菌早期的菌血症。

③败血症：病原菌侵入血流并在其中大量生长繁殖，产生毒性代谢产物包括外毒素或内毒素，引起严重的全身中毒症状。主要有高热，皮肤黏膜瘀斑，肝脾大，甚至休克死亡。如鼠疫耶尔森菌等可引起败血症

④脓毒血症：化脓性细菌侵入血流引起败血症同时，细菌随血流扩散到机体其他组织或器官，引起新的化脓性病灶。如金黄色葡萄球菌脓毒血症，常引起多发性肝脓肿、肺脓肿等。

3. 带菌状态 机体在显性或隐性感染后，病原菌并未立即从体内消失，而在体内继续存留一定时间，与机体免疫力处于相对平衡状态，称为带菌状态。处于带菌状态的人称为带菌者。带菌者有健康带菌者和恢复期带菌者两种。如伤寒病后可出现带菌状态。带菌者没有临床症状，但会经常或间歇排出病原菌，成为重要的传染源。故及时发现带菌者并对其进行隔离及有效治疗，对控制和消灭传染病的流行具有重要意义。

感染的发生除取决于病原菌和宿主两方面外，还受环境因素和社会因素的影响。

四 医院感染及其控制

医院感染是一切在医院内活动的人群，如住院或门诊患者、陪护人员、探视者及医院工作人员等所获得的感染，主要是患者。

（一）医院感染的特点

1. 基本特点

（1）医院感染发生的地点是医院内，时间界线是指患者在住院期间和出院后不久出现的感染。

（2）医院感染来源以内源性感染为主，外源性感染少见。

（3）感染的对象是在医院内的所有活动的人群。

（4）分离到的病原菌主要是机会致病菌，多为耐药菌株。

2. 分类

（1）内源性医院感染：也称自身感染，是指患者在医院内由于正常微生物群的寄居部位改变、机体局部和全身免疫功能下降或缺损、菌群失调等原因而使自身的正常微生物群和潜伏的致病性微生物大量繁殖而导致的感染。

（2）外源性医院感染：是指患者在医院内遭受非自身存在的病原体侵袭而发生的感染。包括以下两点。①交叉感染：是指患者之间及患者与医护人员之间通过咳嗽、谈话，特别是经手等方式密切接触而发生的直接感染，或通过生活用品等发生的间接感染。②环境感染：是指通过污染医护用品或诊疗设备及外环境，如通过微生物气溶胶而获得的感染。

（二）医院感染的微生态特征

1. 主要为机会致病菌 引起医院感染的微生物主要是细菌（占90%以上），以革兰阳性菌为主。此外，支原体、衣原体、病毒、真菌及原虫等也有可能引起医院感染。引起医院内感染常见的微生物见表8-8。

表 8-8　医院感染常见的微生物

感染种类	微生物名称
呼吸道感染	流感嗜血杆菌，肺炎链球菌、分枝杆菌，鲍曼不动杆菌，呼吸道病毒
泌尿道感染	大肠埃希菌、变形杆菌、铜绿假单胞菌、克雷伯菌、肠球菌、白假丝酵母菌等
伤口和皮肤感染	金黄色葡萄球菌、大肠埃希菌、变形杆菌、厌氧菌等
胃肠道感染	宋氏菌、志贺菌、沙门菌、病毒等

2. 常具有耐药性　从医院感染患者分离的细菌，大多数具有耐药性，部分还呈现多重性。如金黄色葡萄球菌、铜绿假单胞菌等。

3. 常发生种类变迁　医院感染的微生物种类常随着抗生素使用品种的不同而发生变迁。在 20 世纪 50—60 年代，医院感染的微生物主要为革兰阳性球菌，而在 20 世纪 70 年代以后，则以革兰阳性杆菌为主。

（三）医院感染的传播途径与方式

1. 接触传播　是医院感染最常见的传播方式之一，包括直接接触和间接接触传播。

2. 空气传播　是以空气为媒介，通过微生物气溶胶而发生的传播方式。

3. 媒介物质传播　是医院感染重要的传播方式，如经水、食物、血液及血制品、药物制剂和医疗器具等传播。

4. 昆虫传播　在医院内生活的蚊、蝇、蚤、蟑螂、鼠等，是某些病原体的储存宿主或中间宿主，这些昆虫可通过携带或叮咬而传播。

（四）医院感染的危险因素

1. 年龄因素　老年人、婴幼儿易发生医院感染。

2. 基础疾病　患有免疫功能缺陷、免疫功能紊乱等基础疾病的患者。

3. 侵入性操作　因侵入性操作破坏了机体的正常防御功能，为细菌的入侵打开了门户，极易引起相应部位的感染。如器官移植、血液透析、侵入性检查（支气管镜、胃镜等）、侵入性治疗（气管切开术或气管内插管、伤口引流管、心导管等）等因素均为医院感染危险因素。

4. 损伤免疫系统的因素　放射治疗、化学治疗、激素应用会损伤和破坏免疫系统，降低免疫功能，从而易引起医院感染。

5. 其他　抗生素使用不当，甚至滥用，住院时间延长，外科手术等均是医院感染的危险因素。

（五）医院感染的微生物学监测

通过微生物学监测手段可及时查找感染源、传播途径及引起医院感染的因素，以便尽快制定和组织落实有效的控制措施，降低医院感染的发生率。

1. 物体表面细菌污染的监测　将 5cm×5cm 的无菌规格板置于物体表面，用无菌生理盐水棉拭子在规格板空格的被检物体表面处涂抹 10 次后，放入定量无菌生理盐水中，混匀后进行系列稀释并接种培养，计数菌落数，算出每平方厘米细菌数。

2. 空气中细菌污染的监测　医院空气中微生物的含量反映医院空气的污染和洁净程度。采集医院空气标本可应用自然沉降法和空气采样器。在同一室内，应选择四角和中央 5 个采样点。沉降法可将血平板放置离地面 1.5m 处 10min。对空气采样器而言，血平板经 48h 培养后，可根据通气量得出空气中细菌浓度。

3. 医务人员手部细菌污染的监测　用无菌生理盐水棉拭子往返涂抹手指后，将棉拭子置于10ml生理盐水中，混匀后进行系列稀释并接种培养，计算出每平方厘米细菌数。

4. 消毒灭菌效果监测　消毒灭菌效果监测使用的方法较多，如化学指示剂、压力表监测法等，但最可靠的方法为生物指标法，即用某些特异的菌种作为指示菌，视其是否被杀死作为消毒灭菌的指标。

5. 细菌的耐药性监测　及时采取标本进行微生物学鉴定及药物敏感试验，以减少临床抗菌药物的不合理应用。

（六）医院感染的预防与控制

1. 建立管理组织　医院感染的管理组织应制定控制感染规划、定期监测、调查分析和提出改进措施，并加强对医护人员医院感染业务的培训和教育。

2. 严格消毒灭菌　在临床诊疗过程中，严格执行无菌操作技术，加强对中心供应室及临床各科室的消毒，对进入人体组织或无菌器官的医疗用品进行灭菌，对污染的医疗器材和物品应先消毒后清洗，再消毒灭菌。对连续使用中的氧气湿化瓶、雾化器、呼吸机及其管路等必须进行定期消毒

3. 合理应用抗生素　合理应用抗生素和加强对细菌耐药性的监控，可减少耐药菌的产生，从而降低医院感染率。医院应制定抗生素使用规程，尽量减少广谱抗生素及多种抗生素的联合应用。

4. 加强隔离预防　是防止病原微生物由患者或带菌者传染给其他人的一种保护性措施。建立隔离预防措施应以切断传播途径为依据，同时还应考虑病原微生物及宿主因素。

此外，还必须对医院内重点科室，如新生儿室、重症监护病房（ICU）、血液透析室、消毒供应室、手术室、血库等密切监测和预报。对一次性使用的医疗器具、医院污物等应按照有关部门规定和要求来规范化管理或销毁处理，切断传播途径，有效预防和控制医院感染。

第五节　细菌感染的检查方法与防治原则

对病原菌进行分离与鉴定，必要时进行药物敏感试验和毒力检查等，有助于对感染性疾病进行病因学诊断、指导合理用药及观察治疗效果，也可为传染病的流行病学调查提供可靠的依据。对细菌感染性疾病的预防原则主要是通过特异性预防，即接种疫苗、类毒素等制剂使机体获得特异性免疫力。

 细菌感染的检查方法

病原菌感染的诊断根据临床症状、体征和一般检验外，还需采取合适的标本进行细菌学、血清学或分子生物学等检查。这种检查对病因诊断、药物治疗和疾病监控等方面均极为重要。

（一）细菌学的诊断

1. 标本的采集与送检　标本的采集与送检方法的正确与否直接影响到病原菌检测结果的准确性，因此应遵循下列原则。

（1）早期采集：尽可能在疾病早期、急性期或症状典型时，以及使用抗菌药物之前采集标本。

（2）无菌采集：严格进行无菌操作，将采集的标本置于无菌容器中，避免标本被杂菌污染。

（3）采集适当标本：根据患者不同病程，病原菌在体内分布和排出部位不同，采集相应的标本，如伤寒患者。

（4）采集双份血清：检查病原体的特异性 IgG 抗体时，应采集急性期和恢复期双份血清标本，只有当后者的抗体效价比前者明显升高 4 倍或以上时才具有诊断价值。

（5）尽快送检：标本必须新鲜，采取后尽快送检。厌氧菌对氧敏感，暴露在空气中容易死亡，采集后应立即排除空气，转移至特制的厌氧标本瓶中。送检过程中，多数菌可冷藏运送，但不耐寒冷的脑膜炎奈瑟菌、淋病奈瑟菌等要注意保暖，为提高致病菌的检出率，最好床边接种。粪便标本中含杂菌多，常置于甘油缓冲盐水保存液中。

（6）标本做好标记：在相应检验单上详细填写标本种类、检验目的和临床诊断，以保证各环节准确无误。

2. 病原菌的检查

（1）显微镜检查：通过观察细菌的有无、主要细菌群体和动力，了解是否为细菌性感染。凡在形态和染色性上具有特征的病原菌，直接涂片染色后镜检，有助于初步诊断。

（2）分离培养：原则上所有送检标本均应作分离培养，以获得纯培养物后进一步鉴定。根据菌落形态、颜色、表面性状及培养基上的生长特点等对细菌做出初步的鉴别。但最后确诊还须进行涂片染色后镜检、生化反应和血清学鉴定。

（3）生化试验：细菌的代谢活动依靠酶的催化作用，不同病原菌具有不同酶系统，故其代谢产物不尽相同，据此可对一些病原菌进行鉴别。现已有多种微量、快速、半自动或自动细菌生化反应试剂条（板）和检测仪器，但在试管中进行的经典生化试验仍然被看做"金标准"。

（4）血清学试验：采取已知特异性抗体的标准诊断血清与分离培养出的未知纯种细菌进行血清学试验，可以确定病原菌的种或型，常用方法是玻片凝集试验。

（5）动物实验：一般不作为细菌学常规检查，但对测定细菌的毒力或致病性有重要意义。

（6）药物敏感试验：不同病原菌对抗菌药物的敏感性不同，即使同一种细菌的不同菌株也存在差别。药物敏感试验是测定抗菌药物在体外对细菌有无抑菌或杀菌作用的方法，对指导临床用药，及时控制感染有重要意义。

（二）免疫学诊断技术

人体受病原菌感染后，发生免疫应答并产生特异性抗体。抗体的量常随感染过程而增多，表现为效价或滴度的升高，因此，用已知的细菌或其特异性抗原检测患者体液中有无相应特异性抗体和其效价的动态变化，可作为某些传染病的辅助诊断。一般采取患者急性期和恢复期双份血清标本，当后者的抗体效价比前者升高 ≥ 4 倍者方有意义。

（三）基因诊断技术

常用的方法有核酸杂交、聚合酶链反应（PCR）和基因芯片等分子生物学技术。

二 细菌感染的防治原则

细菌感染的防治原则包括以下几方面。①控制传染源：如隔离、治疗传染病患者，及时发现带菌者，消灭带菌动物；②切断传播途径：如注意个人卫生和个人防护，防止交叉感染，做好医疗器械、污染物品的消毒灭菌，保护水源、合理处理粪便，加强食品卫生监督，净化空气等；③提高人群免疫力。

（一）细菌感染的特异性预防

特异性免疫的产生，可通过患病、隐性感染等自然免疫和预防接种等人工免疫等方式获得（表 8-9）。细菌感染特异性的预防措施主要是人工免疫，可显著提高人群的特异性免疫力（详见第 7 章第六节）。

人工免疫是采取人工方法，将疫苗、类毒素等抗原物质或某种特异性抗体、细胞免疫制剂等接种于人体，以增强宿主的抗病能力。用于人工免疫的疫苗、类毒素、免疫血清、细胞制剂及诊断制剂（诊断血清、诊断菌液等）等统称为生物制品。

表 8-9　特异性免疫的获得方式

	自然免疫	人工免疫
主动免疫	患病、隐性感染	接种疫苗、类毒素等
被动免疫	通过胎盘、初乳	注射抗毒素、丙种球蛋白、转移因子等

（二）细菌感染的治疗

细菌感染的治疗主要采用具有杀菌或抑制活性的抗菌药物，包括人工合成的磺胺类、喹诺酮等化学药物和抗生素。正确合理应用抗菌药是提高疗效降低不良反应发生率及防止耐药性发生的关键。抗菌药物治疗性应用的基本原则：①诊断为感染性疾病者，才有指征应用抗菌药物；②尽早查明病原菌，根据病原菌种类和药物敏感试验结果选用抗菌药物；③按照药物的抗菌作用特点及其体内过程特点选择用药；④抗菌药物治疗方案应综合患者病情、病原菌种类及抗菌药物特点制定。目前应用于临床的抗菌药物已有 200 余种。

1. 抗菌药物的种类　抗菌药物的分类方法很多，应用最广的是按化学结构分类。

（1）β-内酰胺类：包括青霉素和头孢菌素等。

（2）大环内酯类：包括红霉素、阿奇霉素、克拉霉素和罗红霉素等。

（3）氨基糖苷类：包括链霉素、庆大霉素、卡那霉素，以及人工半合成的妥布霉素、阿米卡星等。

（4）四环素类：包括四环素、土霉素、多西环素、米诺环素等。

（5）氯霉素类：包括氯霉素、甲砜霉素等。

（6）多肽类：包括杆菌肽、多黏菌素、万古霉素和替考拉宁等。

（7）喹诺酮类：包括诺氟沙星、环丙沙星等。

2. 抗菌药物的主要作用机制

（1）影响细胞壁的合成：如青霉素等β-内酰胺类抗生素，能抑制革兰阳性菌肽聚糖的合成。

（2）影响细胞膜的功能：如多黏菌素分子使胞膜的分子定向排列发生改变，胞膜被分层裂开，胞质泄露导致菌体死亡。

（3）影响蛋白质的合成：如氨基糖苷类抗生素、四环素类、氯霉素和大环类酯类抗生素能与核糖体亚基结合，干扰细菌蛋白质的合成。

（4）影响核酸代谢：如磺胺类药可与对氨基苯甲酸（PABA）竞争二氢叶酸合成酶，从而影响核酸的合成，抑制细菌的生长繁殖。

目标检测

一、选择题

1. 细菌细胞壁的基本成分是（　　）
  A. 脂蛋白　　　　　B. 脂多糖
  C. 脂质双层结构　　D. 肽聚糖
  E. 磷壁酸

2. 溶菌酶溶菌作用的机制是（　　）
  A. 切断 N- 乙酰葡萄糖胺和 N- 乙酰胞壁酸之间 β-1，4 糖苷键
  B. 竞争合成细胞壁过程中所需要的转肽酶
  C. 干扰细菌蛋白质的合成
  D. 损伤细胞膜的通透性
  E. 干扰细菌 DNA 的复制

3. 细胞浆中具有遗传功能的物质是（　　）
  A. 核糖体　　　　　B. 质粒
  C. 中介体　　　　　D. 胞质颗粒
  E. mRNA

4. 存在于细菌细胞壁外的黏液性物质是（　　）
  A. 菌毛　　　　　　B. 鞭毛
  C. 荚膜　　　　　　D. 中介体
  E. 芽孢

5. 细菌的下列结构成分中，丢失后不能生存的是（　　）
  A. 核质　　　　　　B. 荚膜
  C. 质粒　　　　　　D. 细胞壁
  E. 菌毛

6. 具有抗吞噬作用的细菌结构是（　　）
  A. 细胞壁　　　　　B. 荚膜
  C. 芽孢　　　　　　D. 鞭毛
  E. 菌毛

7. 抵抗力最强的细菌结构是（　　）
  A. 核糖体　　　　　B. 外膜
  C. 鞭毛　　　　　　D. 芽孢
  E. 细胞壁

8. 青霉素的抗菌作用机制是（　　）
  A. 干扰细菌蛋白质的合成
  B. 破坏细胞壁中的四肽侧链与五肽交联桥连接
  C. 破坏细胞膜
  D. 抑制细菌的酶活性
  E. 抑制细菌的核酸代谢。

9. 细菌大小的测量单位是（　　）
  A. 纳米（nm）　　　B. 微米（μm）
  C. 毫米（mm）　　　D. 厘米（cm）
  E. 米（m）

10. 判断消毒灭菌是否彻底的指标是（　　）
  A. 细菌的芽孢是否被杀灭
  B. 细菌繁殖体是否被完全杀灭
  C. 热原质是否被完全清除
  D. 内、外毒素是否被彻底清除
  E. 以上都不是

11. 大多数病原菌最适宜的 pH 为（　　）
  A. 8.0～9.2　　　　B. 3.0～5.2
  C. 7.2～7.6　　　　D. 7.7～8.6
  E. 5.2～6.6

12. 细菌生长繁殖的方式是（　　）
  A. 有性繁殖　　　　B. 复制
  C. 有丝分裂　　　　D. 出芽生殖
  E. 无性二分裂

13. 多数细菌生长繁殖一代需要（　　）
  A. 40～50min　　　B. 20～30min
  C. 18～20h　　　　D. 2～3min
  E. 2～3h

14. 与鉴别细菌有关的代谢产物是（　　）
  A. 维生素　　　　　B. 抗生素
  C. 内毒素　　　　　D. 热原质
  E. 色素

15. 细菌在生长周期中哪一期生物学特性最典

型（　　）

A. 迟缓期　　　　　　B. 稳定期

C. 对数生长期　　　　D. 衰亡期

E. 以上都不是

16. 注入人体或动物体引起发热反应的代谢产物是（　　）

A. 色素　　　　　　　B. 细菌素

C. 抗生素　　　　　　D. 热原质

E. 维生素

17. 观察细菌动力常用的培养基为（　　）

A. 肉汤培养基

B. 血琼脂平板培养基

C. 半固体培养基

D. 厌氧培养基

E. SS 琼脂培养基

18. 水源污染易引起的传染病为（　　）

A. 呼吸道传染病　　　B. 消化道传染病

C. 创伤感染　　　　　D. 皮肤感染

E. 泌尿道感染

19. 对外界抵抗力最强的，与细菌灭菌有密切关系的细菌结构是（　　）

A. 荚膜　　　　　　　B. 鞭毛

C. 芽孢　　　　　　　D. 核质

E. 细胞膜

20. 杀灭物体上所有微生物的方法称为（　　）

A. 消毒　　　　　　　B. 无菌

C. 防腐　　　　　　　D. 无菌操作

E. 灭菌

21. 乙醇消毒常用的浓度是（　　）

A. 100%　　　　　　　B. 95%

C. 75%　　　　　　　 D. 50%

E. 30%

22. 杀灭芽孢最常用和最有效的方法是（　　）

A. 紫外线照射　　　　B. 煮沸

C. 巴氏消毒法　　　　D. 高压蒸汽灭菌法

E. 流通蒸汽法

23. 判断灭菌是否彻底的标准是（　　）

A. 病原微生物被完全杀灭

B. 细菌繁殖体被完全杀灭

C. 细菌芽孢被完全杀灭

D. 菌体 DNA 变性　　E. 细胞壁被破坏

24. 高压灭菌需达到的压力、温度和维持的时间分别是（　　）

A. 103.4kPa、100℃、10 ～ 20min

B. 103.4kPa、121.3℃、15 ～ 20min

C. 103.4kPa、80℃ .5 ～ 10min

D. 103.4kPa、62℃、30min

E. 103.4kPa、71.7℃、15 ～ 30min

25. 防腐的含义（　　）

A. 杀灭物体上所有的微生物

B. 杀灭病原微生物

C. 防止或抑制微生物生长繁殖的方法

D. 使物体上无活菌存在

E. 能杀灭细菌芽孢

26. 手术衣、敷料、手术器械、生理盐水等灭菌常采用（　　）

A. 煮沸消毒法　　　　B. 巴氏消毒法

C. 高压蒸汽灭菌法　　D. 间歇灭菌法

E. 干烤法

27. 关于紫外线杀菌，不正确的是（　　）

A. 紫外线的杀菌作用与波长有关

B. 紫外线破坏细胞的 DNA 构型

C. 紫外线的穿透力弱，所以对人体无损害

D. 紫外线适用于空气和物体表面消毒

E. 消毒效果与作用时间有关

28. 适用于黏膜和创面消毒的是（　　）

A. 过氧化氢　　　　　B. 戊二醛

C. 碘酊　　　　　　　D. 碘伏

E. 乙醇

29. 正常情况下无细菌寄居的部位是（　　）

A. 口腔　　　　　　　B. 鼻咽腔

C. 血液　　　　　　　D. 泌尿生殖道

E. 大肠

30. 长期使用大量广谱抗生素易引起（　　）

A. 免疫力低下　　　　B. 自身免疫性疾病

C. 药物中毒　　　　　D. 免疫缺陷病

E. 菌群失调

31. 关于正常菌群的描述，正确的是（　　）

A. 一般情况下，正常菌群对人体有益无害

B. 口腔中的正常菌群主要是需氧菌

C. 肠道内的双歧杆菌可产生碱性物质能拮抗肠道细菌感染

D. 即使是健康胎儿，也携带正常菌群

E. 在人的一生中，正常菌群的种类和数量保持稳定

32. 细菌的毒力由什么决定（　　）

    A. 细胞质　　　　　　B. 细胞核

    C. 细胞膜　　　　　　D. 分解代谢产物

    E. 侵袭力和毒素

33. 细菌内毒素的化学成分（　　）

    A. 磷脂　　　　　　　B. 肽聚糖

    C. 磷壁酸　　　　　　D. 荚膜多糖

    E. 脂多糖

34. 有关外毒素的描述错误的是（　　）

    A. 大多数由革兰阳性菌产生

    B. 化学成分是蛋白质

    C. 性质稳定，高压蒸汽灭菌后不能将其破坏

    D. 用甲醛脱毒处理后可制成类毒素

    E. 可免疫机体产生抗毒素

35. 与细菌致病性无关的结构是（　　）

    A. 菌毛　　　　　　　B. 荚膜

    C. 异染颗粒　　　　　D. 脂多糖

    E. 膜磷壁酸

36. 目前已知毒性最强的物质是（　　）

    A. 肉毒毒素　　　　　B. 破伤风痉挛毒素

    C. 霍乱肠毒素　　　　D. 白喉毒素

    E. 鼠疫杆菌内毒素

37. 带菌者是指（　　）

    A. 宿主体内带有正常菌群者

    B. 宿主体内带条件致病菌者

    C. 宿主体内带有病原菌并引起自身症状

    D. 宿主受感染后临床症状明显，并可传染他人者

E. 宿主受感染后临床症状消失，但体内病原菌未被彻底清除，并不断向体外排菌者

38. 下列有关内毒素的描述错误的是（　　）

    A. 来源于革兰阴性菌

    B. 化学成分是脂多糖

    C. 性质稳定

    D. 菌体死亡崩解后才释放出来

    E. 用甲醛处理后可制成类毒素

39. 下列有关类毒素的描述，正确的是（　　）

    A. 是抗毒素经甲醛处理后的物质

    B. 是内毒素经甲醛处理后脱毒而保持免疫原性的物质

    C. 是外毒素经甲醛处理后脱毒而保持免疫原性的物质

    D. 是细菌素经甲醛处理后的物质

    E. 是抗生素经甲醛处理后的物质

40. 新生儿不易患传染病是因为（　　）

    A. 人工主动免疫　　　B. 人工被动免疫

    C. 隐性感染　　　　　D. 自然主动免疫

    E. 自然被动免疫

41. 注射乙肝疫苗后获得的免疫为（　　）

    A. 主动免疫　　　　　B. 被动免疫

    C. 人工主动免疫　　　D. 天然免疫

    E. 人工被动免疫

二、名词解释

1. 质粒　　2. 荚膜　　3. 鞭毛　　4. 菌毛

5. 芽孢　　6. 菌落　　7. 热原质

三、简答题

1. 简述革兰阳性菌和革兰阴性菌细胞壁的区别。

2. 简述细菌的特殊结构种类及其作用。

3. 简述细菌常见的变异现象。

4. 简述细菌的合成代谢产物其意义。

（吴凤爱）

第9章　常见的病原菌

第一节　呼吸道感染的细菌

呼吸道感染的细菌是指从呼吸道侵入机体，引起呼吸道感染及全身性疾病的病原菌，最常见的有结核分枝杆菌、脑膜炎奈瑟菌，其他呼吸道感染的细菌还有流感嗜血杆菌、嗜肺军团菌、百日咳鲍特菌、白喉棒状杆菌等。

一　结核分枝杆菌

结核分枝杆菌属于分枝杆菌属（mycobacterium），是一类细长稍弯的杆菌，因有分枝生长的趋势而得名。此菌属最显著的特性为其胞壁中含有大量类脂，可达菌体干重的40%左右，故生长形成粗糙型菌落，而且也难以用一般染料染色。然而若设法使之着色后，又不易被含有HCl的乙醇脱色。这种能抵抗盐酸乙醇脱色的细菌称为抗酸杆菌。

● 案例 9-1 --

患者，女性，43岁。近3个月来午后低热，咳嗽，痰中带血，进食少，乏力，盗汗，消瘦，应用抗生素及止咳化痰药无效。X线胸片检查见肺尖部呈斑点状、索条状阴影，红细胞沉降率增快。查体：T37.8℃，P94次/分，R22次/分，BP130/80mmHg，两上肺呼吸音稍减低，并闻及少量湿啰音。血常规检查：WBC 4.5×10⁹/L，N 0.53，L 0.47，ESR 65mm/h，痰中找到结核分枝杆菌。

问题：该患者可能患何疾病？可能是由什么病原菌引起？

（一）生物学性状

1. 形态染色　结核分枝杆菌细长略弯曲，两端钝圆，大小（1～4）μm×0.4μm，呈单个或分枝状排列，无特殊结构（图9-1）。在陈旧的病灶和培养物中，形态常不典型，可呈颗粒状、串球状、短棒状、长丝形等。结核分枝杆菌一般常用齐尼抗酸染色法染色，结核分枝杆菌染成红色，其他非抗酸性细菌及背景等呈蓝色，为革兰染色阳性菌。

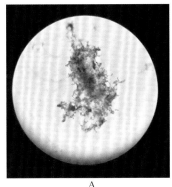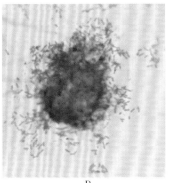

A   B

图 9-1　结核分枝杆菌形态

2. 培养特性　结核分枝杆菌为专性需氧菌。营养要求高，在含有甘油、胆汁、蛋黄、马铃薯、无机盐、天门冬素、孔雀绿等的罗氏固体培养基上才能生长。最适 pH 6.5 ~ 6.8，最适温度为 37℃，生长缓慢，接种后培养 3 ~ 4 周才出现肉眼可见的菌落。菌落干燥、坚硬、表面呈颗粒状、乳白色或黄色，形似菜花样（图 9-2）。

3. 抵抗力　结核分枝杆菌对某些理化因素的抵抗力较强。在干痰中存活 6 ~ 8 个月，若黏附于尘埃上，保持传染性 8 ~ 10d。在 3%HCl 或 4% NaOH 溶液中能耐受 30min，因而常用酸碱中和处理严重污染的检材，杀死杂菌和消化黏稠物质，提高检出率。但对湿热、紫外线、

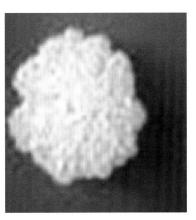

图 9-2　结核分枝杆菌菌落形态

乙醇的抵抗力弱。在液体中加热至 62 ~ 63℃ 15min 死亡，故可用巴氏消毒法处理；阳光直射 2 ~ 3h，或 75% 乙醇内数分钟即死亡。

4. 变异性　结核分枝杆菌易发生形态、菌落、毒力、免疫原性和耐药性等方面的变异。结核分枝杆菌对链霉素、利福平、异烟肼等抗结核药物较易产生耐药性。耐药菌菌株常伴随活力和毒力减弱，如异烟肼耐药菌株对豚鼠的毒力消失，但对人仍有一定的致病性。卡 - 介（Calmette-Gerine）二氏将有毒的牛型结核分枝杆菌培养于胆汁、甘油、马铃薯培养基中，经 230 次传代，历时 13 年，使其毒力发生变异，成为对人无致病性，而仍保持良好免疫性的活菌株，称为卡介菌（bacilli calmette-giierin，BCG），用于预防结核病。

（二）致病性

1. 致病物质　结核分枝杆菌无内毒素，也不产生外毒素和侵袭性酶类，其致病作用主要靠菌体成分，特别是胞壁中所含的大量脂质。脂质含量与结核分枝杆菌的毒力呈平行关系，含量愈高毒力愈强。

（1）脂质：主要是磷脂、索状因子和蜡质 D，它们大多与蛋白或多糖类结合成复合物存在。①磷脂：能刺激单核细胞增生，并可抑制蛋白酶的分解作用，使病灶组织溶解不完全，形成干酪样坏死。②索状因子：在脂质中比重较大，具有破坏细胞线粒体膜、毒害微粒体酶类、抑制中性粒细胞游走和吞噬作用，引起慢性肉芽肿。具有该物质的结核分枝杆菌毒株，在液体培养基中能紧密黏成索状，故称为索状因子。③蜡质 D：为细胞壁中的主要成分，是一种肽糖脂与分枝菌酸复合物，能引起迟发型变态反应，并具有佐剂作用。④硫脑苷脂：能抑制

吞噬细胞中的吞噬体与溶酶体融合，使结核分枝杆菌在细胞内存活。这一类糖脂能结合中性红染料，产生中性红反应，借此可鉴定结核分枝杆菌有无毒力。

（2）蛋白质：结核分枝杆菌菌体内都含有数种蛋白质，其中重要的蛋白质是结核菌素。结核菌素与蜡质D结合，能引起较强的迟发型变态反应。

2. 所致疾病　结核分枝杆菌的致病作用可能是细菌在组织细胞内顽强增殖引起炎症反应、菌体成分及代谢产物的毒性，以及诱导机体产生迟发型变态反应性损伤有关。结核分枝杆菌可通过呼吸道、消化道和破损的皮肤黏膜进入机体，侵犯多种组织器官，引起相应器官的结核病，其中以肺结核最常见。人类肺结核有两种表现类型。

（1）原发感染：原发感染是首次感染结核分枝杆菌，多见于儿童。结核分枝杆菌随同飞沫和尘埃通过呼吸道进入肺泡，被巨噬细胞吞噬后，由于细菌胞壁的硫脑苷脂抑制吞噬体与溶酶体结合，不能发挥杀菌、溶菌作用，致使结核分枝杆菌在细胞内大量生长繁殖，最终导致细胞死亡崩解，释放出的结核分枝杆菌或在细胞外繁殖侵害；或被其他巨噬细胞吞噬再重复上述过程，如此反复引起渗出性炎症病灶，称为原发灶。原发灶内的结核分枝杆菌可经淋巴管扩散至肺门淋巴结，引起淋巴管炎和淋巴结肿大，X线胸片显示哑铃状阴影，称为原发综合征。随着机体抗结核免疫力的建立，原发灶大多可纤维化或者钙化而自愈。但原发灶内可长期潜伏少量结核分枝杆菌，不断刺激机体强化已建立起的抗结核免疫力，也可作为以后内源性感染的来源。只有极少数免疫力低下者，结核分枝杆菌可经淋巴、血流扩散至全身，导致全身粟粒性结核。常侵犯各处淋巴结、骨、关节、生殖器官、肾及脑膜等部位。

（2）继发感染：继发感染也称原发后感染，多见于成年人。大多为内源性感染，极少由外源性感染所致。继发感染的特点是病灶局限，一般不累及邻近的淋巴结，主要表现为慢性肉芽肿性炎症，形成结核结节，发生纤维化或干酪样坏死。病变常发生在肺尖部位。

（三）免疫性与超敏反应

1. 免疫性　人类对结核分枝杆菌的感染率很高，但发病率却较低，这表明人体感染结核分枝杆菌可获得一定的抗结核免疫力。抗结核免疫力的持久性，依赖于结核分枝杆菌在机体内的存活，一旦体内结核分枝杆菌消亡，抗结核免疫力也随之消失，这种免疫称为带菌免疫或传染性免疫。

结核分枝杆菌主要表现为胞内感染，因此，抗结核免疫主要是细胞免疫，主要由致敏的T淋巴细胞和被激活的巨噬细胞介导。致敏的T淋巴细胞可直接杀死带有结核分枝杆菌的靶细胞，同时释放多种作用于巨噬细胞的淋巴因子，使巨噬细胞聚集在病灶周围形成以单核细胞为主的增生性炎症。被激活的巨噬细胞极大地增强对结核分枝杆菌的吞噬消化、抑制繁殖、阻止扩散的能力，充分发挥细胞免疫的作用。

2. 超敏反应　在结核分枝杆菌感染时，细胞免疫与迟发型变态反应同时存在，此可用郭霍氏现象说明。在健康豚鼠皮下首次注射一定量结核分枝杆菌，10～14d后注射部位缓慢地出现溃疡，深而不易愈合，邻近淋巴结肿大，细菌扩散至全身，此时结核菌素测试为阴性。用相同量的结核分枝杆菌注入曾感染已康复的豚鼠皮下，在1～2d内即迅速发生溃疡，但溃疡浅而易愈合，邻近淋巴结不肿大，细菌也很少扩散，结核菌素测试为阳性。在康复的豚鼠皮下注射大量结核分枝杆菌，则引起注射局部及全身严重的迟发型变态反应，甚至导致动物死亡。上述三种现象表明：①首次感染出现的炎症反应偏重于免疫接种，出现溃疡，深而不易愈合，细菌容易扩散，说明机体尚未建立起抗结核免疫力。②再次感染发生的炎症反应则偏重于免疫预防，溃疡浅而愈合，细菌不扩散，说明机体对结核分枝杆菌已具有一定的细胞免疫力；而溃疡迅速形成，则说明在产生免疫的同时有迟发型超敏反应，表现出对机体有利的一面。③用过量的结核分枝杆菌进行再次感染，则引起剧烈的迟发型变态反应，说明迟发型变态反应对机体不利的一面。人类的原发性肺结核、继发性肺结核、严重而恶化的肺结核，相当于郭霍氏现象的 3 种情况。

3. 结核菌素试验　结核菌素试验是基于Ⅳ型超敏反应原理的一种皮肤试验，是应用结核菌素来测定机体对结核分枝杆菌是否能引起超敏反应的一种皮肤试验。

（1）结核菌素试剂：有旧结核菌素（OT）和纯蛋白衍生物（PPD）。

（2）试验方法：取 PPD 或 OT 5U 注入前臂掌侧皮内，48 ～ 72h 后观察。

（3）试验结果：≥ 15mm 为强阳性，可能有活动性结核病；红肿硬结超过 5mm 者为阳性；红肿硬结小于 5mm 者为阴性反应。

（4）试验意义：用于判断机体对结核分枝杆菌有无免疫力、婴幼儿结核病诊断、肿瘤患者细胞免疫功能测定、对未接种 BCG 的人群进行流行病学调查。

（四）微生物学检查

1. 标本采集　根据结核分枝杆菌感染的类型，应采取病灶部位的适当标本。如肺结核采取咳出的痰液（最好取早晨第一次咳出的痰液，挑取带血或脓痰部分）、肾或膀胱结核以无菌导尿或取中段尿液、肠结核采取粪便标本、结核性脑膜炎进行腰椎穿刺采取脑脊液及脓胸、胸膜炎、腹膜炎或骨髓结核等则穿刺取脓汁。

2. 直接涂片镜检　标本直接涂片或用酸碱处理后涂片，用抗酸染色，若发现抗酸杆菌阳性可初步诊断。

3. 分离培养　将处理过的标本接种于罗氏培养基上，经37℃、需氧培养 3 ～ 4 周出现肉眼可见的菌落。菌落干燥、坚硬、表面呈颗粒状、乳白色或黄色，形似菜花样。进一步做生化反应鉴定。

4. 动物实验　取经浓缩集菌处理的标本 1ml 注射于豚鼠腹股沟皮下，经 3 ～ 4 周饲养观察，如出现局部淋巴结肿大、消瘦或结核菌素试验阳性，可及时解剖；若观察 6 ～ 8 周后，仍未见发病者，也要解剖。解剖时应注意观察淋巴结、肝、脾、肺等脏器有无结核病变。

5. 其他诊断技术　如聚合酶链反应（PCR）、酶联免疫吸附测定（ELISA）、生物芯片技术。

（五）防治原则

1. 预防　国际组织提出控制结核病主要方法有：①发现和治疗痰结核分枝杆菌阳性者；②新生儿接种卡介苗，约80%获得保护力。

2. 治疗　一般可采用抗结核化学药物治疗（简称化疗）。化疗的主要作用在于缩短传染期、降低病死率、感染率及患病率。对于每个具体患者，则为达到临床及生物学治愈的主要措施，合理化疗是指对活动性结核病坚持早期、联用、适量、规律和全程使用敏感药物的原则。也可采用对症治疗和手术治疗。

> **知识链接**
>
> 结核防治日
>
> 　世界结核日（World Tuberculosis Day，或译世界防治结核病日）定于每年的 3 月 24 日，是纪念 1882 年德国微生物学家罗伯特·郭霍向一群德国柏林医生发表他对结核病病原菌的发现。世界卫生组织于 1993 年在英国伦敦召开的第 46 届世界卫生大会通过了"全球结核病紧急状态宣言"，并积极宣传此病防治的重要性。

脑膜炎奈瑟菌

　脑膜炎奈瑟菌（N.meningitidis）俗称脑膜炎双球菌（meningococcus），是流行性脑脊髓膜炎（简称流脑）的病原菌。

　（一）生物学性状

　1. 形态染色　常呈双排列，直径约为 0.8μm 的双球菌。单个菌体呈肾形。成双排列时，两个凹面相对。在患者脑脊液中位于中性粒细胞内，无鞭毛，不形成芽孢。有菌毛，新分离菌株有荚膜，为革兰染色阴性菌。

　2. 培养特性　营养要求高。最常用的培养基是巧克力色培养基，即将血液加热 80℃后制成的血琼脂培养基，专性需氧。初次分离培养时，还需提供 5% ～ 10% 的 CO_2 气体。一般培养 48h 后，脑膜炎奈瑟菌在巧克力色培养基上形成圆形隆起、表面有光泽、透明或半透明、直径 1 ～ 1.5mm 的露滴样黏液型菌落，血平板上无溶血现象。最适生长温度 37℃，但低于 30℃或高于 40℃菌体都会死亡。初次分离需 5% ～ 10% 的 CO_2，湿度 50% 适宜。脑膜炎奈瑟菌可产生自溶酶，人工培养时若不及时移种，数日后菌体自溶。

　3. 生化反应　分解葡萄糖和麦芽糖，产酸不产气，氧化酶和触酶试验阳性。

　4. 抗原构造及分类

　（1）荚膜多糖抗原：具有群特异性。根据抗原性不同，可将脑膜炎奈瑟菌分为至少 13 个血清群。与人类疾病关系密切的主要是 A、B、C、Y 及 W-135 群。A 群和 C 群是引起脑膜炎流行的主要血清群，A 群最常见，C 群致病力最强。

　（2）外膜蛋白（outer membrane protein）：具有型特异性。根据外膜蛋白不同将脑膜炎奈瑟菌分为 20 个血清型。2 型和 15 型与流行性脑脊髓膜炎有关。外膜蛋白的功能是在细菌细胞壁上形成孔隙，有利于营养物质进入细胞内。

　（3）脂多糖抗原：此抗原与大肠埃希菌有共同抗原存在。脂多糖是脑膜炎奈瑟菌的主要致病物质。

　5. 抵抗力　脑膜炎奈瑟菌对外界环境的抵抗力弱，在干燥、阳光、冷、热及一般消毒剂作用下很快将细菌杀死。本菌可产生自溶酶。体外 25℃，碱性环境中很快导致菌体肿胀、裂解死亡。对磺胺类、青霉素、氯霉素、链霉素、头孢曲松、头孢唑啉等敏感。对磺胺类药易产生耐药性。

　（二）致病性

　1. 致病物质　有荚膜、菌毛、内毒素。内毒素起到主要作用。

　2. 所致疾病　脑膜炎奈瑟菌引起流行性脑脊髓膜炎（流脑）。传播途径是呼吸道。易发病季节为冬末、春初。传染源是患者和带菌者。

人类是脑膜炎奈瑟菌唯一的易感宿主。细菌由鼻咽部侵入机体，依靠菌毛的作用黏附于鼻咽部黏膜上皮细胞表面。多数人感染后表现为带菌状态或隐性感染，细菌仅在体内短暂停留后被机体清除。只有少数人发展成脑膜炎，多见于儿童。我国引起脑膜炎的主要是 A 群菌，B 群常为带菌状态。脑膜炎奈瑟菌感染的发病过程可分为 3 个阶段：①病原菌首先由鼻咽部侵入，依靠菌毛吸附在鼻咽部黏膜上皮细胞表面，引起局部感染。②随后细菌侵入血流，引起菌血症，伴随恶寒、发热、呕吐、皮肤出血性瘀斑等症状。③侵入血流的细菌大量繁殖，由血液及淋巴液到达脑脊髓膜，引起脑脊髓膜化脓性炎症。患者出现高热、头痛、喷射性呕吐、颈强直等脑膜刺激症状。严重者可导致 DIC、循环系统功能衰竭，于发病后数小时内进入昏迷。病理改变表现为脑膜急性化脓性炎症伴随血管栓塞、白细胞渗出。

3. 免疫性　机体对脑膜炎奈瑟菌感染的免疫力主要依赖于体液免疫。显性感染、隐性感染或疫苗接种两周后，血清中特异性 IgG、IgM 和 IgA 抗体水平明显升高。分泌型 IgA 抗体可阻止脑膜炎奈瑟菌侵袭呼吸道黏膜上皮细胞；血清 IgG 及 IgM 抗体在补体的参与下有杀死病原菌的作用；血清抗体在补体的参与下可增强吞噬细胞对病原菌的吞噬与杀灭。6 个月内的婴儿可通过母体获得 IgG 抗体，产生自然被动免疫，故很少发生感染。6 个月后，来自母体的抗体水平逐渐下降，婴儿对疾病的易感性逐渐增强，故 6 个月至 2 岁年龄组婴幼儿免疫力最低，是脑膜炎奈瑟菌的易感人群。

（三）微生物学检查

1. 标本采集　取患者脑脊液或刺破皮肤出血瘀斑取渗出物作涂片或培养，血液标本作培养，带菌者检测可取鼻咽拭子。标本采取后应注意保暖、保湿和避免日光照射，并立即送检。

2. 直接涂片镜检　脑脊液离心沉淀后，取沉淀物涂片，革兰染色后镜检；或消毒患者出血瘀斑处皮肤，用无菌针头挑破瘀斑取渗出物制成涂片，革兰染色后镜检。若发现中性粒细胞内（或胞外）革兰阴性双球菌，呈肾形成对排列，可作出初步诊断。

3. 分离培养　血液与脑脊液标本在血清肉汤培养基中增菌后，接种到巧克力色血琼脂平板上，置于含 $5\% \sim 10\% CO_2$ 的环境中孵育。挑取可疑菌落涂片镜检，并作生化反应及型特异性多价血清的凝集试验鉴定。

4. 快速诊断法　依据是脑膜炎患者脑脊液及血清中存在脑膜炎奈瑟菌可溶性抗原。因此，可采用已知的抗体检测有无相应的抗原，可用对流免疫电泳和 SPA 协同凝集试验等方法检测细菌抗原。

（四）防治原则

1. 预防　脑膜炎奈瑟菌感染的预防关键是要尽快消除传染源、切断传播途径及提高人群免疫力，接种脑膜炎球菌多糖疫苗。

2. 治疗　流脑的治疗首选药物为青霉素 G，剂量要大。对青霉素过敏者，可用氯霉素或红霉素。

三　其他呼吸道感染细菌

呼吸道感染的细菌除了结核分枝杆菌和脑膜炎奈瑟菌外，还有百日咳鲍特菌、流感嗜血杆菌、嗜肺军团菌（表 9-1）。

表 9-1　其他呼吸道感染细菌

	百日咳鲍特菌	流感嗜血杆菌	嗜肺军团菌
形态与染色	卵圆形短小杆菌，有荚膜、菌毛，G^- 菌，甲苯胺蓝染色可见两极浓染	短小杆菌，丝状或多形态性，G^- 菌，许多菌株有菌毛，幼龄菌有荚膜	有显著的多形态性，G^- 小杆菌，有菌毛和单端鞭毛
培养特性	鲍 - 金（B-G）培养基，专性需氧，经 37 ℃，3 ~ 5d 长出银灰色珍珠状菌落，不分解任何糖，不产生 H_2S 和吲哚，过氧化氢酶和氧化酶试验阳性	营养要求高，需氧，巧克力平板上生长良好，18 ~ 24h 长出无色透明露滴状小菌落。将流感嗜血杆菌与金黄色葡萄球菌在血琼脂平板上共同培养时，出现"卫星生长现象"	普通培养基和血琼脂平板上均不能生长，需氧，费 - 高（F-G）培养基和缓冲活性炭酵母琼脂（BCYE）培养基，经 35 ℃ pH6.4 ~ 7.2 培养，生长缓慢，3 ~ 5d 长出灰白色、圆形、凸起、易挑取、特殊臭味的菌落，氧化酶与过氧化氢酶试验阳性
抵抗力	弱，对多黏菌素、氯霉素、红霉素、氨苄青霉素等敏感，但对青霉素不敏感	较弱，对干燥和消毒剂敏感。对青霉素和氯霉素耐药	强，在污水、人工管道产生的气溶胶及冷凝水中常被检出
致病物质	荚膜、菌毛、细胞壁脂多糖（内毒素）及外毒素（百日咳毒素）	荚膜、菌毛、内毒素、IgA 蛋白酶	多种酶和毒素、菌毛、荚膜
所致疾病	人类百日咳，阵咳、痉挛性咳嗽、高音调鸡鸣音	原发或继发化脓性感染。原发感染，如鼻咽炎、喉炎、化脓性关节炎、脑膜炎、心包炎等急性化脓性炎症，甚至败血症，以小儿为多见；继发感染多见于成年人。此外常在流感、百日咳、麻疹、肺结核等感染后发生，引起慢性支气管炎、中耳炎、鼻窦炎	军团菌病，有肺炎型（重症型）、流感样型（轻症型），死于呼吸衰竭
免疫性	获得持久免疫力，很少再次感染	以体液免疫为主	主要靠细胞免疫和保护性抗体，表现一定的免疫力
微生物学检查	直接涂片染色镜检可快速作出初步诊断，鲍-金分离培养，确诊玻片凝集或免疫荧光染色，或用 ELISA 早期诊断	直接涂片革兰染色镜检初步诊断；巧克力琼脂平板或血琼脂平板上分离培养，"卫星现象"鉴定	直接涂片，用镀银或特异荧光抗体染色后镜检，用 BCYE 培养基种后置于 2.5% CO_2 环境中 35 ℃培养，根据菌落特征、生化反应做出鉴定
防治原则	预防："三早"（早发现、早隔离、早治疗）。人工主动免疫，百白破（DPT）三联菌苗，必要时可用高效价百日咳免疫球蛋白进行紧急被动预防。治疗用红霉素和氨苄青霉素等抗生素	可用流感嗜血杆菌荚膜多糖疫苗来预防。治疗可选用氨苄西林、阿莫西林等	治疗首选大环内酯类和喹诺酮类药物

第二节　消化道感染的细菌

消化道感染的细菌是一类寄生于人和动物的肠道中，生物学性状相似的革兰阴性杆菌，通过粪-口途径进行传播，可引起胃肠炎和全身性疾病。对人致病的有埃希菌属、志贺菌属、沙门菌属和霍乱弧菌等。

埃希菌属

埃希菌属（escherichia）包括大肠埃希菌（E.coli）、蟑螂埃希菌、弗格森埃希菌、赫尔曼埃希菌、伤口埃希菌和艾伯特埃希菌6个种。其中大肠埃希菌是临床最常见的分离菌，俗称大肠杆菌，是人和动物肠道的正常菌群，可引起肠内外感染。

（一）生物学性状

1. 形态染色 大小（0.4～0.7）μm×（1～3）μm，大多数菌株有鞭毛和菌毛，有些菌株有多糖微荚膜，革兰阴性杆菌。

2. 培养特性 营养要求不高。在普通琼脂平板上37℃培养24h后，形成直径2～3mm的圆形、凸起、灰白色菌落。在肠道选择培养基长出有色菌落，与肠道致病菌相区别（图9-3）。兼性厌氧，最适生长温度35～37℃，最适pH7.2～7.4。

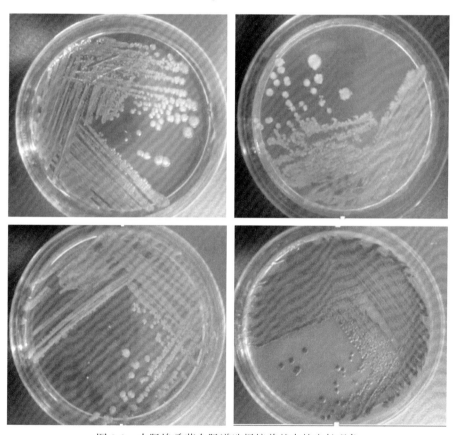

图9-3 大肠埃希菌在肠道选择培养基中的生长现象

3. 生化反应 分解葡萄糖、乳糖、麦芽糖和甘露醇，产酸又产气。吲哚试验（I）阳性、甲基红试验（M）阳性，VP试验（Vi）阴性和枸橼酸盐利用试验（C）阴性。

4. 抗原构造 主要有菌体（O）、鞭毛（H）和表面（K）3种抗原。根据3种抗原可进行血清学分类。

5. 抵抗力 该菌对热的抵抗力较其他肠道杆菌强，55℃经 60min 或 60℃加热 15min 仍有部分细菌存活。在自然界的水中可存活数周至数月，在温度较低的粪便中存活更久。对磺胺类、链霉素、氯霉素等敏感，但易耐药，是由带有 R 因子的质粒转移而获得的。

（二）致病性

1. 致病物质 有荚膜、菌毛、内毒素和肠毒素。

2. 所致疾病

（1）肠道外感染：大肠埃希菌在肠道内正常不致病，但改变寄居部位可引起肠道外感染，如尿道炎、膀胱炎、肾盂肾炎、腹膜炎、阑尾炎、手术创口感染、婴儿和老年人败血症及新生儿脑膜炎等。

（2）肠道内感染：能引起腹泻的大肠埃希菌有五种。①产肠毒素性大肠埃希菌引起的中毒症状主要是水样腹泻、腹痛、恶心、低热。每天腹泻可达 8～12 次。②肠道侵袭性大肠埃希菌的中毒症状与志贺菌引起的痢疾相似，发热、剧烈腹痛、水样腹泻、粪便中有少量黏液和血。③肠道致病性大肠埃希菌引起的中毒症状主要是发热、不适、呕吐、腹泻、粪便中有大量黏液但无血，约 20% 患者有呼吸道症状，感染的症状通常比较严重。④肠集聚性大肠埃希菌引起的中毒症状成年人表现为中度腹泻，病程 1～2d。婴幼儿多表现为 2 周以上的持续性腹泻。⑤肠出血性大肠埃希菌引起的中毒，一般 3～10d 发病，常有突发性的腹部痉挛，有时类似于阑尾炎的疼痛。有的患者只有轻度腹泻；有些患者由水样便转为血性腹泻。可发展为溶血尿毒综合征和血栓性血小板减少性紫癜等多器官损害。老年人和儿童患者病死率很高。

（三）微生物学检查

1. 标本采集 肠内感染取粪便，肠外感染取中段尿、血液、脑脊液、创伤渗出液和脓汁。

2. 直接涂片镜检 标本直接涂片做革兰染色，染成红色，杆状，革兰阴性杆菌。

3. 分离培养 血液、脑脊液标本需先增菌培养，后分离培养；其他标本接种于血平板及肠道弱选择性平板，35℃孵育 18～24h。大肠埃希菌在血平板上形成圆形、光滑、凸起、灰白色菌落，在伊红美兰培养基上菌落呈粉红色或紫黑色，有金属光泽；在麦康凯培养基、SS 培养基上菌落呈粉红色或红色。

4. 大肠埃希菌在水、食品等卫生细菌学检查中的意义 大肠埃希菌是肠道中存在的正常菌群，故常混存于人和动物的粪便，所以常作为粪便污染的指标。一旦被检的水、食品中查出大肠埃希菌，表明该水、食品已被粪便污染，可能存在肠道致病菌和寄生虫卵。因此，大肠埃希菌被列为重要的卫生指标菌。

（四）防治原则

加强对粪便、水源、食品的管理，注意个人卫生，切断传播途径。治疗可选用磺胺类药、庆大霉素、诺氟沙星、吡哌酸、阿米卡星等，但易产生耐药性。

二 志贺菌属

志贺菌属（Shigella）俗称痢疾杆菌，是引起人类细菌性痢疾的病原菌。

● 案例 9-2 --

女性，25 岁。持续发热 3d，伴乏力、食欲缺乏、腹胀，黏液脓血便，15～20 次／日。既往体健，否认肝炎、结核病史。查体：T39℃，BP120/70mmHg，神志尚清，表情淡漠，反应迟钝，腹部稍饱满，右下腹轻压痛，无反跳痛。血常规检查：WBC 4.2×10^9/L，N70%，L 0.23%，EO 0。粪常规：黏液脓血便，隐血试验（+）。

问题：该患者可能患何疾病？可能是由什么病原菌引起？

（一）生物学性状

1. 形态染色　大小为（0.5～0.7）μm×（2～3）μm，无芽孢，无荚膜，无鞭毛，多数有菌毛。革兰阴性杆菌。

2. 培养特性　营养要求不高。在普通琼脂平板上 37℃ 培养 24h 后，形成直径 2～3mm 的圆形、凸起、光滑菌落。在肠道选择培养基长出无色菌落，兼性厌氧，最适生长温度 35～37℃，最适 pH7.2～7.6。

3. 生化反应　分解葡萄糖，产酸不产气。除宋氏志贺菌的个别菌株能迟缓分解乳糖外，其余均不分解乳糖。吲哚试验（I）阴性、甲基红试验（M）阳性、VP 试验（Vi）阴性和枸橼酸盐利用试验（C）阴性。

4. 抗原构造　主要有菌体（O）和表面（K）两种抗原。根据菌体（O）抗原可将志贺菌分为 4 群、40 个血清型。我国以 B 群志贺菌为多见（表 9-2）。

表 9-2　志贺菌属的抗原分类

菌种	群型		亚型
痢疾志贺菌	A	1～13	8a, 8b, 8c
福氏志贺菌	B	1～6, x, y 变种	1a, 1b, 1c, 2a, 2b, 3a, 3b, 3c, 4a, 4b, 5a, 5b
鲍氏志贺菌	C	1～18	
宋氏志贺菌	D	1	

5. 抵抗力　该菌对理化因素的抵抗力较其他肠道杆菌为弱。对酸敏感，在外界环境中的抵抗力以宋氏志贺菌最强，福氏志贺菌次之，鲍氏志贺菌最弱。一般 56～60℃ 经 10min 即被杀死。蝇肠内可存活 9～10d，对化学消毒剂敏感。

（二）致病性

1. 致病物质　主要有菌毛、内毒素，痢疾志贺菌可产生外毒素。

（1）侵袭力：志贺菌的菌毛能黏附于回肠末端和结肠黏膜的上皮细胞表面，继而在侵袭蛋白作用下穿入上皮细胞内，一般在黏膜固有层繁殖形成感染灶。

（2）内毒素：各型痢疾杆菌都具有强烈的内毒素。内毒素作用于肠壁，使其通透性增高，促进内毒素吸收，引起发热、神志障碍，甚至中毒性休克等。内毒素能破坏黏膜，形成炎症、溃疡，出现典型的脓血黏液便。内毒素还作用于肠壁植物神经系统，导致肠功能紊乱、肠蠕动失调和痉挛，尤其直肠括约肌痉挛最为明显，出现腹痛、里急后重等症状。

（3）外毒素：志贺菌 A 群 I 型及部分 II 型菌株还可产生外毒素，称志贺毒素，为蛋白质，不耐热，75～80℃ 1h 被破坏。该毒素具有 3 种生物活性：①神经毒性，将毒素注射家兔或小鼠，作用于中枢神经系统，引起四肢麻痹、死亡；②细胞毒性，对人肝细胞、猴肾细胞和 HeLa 细胞均有毒性；③肠毒性，具有类似大肠埃希菌、霍乱弧菌肠毒素的活性，可以解释疾病早期出现的水样腹泻。

2. 所致疾病　细菌性痢疾是最常见的肠道传染病，夏、秋两季患者最多。传染源主要为患者和带菌者，通过污染了痢疾杆菌的食物、饮水等经口感染。人类对志贺菌易感。细菌性痢疾常见类型有 3 种。

（1）急性细菌性痢疾：有发热，体温可高达 39℃左右，个别人可高达 40℃以上，开始可无腹痛、腹泻，只有恶心、呕吐、头痛等症状，因此，开始时常被误诊为重感冒，数小时之后开始出现阵发性腹痛、腹泻，开始为稀便，继而出现脓血便，因为此时肠黏膜已出现溃疡和坏死，故有明显的里急后重。

（2）慢性细菌性痢疾：急性菌痢治疗不彻底，或机体抵抗力低、营养不良或伴有其他慢性病时，易转为慢性。病程多在 2 个月以上，迁延不愈或时愈时发。

（3）中毒性菌痢：多见于小儿，各型痢疾杆菌都可引起。发病急，常在腹痛、腹泻未出现，呈现严重的全身中毒症状、惊厥、昏迷，病情凶险，病死率高。

3. 免疫性　抗感染免疫主要靠产生的 SIgA 和肠道黏膜吞噬细胞能力增强的局部免疫，病后免疫力不牢固。

（三）微生物学检查

1. 标本采集　在用药前取粪便的黏液脓血部分，标本不能混有尿液。如不能及时送检，应将标本保存于 30% 甘油缓冲盐水或卡 – 布培养液中。中毒性菌痢可取肛门拭子检查。

2. 直接涂片镜检　标本直接涂片做革兰染色，染成红色，杆状，革兰阴性杆菌。

3. 分离培养　接种肠道杆菌选择鉴别性培养基，37℃孵育 18 ～ 24h，挑取无色半透明的可疑菌落，作生化反应和血清学凝集试验，确定菌群和菌型。如遇非典型菌株，须作系统生化反应以确定菌属，必要时用适量菌液接种于豚鼠结膜上，观察 24h，如有炎症，则为有毒菌株。

（四）防治原则

1. 早期发现患者和带菌者，及时隔离和彻底治疗　是控制疾病的重要措施。

2. 切断传播途径　搞好"三管一灭"，即管好水、粪便和饮食及消灭苍蝇，养成饭前便后洗手的习惯，对饮食业、儿童机构工作人员定期检查带菌状态，一经发现带菌者，应立即予以治疗并调离工作。

3. 保护易感人群　可口服依链株活菌苗，该菌无致病力，但有保护效果。

 沙门菌属

沙门菌属（salmonella）是一群寄生在人类和动物肠道中，生化反应和抗原结构相关的革兰阴性杆菌。沙门菌属细菌的血清型有 2400 多种，但对人致病的只是少数，如引起肠热症的伤寒、副伤寒沙门菌。其他对动物致病，有些沙门菌偶可传染给人，引起食物中毒或败血症，如鼠伤寒沙门菌、肠炎沙门菌、猪霍乱沙门菌等。

● 案例 9-3 --

患者，张某，男，20 岁。持续高热 39℃和腹泻 8d，大便每天 5 ～ 6 次，偶有黏液，右下腹隐痛，伴恶心、呕吐。体检：肝右肋下 2cm，脾左肋下 1cm，躯干背侧见一些比米粒小、压之褪色的淡红色皮疹，有相对脉缓。血液检查：WBC 未见升高，N 0.7，L 0.30，肥达反应 O 效价 1：160，H 效价 1：320。粪便检查：见少许白细胞及脓细胞。

问题：该患者可能患何疾病？可能是由什么病原菌引起？

（一）生物学性状

1. 形态染色 大小（0.6～1.0）μm×（2～3）μm，无芽孢，无荚膜，一般有鞭毛，多数有菌毛，革兰阴性杆菌。

2. 培养特性 营养要求不高。在普通琼脂平板上37℃培养24h后，形成直径2～3mm的中等大小、无色透明、圆形、凸起、光滑菌落。在肠道选择培养基长出无色菌落，在SS培养基上多数产生H_2S，使菌落中心呈黑色。兼性厌氧，最适生长温度35～37℃，最适pH7.2～7.6。

3. 生化反应 发酵葡萄糖、麦芽糖和甘露醇，除伤寒杆菌产酸不产气外，其他沙门菌均产酸又产气，大多产生硫化氢。不发酵乳糖和蔗糖，不产生吲哚，不分解尿素，吲哚试验（I）阴性、甲基红试验（M）阳性、VP试验（Vi）阴性和枸橼酸盐利用试验（C）阴性。

4. 抗原构造 主要有菌体（O）、鞭毛（H）和表面（Vi）3种抗原（表9-3）。Vi抗原一般认为与毒力有关。

（1）O抗原：为脂多糖，性质稳定。能耐100℃达数小时，不被乙醇或0.1%石炭酸破坏。决定O抗原特异性的是脂多糖中的多糖侧链部分，以1、2、3等阿拉伯数字表示。将具有共同O抗原沙门菌归为一组，这样可将沙门菌属分为A～Z、O51～O63、O65～O67共有42组。使人类致病的沙门菌大多属于A～F组。O抗原刺激机体主要产生IgM抗体。

（2）H抗原：为蛋白质，对热不稳定，60℃经15min或乙醇处理被破坏。H抗原有两种，称为第一相和第二相。第一相特异性高，又称特异相，用a、b、c等表示；第二相特异性低，为数种沙门菌所共有，也称非特异相，用1、2、3等表示。具有第一相和第二相H抗原的细菌称为双相菌，仅有一相者称单相菌。H抗原刺激机体主要产生IgG抗体。

（3）Vi抗原：因与毒力有关而命名为Vi抗原。新从患者标本中分离出的伤寒杆菌、丙型副伤寒杆菌等有此抗原。Vi抗原存在于细菌表面，可阻止O抗原与其相应抗体的反应。Vi抗原的抗原性弱。当体内细菌存在时可产生一定量抗体，细菌被清除后，抗体也随之消失。故测定Vi抗体有助于对伤寒带菌者的检出。

表 9-3 主要致病沙门菌的抗原构造

组	菌名	O 抗原	H 抗原	
			第一相	第二相
A	甲型副伤寒沙门菌	1, 2, 12	a	–
B	乙型副伤寒沙门菌（肖沙门菌）	1, 4, 5, 12	b	1, 2
	鼠伤寒沙门菌	1, 4, 5, 12	i	1, 2
C	丙型副伤寒沙门菌（希沙门菌）	6, 7, Vi	c	1, 5
	猪霍乱沙门菌	6, 7	c	1, 5
D	伤寒沙门菌	9, 12, Vi	d	–
	肠炎沙门菌	1, 9, 12,	g, m	–

5. 抵抗力 该菌对热抵抗力不强，60℃ 1h或65℃经15～20min可被杀死。在水中能存活2～3周，粪便中可活1～2个月，可在冰冻土壤中过冬。胆盐、煌绿等对沙门菌属细菌的抑制作用较对其他肠道杆菌为小，故可用其制备肠道杆菌选择性培养基，利于分离粪便中的沙门菌。

（二）致病性

1. 致病物质　主要有 Vi 抗原、菌毛、内毒素。

（1）Vi 抗原：沙门菌侵入小肠黏膜上皮细胞，穿过上皮细胞层到达上皮下组织。细菌虽被细胞吞噬，但不被杀灭，并在其中继续生长繁殖。

（2）内毒素：引起发热、白细胞减少。大剂量时可发生中毒性休克。内毒素可激活补体系统释放趋化因子，吸引粒细胞，导致肠道局部炎症反应。

（3）肠毒素：有些沙门菌，如鼠伤寒杆菌可产生肠毒素，性质类似肠产毒性大肠埃希菌的肠毒素，引起水样腹泻。

2. 所致疾病

（1）肠热症：肠热症是伤寒和副伤寒的统称。传染源是患者和带菌者。通过污染饮水和食物经口感染。苍蝇在本病的传播上起媒介作用。

伤寒沙门菌和甲、乙、丙型副伤寒沙门菌经口进入肠道，穿过黏膜上皮细胞，到达肠壁固有层集合淋巴结内，被吞噬细胞吞噬后，仍能在细胞内生长繁殖。部分细菌经淋巴液到达肠系膜淋巴结大量繁殖后，经胸导管进入血流，出现第一次菌血症。患者出现发热、不适、全身疼痛等前驱症状。细菌随血流进入肝、脾、骨髓、胆囊、肾等器官，并在其中大量繁殖，再次入血形成第二次菌血症，此时中毒症状加重，皮肤出现玫瑰疹，肝、脾大，相对缓脉，外周血白细胞明显减少。胆囊中的细菌随胆汁排入肠道，一部分随粪便排出，另一部分可再次侵入肠壁淋巴组织，刺激肠壁已致敏的淋巴结发生Ⅳ型超敏反应，导致局部出现坏死和溃疡，严重的有出血、肠穿孔等并发症状，此时应注意饮食，一般于病程第 3 周后机体细胞免疫功能增强，病情开始恢复。败血症、肠出血和肠穿孔是本病重要的死亡原因。

（2）食物中毒：主要由于食入含大量鼠伤寒沙门菌、肠炎沙门菌、猪霍乱沙门菌污染的食物引起。潜伏期短，主要症状为发热、腹痛、腹泻、恶心及呕吐等。一般 2 ～ 3 d 即可自愈。

（3）败血症：由猪霍乱沙门菌、鼠伤寒沙门菌、丙型副伤寒沙门菌及肠炎沙门菌引起。患者表现为高热、寒战、贫血、骨髓炎、心内膜炎及胆囊炎等。血培养阳性率高。

3. 免疫性　伤寒和副伤寒主要以细胞免疫为主。病后可获得持久性免疫，再次患病者极少。但病愈后胆囊中带菌，可成为恢复期带菌者，不断从消化道向外排菌污染水源，成为重要的传染源。

（三）微生物学检查

1. 标本采集　根据不同疾病类型、病程发展采集不同标本，最好在使用抗生素前采集。病程第 1 周取血液，第 2、3 周取粪便、尿液，全程均可取骨髓。食物中毒可取排泄物或可疑食物，败血症者取血液，带菌者可取胆汁。

2. 直接涂片镜检　标本直接涂片做革兰染色，染成红色，杆状，革兰阴性杆菌。

3. 分离培养　骨髓和血液应先增菌后血平板培养，粪便、尿液培养接种肠道杆菌选择鉴别性培养基，37℃孵育 18 ～ 24h，挑取无色半透明的可疑菌落，做生化反应和血清学凝集试验，确定菌群和菌型。

4. 肥达反应　用已知伤寒沙门菌 O 抗原、H 抗原和甲、乙、丙型副伤寒沙门菌的 H 抗原与不同稀释度的患者血清做定量凝集试验，以测定待检血清中相应抗体的有无，以及抗体效价高低。用于辅助诊断伤寒和副伤寒。

伤寒沙门菌 O 效价＞1：80，H 效价＞1：160，以及甲、乙、副伤寒沙门菌 H 效价＞1：80才有诊断价值，或在疾病早期及中后期分别采集两次血清，若第二次血清较第一次的效价≥4倍以上具有诊断意义。

若 O、H 抗体效价均大于正常值，则患伤寒的可能性大，两者均低患伤寒病的可能性小。若 O 高、H 不高，则可能是感染早期或其他沙门菌的交叉感染，可于 1 周后复查，如 H 升高则可诊断。若 O 不高、H 高，则可能是预防接种或非特异性回忆反应。

（四）防治原则

1. 早期发现患者和带菌者，及时隔离和彻底治疗　是控制疾病的重要措施。

2. 切断传播途径　搞好"三管一灭"，即管好水、粪便和饮食以及消灭苍蝇，养成饭前便后洗手的习惯，对饮食业、儿童机构工作人员定期检查带菌状态，一经发现带菌者，应立即予以治疗并调离工作。

3. 保护易感人群　可口服 Ty21a 活菌苗，保护效果较好。

 四　霍乱弧菌

霍乱弧菌能引起的烈性肠道传染病霍乱，发病急、传播快，属国际检疫传染病。在我国属于甲类传染病。典型患者由于剧烈的腹泻和呕吐，可引起脱水、肌痉挛，严重者导致外周循环衰竭和急性肾衰竭。一般以轻症多见，带菌者亦较多，但重症及典型患者治疗不及时可致死亡。世界上曾经发生过 7 次大流行。

知识链接

霍乱疫情

在 19 世纪，霍乱在世界各地的蔓延均源自印度恒河三角洲的最初宿主。随后的 6 次大流行使各大洲的数百万人失去了生命。目前的第 7 次大流行 1961 年始于南亚，1971 年波及非洲，1991 年扩大到美洲。现在霍乱在许多国家呈地方流行。2010 年海地爆发霍乱，霍乱疫情导致至少 8300 人死亡，约 68 万人染病。

（一）生物学性状

1. 形态染色　弧形或逗点状，单鞭毛，运动活泼，穿梭样动力，鱼群状排列，有菌毛，个别有荚膜，革兰阴性菌。

2. 培养特性　营养要求不高，在普通培养基上就能生长。兼性厌氧，氧气充分生长良好。耐碱不耐酸（pH8.4～9.6），故用碱性培养基培养，形成光滑、透明、湿润的 " 水滴样 " 菌落，能在无盐培养基中生长，其他弧菌不能生长，用于鉴别。

3. 生化反应　分解多种糖，产酸不产气，但由于本菌不耐酸，故在含糖的培养基中不能存活。触酶阳性、氧化酶阳性、还原硝酸盐、靛基质阳性。

4. 抗原构造　主要有耐热的菌体（O）抗原和不耐热的鞭毛（H）抗原。H 抗原为霍乱弧菌属所共有。O 抗原特异性高，有群特异性和型特异性两种抗原，是霍乱弧菌分群和分型的基础，根据 O 抗原的不同，有 155 个血清群，其中 O1 群、O139 群可引起霍乱。O1 群包括两个血清型：古典生物型和埃托生物型（E1-Tor）。O1 群弧菌型的特异性抗原有 A、B、C 3 种，其中 A 抗原为 O1 群弧菌所共有，A 抗原与其他 B 或 C 抗原相结合则可分为 3 型。小川型含 A、B 抗原；稻叶型含 A、C 抗原；彦岛型含 A、B、C3 种抗原。霍乱弧菌所含的 B、C 抗原可以因弧菌的变异而互相转化，所以，型可以互相转化。O139 群霍乱弧菌对 O1 群霍乱弧菌的多价诊断血清不发生交叉凝集，与 O1 群霍乱弧菌特异性的 A、B 及 C 因子单克隆抗体也不发生反应。

5. 抵抗力 该霍乱弧菌对热、干燥、日光、酸和一般消毒剂很敏感，但耐碱能力强。湿热 55℃ 15min、煮 100℃ 1 ～ 2 min 本菌死亡，在正常人的胃酸中仅能存活 4 min，用 1 ：4 比例加漂白粉处理患者的排泄物或呕吐物 1h 可达到消毒目的。EI-Tor 生物型在自然界的生存能力较古典型强，其在河水、井水及海水中可存活 1 ～ 2 周。本菌对链霉素、氯霉素敏感，EI Tor 生物型对庆大霉素及多黏菌素 B 有耐药性。

（二）致病性

1. 致病物质 主要有产生的内毒素和外毒素（霍乱肠毒素），以及鞭毛、菌毛。

（1）鞭毛、菌毛：菌毛和鞭毛与其穿过肠黏液层、黏附并定居于肠上皮细胞有关。

（2）内毒素：为多糖体，可诱发机体免疫反应，是制作菌苗产生抗菌免疫的主要成分。

（3）霍乱肠毒素：是霍乱的主要致病物质。霍乱肠毒素有 A、B 两个亚单位。A 亚单位具有毒素活性。B 亚单位可与肠黏膜上皮细胞刷状缘细胞膜的受体（神经节苷脂，GM1）结合，介导 A 亚单位进入细胞内，激活腺苷酸环化酶，促使三磷酸腺苷（ATP）变成环腺苷酸（cAMP）。大量的环腺苷酸积聚在肠黏膜上皮细胞内，刺激隐窝细胞过度分泌水、氯化物和碳酸盐等，同时抑制绒毛细胞对氯和钠等离子的吸收。由于肠黏膜分泌增强，吸收减少，大量肠液聚集在肠腔内，形成霍乱特征性的剧烈水样腹泻。

霍乱肠毒素还能促使肠黏膜杯状细胞分泌黏液增加，使腹泻的水样便中含有大量黏液。腹泻导致的失水使胆汁分泌减少，所以，吐泻物呈"米泔水样"。

2. 所致疾病 霍乱弧菌引起甲类烈性传染病霍乱。在自然情况下，人是霍乱弧菌的唯一易感者。霍乱的传染源主要是患者或带菌者。霍乱弧菌经口进入体内，是否发病取决于机体的免疫力及弧菌的致病性。正常胃酸可杀灭霍乱弧菌，只有在一次食入大量霍乱弧菌（如超过 10^8 个）时才会发病。但胃大部切除后，胃酸缺乏或被稀释均降低对霍乱弧菌的抵抗力。肠道的分泌型 IgA，以及血清中特异性凝集抗体、杀弧菌抗体及抗毒素抗体等也有一定的免疫保护作用。

霍乱弧菌经胃到达肠道后，穿过肠黏膜表面的黏液层，黏附于小肠上段黏膜上皮细胞刷状缘并大量繁殖，在局部产生大量霍乱肠毒素导致发病。出现剧烈腹泻、呕吐、严重脱水、电解质紊乱临床特征，严重者可因肾衰竭、休克而死亡。

疾病治愈后胆囊中带菌，可成为恢复期带菌者，不断从消化道向外排菌污染水源，为重要的传染源。

3. 免疫性 患者治愈后可获得牢固免疫力。但以前感染 O1 群获得的免疫对 O139 群感染无交叉保护作用。霍乱弧菌引起的肠道局部黏膜免疫是霍乱保护性免疫的基础。病后小肠内可出现分泌型 IgA。一般认为局部 SIgA 可在肠粘膜与病原菌之间形成免疫屏障，有阻断黏附和中和毒素的作用。

（三）微生物学检查

1. 标本采集 霍乱是烈性传染病，尽量在发病早期及使用抗菌药物前采集标本。对首例患者的诊断应快速、准确，并及时做出疫情报告。采取患者"米泔水样"大便或呕吐物，或做肛拭。采集的标本及时送检，不能及时送检，可将标本置于文 - 腊保存液内或卡 - 布保存液内严密包装，由专人运送。

2. 直接涂片镜检 涂片革兰染色，镜下可见鱼群状排列，革兰阴性弧菌。做压滴法、悬滴法或暗视野显微镜检查，可见运动极为活泼或穿梭样运动的弧菌，再加入抗血清做制动试验后运动消失，可初步报告为检出霍乱弧菌。

3. 分离培养　可将标本接种至碱性蛋白胨水 37℃培养 6 ~ 8h 后，取生长物作形态观察，并转种于碱性平板作分离培养，还可接种于含有硫代硫酸盐、枸橼酸盐、胆盐及蔗糖的 TCBS 的选择培养基上，该培养基可选择性抑制其他肠道杆菌，有利于霍乱弧菌的生长，霍乱弧菌因分解蔗糖呈黄色的菌落。取可疑菌落作玻片凝集，阳性者再作生化反应及生物型别鉴定试验。目前还需与 O139 群抗血清做凝集试验。

4. 快速诊断　除一般免疫荧光法外，还可用荧光菌球法检查。

（四）防治原则

必须贯彻预防为主的方针，作好对外交往及入口的检疫工作，严防霍乱弧菌传入，此外应加强水、粪管理，注意饮食卫生。及时检出患者，对患者要严格隔离，必要时实行疫区封锁，以免疾病扩散蔓延。

人群的菌苗预防接种，可获良好效果，现用加热或化学药品杀死的古典型霍乱菌苗皮下接种，能降低发病率。这种苗菌对 EL-Tor 型霍乱弧菌感染也有保护作用，但持续时间短，仅 3 ~ 6 个月。

治疗主要为对症治疗，及时补充液体和电解质，预防大量失水引起的低血容量性休克和酸中毒，及应用抗菌药物，如链霉素、氯霉素、多西环素、复方 SMZ-TMP 等。

五　其他消化道感染的细菌

（一）空肠弯曲菌

对人类致病的主要是空肠弯曲菌和胎儿弯曲菌胎儿亚种。前者是人类腹泻最常见的病原菌之一，后者在免疫功能低下时可引起败血症、脑膜炎等。致病物质主要有黏附素、细胞毒性酶类和肠毒素，引发细菌性肠炎。

（二）幽门螺杆菌（Hp）

为革兰染色阴性菌。致病物质主要有黏附素、尿素酶和蛋白酶等。Hp 通过粪 - 口途径传播，传染源主要是人，引起慢性胃炎、胃和十二指肠溃疡，甚至胃癌。目前尚无有效的预防措施，临床上常用治疗幽门螺杆菌感染的药物，有胶体铋盐、呋喃唑酮、甲硝唑等。

第三节　创伤感染的细菌

一　葡萄球菌属

葡萄球菌属（staphylococcus）广泛分布于自然界，多存在于环境中，以及人与动物的皮肤黏膜上，大多数是非致病腐物寄生菌，少部分可导致多种化脓性感染，如疖、痈、脓肿等，还可引起烫伤样皮肤综合征和毒性休克综合征等疾病。在医务人员中带菌率可达 70%，是医院内交叉感染的重要传染源。

（一）生物学特性

1. 形态与染色　菌体呈球形或稍呈椭圆形，直径 0.5 ~ 1.5μm，大多排列成葡萄串状，但在脓汁或液体培养基中可见成双或短链状排列。葡萄球菌一般无特殊结构，除少数菌株形成荚膜。为革兰阳性菌，但在衰老、死亡或被白细胞吞噬后常可被染成革兰阴性。

2. 培养特性　营养要求不高，在普通培养基上生长良好，在含有血液和葡萄糖的培养基中生长更佳。需氧或兼性厌氧，致病菌最适 pH 为 7.4，最适温度为 37℃。在琼脂平板上形成圆形凸起、边缘整齐、表面光滑、湿润、不透明的菌落。不同种的细菌标本产生不同的色素，如金黄色、白色、柠檬色，色素为脂溶性。葡萄球菌在血琼脂平板上形成明显的完全透明溶血环。

3. 生化反应　多数能分解葡萄糖、麦芽糖和蔗糖，产酸不产气。致病性菌株能分解甘露醇，产酸不产气。触酶阳性。葡萄球菌耐盐性强，在含有 10% NaCl 的培养基中生长较好，故可用高盐培养基分离菌种。

4. 抗原构造　抗原结构复杂，主要有以下两种。

（1）葡萄球菌 A 蛋白（SPA）：存在于葡萄球菌细胞壁的一种单链多肽，位于菌体表面，与细胞壁的黏肽相结合，90% 以上的金黄色葡萄球菌有此抗原。它与人及多种哺乳动物血清中 lgG 的 Fc 段结合，因而可用含 SPA 的葡萄球菌作为载体，结合特异性抗体，进行协同凝集试验。A 蛋白有抗吞噬作用，还有激活补体替代途径等活性。SPA 是完全抗原，具属特异性。大多来自人类的菌株均有此抗原。

（2）多糖抗原：是半抗原，具有型特异性。

5. 分类

（1）根据生化反应和产生色素不同，可分为金黄色葡萄球菌、表皮葡萄球菌和腐生葡萄球菌 3 种。其中金黄色葡萄球菌多为致病菌，表皮葡萄球菌偶尔致病，腐生葡萄球菌一般不致病。三者比较见表 9-4。

表 9-4　三种葡萄球菌的主要性状

	金黄色葡萄球菌	表皮葡萄球菌	腐生葡萄球菌
色素	金黄色	白色	柠檬色
产生溶血毒素	+	−	−
甘露醇	+	−	−
产生凝固酶	+	−	−
产生耐热 DNA 酶	+	−	−
产生 SPA	+	−	−
新生霉素敏感性	S	S	R
致病性	强	弱	无

（2）根据可被相应噬菌体裂解分为 4 群 23 个型。

（3）根据凝固酶产生与否分为凝固酶阳性和凝固酶阴性的葡萄球菌两大类。

6. 抵抗力　葡萄球菌是无芽孢细菌中抵抗力最强的。耐盐、耐热、耐干燥，加热 60℃ 1h 或 80℃ 30min 才被杀死。对碱性染料敏感，如 1：10 万～ 1：20 万的甲紫溶液可抑制其生长。对多种抗生素敏感，但由于近年来抗生素的广泛使用，耐药菌株迅速增多，尤其是耐甲氧西林金黄色葡萄球菌已成为医院感染最常见的致病菌。

（二）致病与免疫

1. 致病物质

（1）血浆凝固酶：凝固酶有两种。一种是分泌至菌体外的，称为游离型凝固酶，为蛋白质；另一种凝固酶结合于菌体表面并不释放，称为结合型凝固酶或凝聚因子。凝固酶的作用是能使含有枸橼酸钠或肝素抗凝剂的人或兔血浆发生凝固的酶类物质。致病菌株多能产生，常作为鉴别葡萄球菌有无致病性的重要标志。

（2）葡萄球菌溶血素：是一类外毒素。按抗原性不同，至少有 α、β、γ、δ、ε 5 种，对人类有致病作用的主要是 α 溶血素。它是一种破坏细胞膜的外毒素，除了对多种动物的红细胞有溶血作用外，还对白细胞、血小板、肝细胞等有损伤作用。

（3）杀白细胞素：多数致病菌能产生，能杀死人和兔的中性粒细胞和巨噬细胞。此外毒素有抗原性，不耐热，产生的抗体能阻止葡萄球菌感染的复发。

（4）肠毒素：部分金黄色葡萄球菌产生肠毒素，是一种耐热的可溶性蛋白质，经 100℃ 煮沸 30 min 不被破坏，也不受胰蛋白酶的影响。目前已确定有 9 个血清型，均能引起食物中毒。发病急，病程短，恢复快。一般潜伏期为 1 ~ 6h，出现头晕、呕吐、腹泻，发病 1 ~ 2d 可自行恢复，愈后良好。

（5）表皮溶解毒素也称表皮剥脱毒素：引起人类或新生小鼠的表皮剥脱性病变，即烫伤样皮肤综合征。主要由噬菌体 II 型金黄色葡萄球菌产生的一种蛋白质。多见于新生儿和免疫功能低下者。

（6）毒性休克综合毒素 I：系噬菌体 I 群金黄色葡萄球菌产生。可引起发热，增加对内毒素的敏感性，增强毛细血管通透性，引起心血管紊乱而导致休克。

（7）其他：葡萄球菌尚可产生纤维蛋白溶解酶、耐热核酸酶、透明质酸酶和脂酶等。

2. 所致疾病

（1）侵袭性疾病：主要引起化脓性炎症。葡萄球菌可通过多种途径侵入机体，导致皮肤或器官的多种感染，甚至败血症。① 皮肤及软组织感染：皮肤软组织感染主要有疖、痈、毛囊炎、脓疱疮、甲沟炎、麦粒肿、蜂窝组织炎、伤口化脓等。其特点是病灶局限，且与周围组织界线清晰，脓汁黄而黏稠。② 内脏器官感染：如肺炎、脓胸、中耳炎、脑膜炎、心包炎、心内膜炎等，主要由金黄色葡萄球菌引起。③ 尿路感染：多由表皮葡萄球菌和腐生葡萄球菌引起。④ 全身感染。如败血症、脓毒血症等，多由金黄色葡萄球菌引起，新生儿或机体防御功能低下时表皮葡萄球菌也可引起严重败血症。

（2）毒素性疾病：由金黄色葡萄球菌产生的有关外毒素引起的疾病。① 食物中毒：食入含肠毒素的食物 1 ~ 6h 后可出现头晕、呕吐和腹泻，发病 1 ~ 2d 可自行恢复，愈后良好。② 烫伤样皮肤综合征：多见于新生儿、幼儿和免疫功能低下的成年人，疾病开始皮肤有弥漫性红斑，1 ~ 2d 有皮肤起皱，继而形成无菌清亮的水疱，至表皮脱落。③ 毒性休克综合征：主要表现为起病急、高热、低血压、红斑皮疹伴脱屑和休克等。多见于月经期使用阴道塞的女性，病死率较高。但近年来发现与月经无关的病例明显增加。④ 假膜炎肠炎：本病是一种菌群失调性肠炎，病理特点是肠黏膜被一层炎性假膜所覆盖，该假膜由炎性渗出物、肠黏膜坏死块和细菌组成。人群中 10% ~ 15% 有少量金黄色葡萄球菌寄居于肠道，当优势菌，如脆弱类杆菌、大肠埃希菌等因抗菌药物的应用而被抑制或杀灭后，耐药的金黄色葡萄球菌就乘机繁殖而产生肠毒素 B，引起以腹泻为主的临床症状。

3. 免疫性　人类对葡萄球菌有一定的天然免疫作用。只有当皮肤黏膜受创伤后，或机体免疫力降低，或患慢性消耗性疾病时，才易引起感染。患病后所获免疫力不强，难以防止再次感染。

（三）微生物学检查

1. 标本　根据不同病症和体征采集不同标本，化脓性感染病灶采集脓汁、渗出液、穿刺液、咽拭子等标本，败血症、脓毒血症采集血液标本，脑膜炎采集脑脊液标本，食物中毒采集粪便、呕吐物及可疑食物标本。

2. 涂片染色镜检　取标本涂片后镜检。一般根据细菌形态、排列和染色性可作出初步诊断。

3. 培养与鉴定　将标本接种于血琼脂平板或高盐甘露醇平板中进行分离培养后，挑选可疑菌落进行革兰染色、镜检。再做必要的鉴定试验，如凝固酶试验，观察色素和溶血性。甘露醇试验，致病菌产生凝固酶、金黄色色素，有溶血性，发酵甘露醇。

4. 肠毒素检测　取食物中毒患者或可疑的食物，接种于高盐肉汤培养基中，37℃孵育48h，将肉汤煮沸30min，离心取上清液注射于6～8周龄的幼猫腹腔内，若注射4h后，幼猫发生呕吐、腹泻、体温升高或死亡等现象，提示有肠毒素存在的可能。肠毒素检测除用动物试验外还可用免疫学方法。

（四）防治原则

1. 加强卫生宣传教育，讲究个人卫生，皮肤创伤应及时处理，防止感染。

2. 加强对饮食行业的卫生监督，对于可能有金黄色葡萄球菌感染的人，不宜从事与饮食行业有关的工作。

3. 加强医院消毒隔离制度，严格无菌操作，避免医院内交叉感染。

4. 杜绝滥用抗生素，防止耐药菌株日益增多，根据药物敏感试验选择敏感药物。

5. 对于反复发作的疖、痈患者，可试用自身疫苗疗法。

链球菌属

链球菌属（streptococcus）是广泛分布于自然界和人及动物的体表、口腔、胃肠道和健康人鼻咽部，大多数不致病，少部分可导致多种疾病，如化脓性炎症、猩红热、大叶性肺炎、肾小球肾炎等疾病。链球菌属包括链球菌和肺炎链球菌。

（一）生物学特性

1. 形态与染色　菌体呈球形或稍呈椭圆形，直径0.6～1.0μm，多数呈链状排列，长短不一，链的长短与菌种及生长环境有关，在液体培养基中形成的链较长，在临床标本和固体培养基中形成的链较短或成双排列。链球菌一般无特殊结构，但幼龄菌大多可见到透明质酸形成的荚膜，如延长培养时间，荚膜可被细菌自身产生的透明质酸酶分解而消失。革兰阳性菌。

肺炎链球菌呈矛头状，多成双排列，宽端相对，尖端相背，有荚膜，革兰阳性菌。

2. 培养特性　营养要求较高，普通培养基中需加有血液、血清和葡萄糖等才能生长。需氧或兼性厌氧，有些为厌氧菌。最适pH为7.4～7.6，最适温度为37℃。在含血清的液体培养基中管底可见絮状沉淀。在血琼脂平板上形成灰白色、有乳光、表面光滑、边缘整齐的细小菌落，不同菌株有不同溶血现象。肺炎链球菌与甲型溶血性链球菌均产生草绿色溶血坏。

3. 生化反应　能分解葡萄糖，产酸不产气。一般不分解菊糖，不被胆汁溶解。而肺炎链球菌分解菊糖，可被胆汁溶解。借此用来鉴定甲型溶血型链球菌和肺炎链球菌。触酶阴性。

4. 抗原构造　抗原结构复杂，其中特异性抗原有以下两种。

（1）多糖抗原或称C抗原：具有群特异性，是细胞壁上的多糖成分。多糖抗原是链球菌血清学分群的重要依据。

（2）蛋白质抗原或称表面抗原：具有型特异性。是链球菌细胞壁的蛋白质成分，与人类致病有关的是 M 蛋白，是 A 群链球菌的主要致病物质，还是引起超敏反应的异嗜性抗原。

肺炎链球菌有毒菌株为荚膜多糖抗原，存在于荚膜中，与致病性有关。

5. 分类 链球菌的分类方法很多，现简单介绍以下两种。

（1）根据对红细胞的溶血能力不同分类：①甲型溶血性链球菌，菌落周围有草绿色溶血环，称甲型溶血或 α 溶血。这类链球菌亦称草绿色链球菌。甲型溶血性链球菌为条件致病菌。②乙型溶血性链球菌，菌落周围有完全透明的溶血环，称乙型溶血或 β 溶血。这类细菌又称溶血性链球菌，致病力强，可引起人和动物的多种疾病。③丙型链球菌，菌落周围无溶血环，称为不溶血性链球菌，一般不致病。

（2）根据抗原结构分类：根据 C 抗原不同可分为 A、B、C、D、E、F、G、H、K、L、M、N、O、P、Q、R、S、T、U、V 等 20 个群。同群链球菌中因表面抗原的不同又可分若干个型。

6. 抵抗力 链球菌对外界抵抗力较弱。60℃ 30min 可被杀死，对一般消毒剂敏感，在干燥尘埃中可存活数月，对青霉素、红霉素、氯霉素、四环素、磺胺类药等敏感。

（二）致病与免疫

1. 致病物质

（1）M 蛋白：是链球菌细胞壁中的蛋白质成分，具有抗吞噬和抗吞噬细胞内的杀菌作用。M 蛋白有抗原性，刺激机体产生型特异性抗体，并参与超敏反应性疾病。

（2）脂磷壁酸：与细菌黏附于宿主细胞表面有关，大多数脂磷壁酸位于细胞膜和肽聚糖之间，通过肽聚糖孔伸展至细菌细胞表面，人类口腔黏膜和皮肤上皮细胞、血细胞等细胞膜上均有脂磷壁酸的结合位点。

（3）红疹毒素：又称致热外毒素或猩红热毒素，是人类猩红热的主要致病物质，为外毒素，使患者发热和产生红疹。该毒素是蛋白质，对热稳定，具有抗原性，其产生的抗毒素能中和该毒素的活性。

（4）链球菌溶血素：主要有 "O" 和 "S" 两种。①链球菌溶血素 "O" 对氧敏感，遇氧时 -SH 基即被氧化为 -SS- 基，暂时失去溶血能力。若遇还原剂后，又可恢复溶血能力。溶血素 "O" 能破坏白细胞和血小板。抗原性强，感染后 2～3 周，85% 以上患者产生抗 "O" 抗体，病愈后可持续数月甚至数年，可作为新近链球菌感染或可能风湿活动的辅助诊断。②链球菌溶血素 "S" 无抗原性，对氧稳定，对热和酸敏感。血平板所见透明溶血是由 "S" 所引起，能破坏白细胞、血小板和多种组织细胞等。

（5）透明质酸酶：能分解细胞间质的透明质酸，使病原菌易于在组织中扩散。又称为扩散因子。

（6）链激酶：又称链球菌溶纤维蛋白酶，能激活血液中的血浆蛋白酶原成为血浆蛋白酶，即可能溶解血块或阻止血浆凝固，又有利于细菌在组织中的扩散。

（7）链道酶：又名脱氧核糖核酸酶，能分解黏稠脓液中具有高度黏性的 DNA，使脓汁变稀薄易于扩散。

（8）荚膜：肺炎链球菌的主要致病物质是荚膜，具有抗吞噬作用，细菌一旦失去荚膜致病力也随之失去。

2. 所致疾病

（1）A 群链球菌：对人致病的菌株 90% 属于 A 群链球菌，又称为化脓性链球菌。① 化脓性炎症：主要有疖、痈、蜂窝组织炎、丹毒等。沿淋巴管扩散，引起淋巴管炎、淋巴结炎、败血症等，也可引起急性扁桃腺炎、咽峡炎、脓肿、中耳炎、乳突炎、气管炎、肺炎、产褥热等。其特点是病灶扩散，且与周围组织界线不清，脓汁稀薄带血性。② 猩红热：猩红热是通过呼吸道侵入机体的疾病，潜伏期短，起病急剧，突然高热、头痛、咽痛、起皮疹，皮疹为猩红热最重要的症状之一。③ 超敏反应性疾病：主要有风湿热和急性肾小球肾炎。风湿热现机理不是很详，一般认为细胞壁的 M 蛋白与人的关节、心肌有共同抗原导致超敏反应性疾病。急性肾小球肾炎多见于儿童和少年，一般认为是由免疫复合物引起的，属Ⅲ型超敏反应，主要表现蛋白尿、水肿和高血压等。

（2）B 群链球菌：可引起感染、心内膜炎、产后感染、新生儿败血症和新生儿脑膜炎。

（3）甲型溶血性（草绿色）链球菌：一般不致病，只有当机体免疫功能低下时，在口腔和上呼吸道的正常菌群随着拔牙或摘除扁桃体时侵入血流，引起亚急性细菌性心内膜炎或菌血症。还可引起龋齿。

（4）肺炎链球菌：一般不致病，只有当机体免疫功能低下或营养不良时，主要是引起大叶性肺炎，还有中耳炎、乳突炎、败血症和脑膜炎等。

3.免疫性　患病后可获得同型的免疫力，不同型间无交叉免疫，故可反复感染，免疫力不强。

（三）微生物学检查

1.标本　根据不同病症和体征采集不同标本，可采取脓汁、鼻咽拭子、血液等标本。

2.涂片染色镜检　取标本涂片后镜检。一般根据细菌形态、排列和染色性可作出初步诊断。

3.培养与鉴定　将标本接种于血琼脂平板中进行分离培养后，挑选可疑菌落进行革兰染色、镜检，再做必要的鉴定试验，如胆汁溶菌试验、菊糖发酵试验、奥普托辛敏感试验。

4.抗链球菌溶血素"O"试验（简称抗链"O"试验）　是辅助诊断风湿热的一种中和试验，风湿热患者抗链"O"的效价比正常人高 400 国际单位以上有辅助诊断意义。

（四）防治原则

1.及时治疗患者和带菌者，以减少传染源。

2.加强对医院的空气、器械和敷料等的消毒，严格无菌操作，避免医院内交叉感染。

3.对扁桃体炎和急性咽峡炎须彻底治疗，以防止急性肾小球肾炎、风湿热的发生。

4.首选治疗药物为青霉素 G。

三　厌氧芽孢梭菌属

（一）破伤风梭菌

破伤风梭菌（C. tetani）又称破伤风杆菌，广泛分布自然界的土壤、沼泽、湖泊和海洋中，还存在于人和动物肠道中，由粪便污染土壤，经伤口感染引起破伤风。

1.生物学特性

（1）形态与染色：为菌体细长的杆菌，大小为（2～3）μm×（0.3～0.5）μm。有周身鞭毛、芽孢，芽孢位于菌体的一端，呈球形，大于菌体横径，似鼓槌状，为破伤风梭菌的鉴别要点。革兰阳性菌。

（2）培养特性：营养要求不高，在普通培养基上可生长。专性厌氧，最适 pH 为 7.4 左右，最适温度为 37℃。在普通琼脂平板上培养 24～48h 后，形成不规则的、中心紧密、周边疏松、似羽毛状菌落。在血液琼脂平板上有明显溶血环。在疱肉培养基培养中，肉汤浑浊，肉渣部分被消化，微变黑，产生腐败的臭气。

（3）生化反应：一般不发酵糖类，能液化明胶，产生硫化氢，形成吲哚。

（4）抵抗力：抵抗力较强，在土壤中可存活数十年，能耐受煮沸 1h。

2. 致病与免疫

（1）致病物质：①破伤风痉挛毒素。是一种嗜神经性的外毒素，毒性很强，仅次于肉毒毒素，是破伤风的主要致病物质。破伤风痉挛毒素可经甲醛脱毒保留抗原性制成类毒素，再刺激机体产生抗毒素，用于中和机体内的破伤风痉挛毒素，预防破伤风。②溶血毒素。对氧气敏感，可溶解红细胞、粒细胞和血小板等。

（2）致病条件：伤口的厌氧环境是感染的重要条件。破伤风梭菌由窄而深的伤口（如刺伤）进入机体，伤口混有泥土或异物污染，伴有需氧菌或兼性厌氧菌混合感染，或大面积创伤、烧伤、坏死组织多，局部组织缺血，均易造成厌氧环境，局部氧化还原电势降低，有利于破伤风梭菌的生长。

（3）所致疾病：破伤风。破伤风梭菌在被污染的局部组织中生长繁殖，一般不入血流。当局部产生破伤风痉挛毒素后，可沿神经纤维的间隙逆行至脊髓前角神经细胞到达脑干，也可经淋巴液或血液吸收，到达中枢神经系统。毒素与神经组织中的神经节苷脂结合，封闭了抑制性介质的释放，可造成患者牙关紧闭，呈苦笑面容。继而颈部、躯干和四肢肌发生强直收缩，身体呈角弓反张、面部发绀、呼吸困难，最后可因窒息而死亡。

（4）免疫性：主要依靠抗毒素的中和作用。抗毒素与破伤风痉挛毒素结合，使破伤风痉挛毒素不能与神经组织中的神经节苷脂结合，使破伤风痉挛毒素失去作用位点，而失去致病能力。但破伤风痉挛毒素毒性很强，很少就可以致病，不足以刺激机体产生抗毒素，所以病愈后免疫力不牢固。

3. 微生物学检查　破伤风一般不做微生物学检查，因为临床症状典型，只是在必要时才做。

（1）标本：可采集伤口的分泌物、穿刺液和坏死的组织块等。

（2）涂片染色镜检：取标本涂片后镜检。一般根据细菌形态、芽孢的位置、大小、形态和染色性可作出初步诊断。

（3）培养与鉴定：将标本接种于庖肉培养基或血琼脂平板进行分离培养后，挑选可疑菌落进行革兰染色、镜检。再做必要的鉴定试验，如毒力试验等。

（4）动物实验：取庖肉培养物的滤液注入小鼠体内，做毒力试验和保护性试验，如果两试验均阳性，说明此滤液中有破伤风痉挛毒素存在。

4. 防治原则

（1）及时清理伤口处的泥土及杂物，必要时扩创，也可用高锰酸钾和过氧化氢等氧化类消毒液处理，避免厌氧环境。

（2）对 3～6 个月儿童可采用百 - 白 - 破（DPT）三联疫苗进行计划免疫，对易受外伤的人群应注射破伤风类毒素，刺激机体产生相应抗毒素起到免疫作用。

（3）对受伤患者应尽快足量注射破伤风抗毒素（TAT），但使用时要注意超敏反应。要求先做皮肤试验，阳性者可进行脱敏治疗。

（4）应用抗生素治疗，可选用青霉素和红霉素等，必要时可用镇静药和解痉挛药对症治疗。

（二）产气荚膜梭菌

产气荚膜梭菌（C.perfringens）广泛分布于自然界、人和动物肠道中，主要可引起气性坏疽，也可引起食物中毒及坏死性肠炎等疾病。

1. 生物学特性

（1）形态与染色：菌体为粗短大杆菌，大小为（3～5）μm×（1～1.5）μm。有荚膜、芽孢，芽孢位于菌体中央或次极端，呈椭圆形，小于菌体横径。革兰阳性菌。

（2）培养特性：营养要求不高，在普通培养基上可生长，但加入葡萄糖或血液，则生长更好。专性厌氧，但不严格，最适 pH 为 7.4 左右，最适温度为 37℃。生长迅速，大约 8min 一代。在血琼脂平板上，能形成双层溶血环，内环完全溶血，是由 θ 毒素引起的，外环不完全溶血则是由 α 毒素所致。在牛奶培养基中能分解乳糖产酸，使牛奶中的酪蛋白凝固，同时产生大量气体，将凝固的酪蛋白冲成蜂窝状，甚至冲开管口棉塞，气势凶猛，称为"汹涌发酵"，这是产气荚膜梭菌的特征。

（3）生化反应：发酵葡萄糖、麦芽糖、乳糖和蔗糖，产酸产气。液化明胶，产生 H_2S。

（4）分类：根据产气荚膜梭菌产生外毒素种类的不同，可将产气荚膜梭菌分成 A、B、C、D、E 5 个毒素型。其中对人致病的主要是 A 型和 C 型，A 型主要引起气性坏疽和食物中毒，C 型主要引起坏死性肠炎。

（5）抵抗力：抵抗力较强，在土壤中可存活数十年，能耐受煮沸 1h。

2. 致病与免疫

（1）致病物质：产气荚膜梭菌能够产生多种毒素和酶类，主要的有 α 毒素为卵磷脂酶，可溶解细胞膜上的卵磷脂，破坏细胞膜引起溶血、组织坏死和血管内皮细胞损伤，使血管的通透性增高，导致水肿，促进血小板聚集，形成血栓，也可作用于心肌，使血压下降，导致休克，是气性坏疽的主要死因。β 毒素可导致坏死性肠炎。θ 毒素有溶血和破坏白细胞的作用。ε 毒素可导致坏死和致死作用。μ 毒素为透明质酸酶，能分解细胞间质的透明质酸，使病原菌易于在组织中扩散。γ 毒素为 DNA 酶，能使坏死组织的黏稠度降低。κ 毒素为胶原酶，能分解组织中的胶原蛋白，使局部组织崩解。以上毒素和酶协调作用，可使组织溶解、坏死、水肿，以及病灶迅速扩散和出现全身中毒症状。此外，还有肠毒素引起食物中毒。

（2）所致疾病：① 气性坏疽。主要由 A 型产气荚膜梭菌引起的，细菌一般不入血流但产生的毒素入血。主要造成组织坏死、水肿、气肿，且水气夹杂，触摸时有捻发感，并有恶臭味和剧痛感。② 坏死性肠炎。主要由 C 型产气荚膜梭菌 β 毒素引起的，起病急，病死率较高，主要造成腹痛、腹泻和血便等。③ 食物中毒。主要由 A 型产气荚膜梭菌产生肠毒素引起的，主要可造成呕吐和水样便腹泻等，很快自愈。

3. 微生物学检查

（1）标本：可采集伤口的分泌物、穿刺液和坏死的组织块等。

（2）涂片染色镜检：取标本涂片后镜检。一般根据细菌形态、芽孢的位置、大小、形态和染色性可作出初步诊断。

（3）培养与鉴定

将标本接种于血琼脂平板进行分离培养后挑选可疑菌落进行革兰染色、镜检。再做必要的鉴定试验，如"汹涌发酵"、Nagler 试验等。

4. 防治原则

（1）及时清理伤口处，清创、扩创，也可用高锰酸钾和过氧化氢等氧化类消毒液处理，避免厌氧环境。

（2）应用高压氧舱治疗，可有效增加患者血液中的氧容量，达到抑制厌氧菌的作用。

（3）对患者应用多价血清有一定的防治意义。

四 无芽孢厌氧菌

无芽孢厌氧菌广泛分布于人或动物的消化道、泌尿生殖道、呼吸道、皮肤和黏膜等部位，主要包括革兰阴性无芽孢厌氧杆菌、革兰阳性无芽孢厌氧杆菌、革兰阴性厌氧性球菌、革兰阳性厌氧性球菌，多为正常菌群，其致病力不强，为条件致病菌。在正常菌群中厌氧菌占绝对优势（表 9-5）。

表 9-5 常见无芽孢厌氧菌种类及特性

	致病性	微生物学检查法	防治原则
革兰阴性杆菌		1. 从感染灶深部采取标本	无芽孢厌氧菌为人体正
脆弱类杆菌	致病因素为内毒素，引起软组织感染	2. 将采集的标本直接涂片染色镜检，	常菌群，属于条件致
产黑色素类杆菌	引起口腔、肠道、泌尿道感染	观察细菌形态、染色及菌量，为进	病菌，其感染为内源
革兰阳性杆菌		一步培养及初步诊断提供依据，医	性感染，故缺乏特异
丙酸杆菌属	可因外伤、手术引起皮肤软组织感染	学教育网搜集整理	有效的预防方法。外
双歧杆菌	维护肠道正常细菌菌群平衡，抑制病原菌的生长	3. 分离培养是鉴定无芽孢厌氧菌感染的关键步骤。标本应立即接种相应	科清创引流是预防厌氧感染的一个重要
乳酸杆菌属	有抑制阴道、肠道致病菌的作用	的培养基，最常用的培养基是以牛心脑浸液为基础的血平板。置 37℃	措施。大多数无芽孢厌氧菌对青霉素、氯
革兰阴性球菌		厌氧培养 2～3d，如无菌生长，继	霉素、克林霉素、头
韦荣球菌	口腔、咽部、呼吸道、消化道、女性阴道感染	续培养 1 周；如有菌生长则进一步利用有氧和无氧环境分别传代培养，	孢菌素敏感，均可用于治疗，而对氨基糖
革兰阳性球菌		证实为专性厌氧菌后，再经生化反	苷类抗生素不敏感，
消化链球菌	口腔、肠道、女性生殖道感染	应进行鉴定	对四环素亦大多耐药

五 铜绿假单胞菌

铜绿假单胞菌（P.aeruginosa）又称为绿脓杆菌。广泛分布在自然界及人体的皮肤、呼吸道和肠道内，是一种常见的条件致病菌，主要导致化脓性感染。

（一）生物学特性

1. 形态与染色 菌体呈小杆形，长短不一。菌体的一端有单鞭毛，运动活泼，有菌毛。革兰阴性菌。

2. 培养特性 营养要求不高，在普通培养基上生长良好，专性需氧，最适 pH 为 7.4，最适温度为 35℃，在 4℃不生长，但在 42℃可生长。在普通培养基上形成大小不一、扁平、边缘不整且常融合的菌落，能产生水溶性的色素绿脓素。在伤口感染时出现绿色脓汁。在血平板上会形成透明溶血环。

3. 生化反应 能氧化葡萄糖、木糖，产酸不产气。还原硝酸盐并产生氮气。

4. 抗原构造 该菌含有 "O" 抗原（菌体抗原）及 "H" 抗原（鞭毛抗原）。"O" 抗原包含两种成分。

（1）内毒素蛋白：是一种保护性抗原。

（2）脂多糖：具有特异性，根据其结构可将铜绿假单胞菌分成 12 个血清型。

此外，还可利用噬菌体或铜绿假单胞菌分型。

5. 抵抗力　铜绿假单胞菌对外界环境抵抗力较强，在潮湿处能长期生存。对紫外线不敏感，湿热 55℃ 1h 才被杀灭。对多种抗生素具有耐药性。

（二）致病与免疫

1. 致病物质

（1）内毒素：可引起发热、白细胞数目增多、休克和弥漫性血管内凝血等。

（2）蛋白分解酶：能抑制蛋白的合成和使蛋白分解。

（3）杀白细胞素：抑制中性粒细胞和淋巴细胞的功能。

2. 所致疾病　铜绿假单胞菌为条件致病菌，完整皮肤是天然屏障，主要是接触传播，属于医源性感染，铜绿假单胞菌几乎感染人体的任何部位和组织，多发生在机体的免疫防御功能低下时，如皮肤屏障受损（烧伤和创伤等）和放化疗，以及应用免疫抑制药等。临床表现可为局部化脓性感染或全身感染。常见的有皮肤炎、中耳炎、支气管炎、胃肠炎、脑膜炎、心内膜炎等，甚至导致败血症。

3. 免疫性　人类对铜绿假单胞菌有一定的天然免疫作用。中性粒细胞的抗吞噬作用和产生的特异性抗体有一定的抗感染作用。

（三）微生物学检查

1. 标本　根据不同病症和体征采集不同标本，从化脓性感染病灶采集脓汁、渗出液、痰、尿液、血液等。

2. 涂片染色镜检　取标本涂片后镜检。一般根据细菌形态、排列和染色性可作出初步诊断。

3. 培养与鉴定　将标本接种于血琼脂平板后挑选可疑菌落进行革兰染色、镜检。再做必要的鉴定试验，如硝酸盐还原试验，观察色素和溶血性等。

4. 核酸检查　利用脉冲电场凝胶电泳的方法检测铜绿假单胞菌的核酸序列。

（四）防治原则

1. 严格消毒器械、敷料，医务人员及护理员勤洗手，认真执行无菌操作。

2. 对病人应做到"三早"，早发现、早隔离、早治疗，以控制铜绿假单胞菌的传播。

3. 应用抗生素治疗，但要注意铜绿假单胞菌的耐药性。

（曹美香）

第四节　引起食物中毒的细菌

 副溶血性弧菌

弧菌属细菌是一大群菌体短小、呈弧形弯曲、一端有单鞭毛的革兰阴性细菌。在自然界分布广泛，以水中最多。弧菌属目前已确定有 32 个种，至少有 12 个种与人类感染有关，其中副溶血性弧菌为常见致病菌，可以引起食物中毒。

案例 9-4

2013 年 6 月 23 日，在重庆市大渡口发生了一起集体食物中毒事件。52 例患者均是在 23 日中午的生日宴会上食用了 1 ~ 2 种凉菜后发病，出现腹痛、腹泻、恶心、呕吐，大便呈洗肉水样，酒楼留样样品中 4 类检出副溶血性弧菌，患者呕吐物 2 份、肛拭子 8 份均检出副溶血性弧菌。

问题：副溶血性弧菌引起的食物中毒有何特点？在日常生活中如何防止食物中毒？

副溶血性弧菌（vibrio parahaemolyticus）于 1950 年从日本一次爆发性食物中毒中分离得到。该菌存在于近海的海水、海底沉积物和鱼类、贝壳等海产品中。根据菌体 O 抗原不同，现已发现 13 个血清群。该菌主要引起食物中毒，尤以日本、东南亚、美国及我国台湾省多见，也是我国大陆沿海地区引起食物中毒最常见的一种病原菌。

（一）生物学性状

副溶血性弧菌与霍乱弧菌最显著差别是嗜盐，在培养基中以含 3.5%NaCl 最为适宜，无盐则不能生长。在盐浓度不适宜的培养基中，细菌呈长杆状或球杆状等多形态性。不耐热，90℃ 1min 即被杀死；不耐酸，1% 醋酸或 50% 食醋中 1min 死亡。

副溶血性弧菌在普通血平板（含羊、兔或马等血液）上不溶血或只产生 α 溶血。但在特定条件下，某些菌株在含高盐（7%）、人 O 型血或兔血及以 D- 甘露醇作为碳源的 Wagatsuma 琼脂平板上可产生 β 溶血，称为神奈川现象。

（二）致病性与免疫性

引起食物中毒的确切致病机制尚待阐明。KP[+] 菌株为致病性菌株已肯定。现已从 KP[+] 菌株分离出两种致病因子，其一为耐热直接溶血素，动物实验表明具有细胞毒和心肌毒两种作用。另一种致病因子为耐热相关溶血素，生物学功能与前者相似。

其他致病物质可能还包括黏附素和黏液素酶。

由副溶血性弧菌引起的食物中毒系经烹饪不当的海产品或盐腌制品所传播。常见的有海蜇、海鱼、海虾及各种贝类，因食物容器或砧板生熟不分污染本菌后，也可发生食物中毒。该病常年均可发生，潜伏期 5 ~ 72h，平均 24h，可从自限性腹泻至中度霍乱样病症，有腹痛、腹泻、呕吐和低热，粪便多为水样，少数为血水样，恢复较快，病后免疫力不强，可重复感染。

（三）诊断与防治

采集患者粪便、肛拭子或剩余食物，直接分离培养于 SS 琼脂平板或嗜盐菌选择平板。如出现可疑菌落，进一步作嗜盐性试验与生化反应，最后用诊断血清进行鉴定。最近已发展了基因探针杂交及 PCR 快速诊断法，可直接从原始食物标本或腹泻标本中检测耐热毒素基因。

可用抗菌药物治疗，如庆大霉素或复方磺胺甲噁唑 / 甲氧苄啶（SMZ-TMP）。

二 肉毒梭菌

案例 9-5

2009 年 1 月 14 日，甘肃省庆城县的胡某及其亲属 6 个人吃面条时食用了未经加热的自制豆豉，1d 后 6 人相继出现腹痛、语言障碍、吞咽困难、眼睑下垂、视物模糊等症状，症状轻重不一，最后诊断为肉毒中毒。经治疗后 3 人痊愈，3 人因呼吸和心力衰竭死亡。

问题：1. 为什么会发生肉毒食物中毒？ 2. 肉毒中毒和其他细菌性食物中毒有何异同点？

肉毒梭菌（C.botulinum）广泛存在于土壤和动物粪便中，污染食物后，在厌氧条件下产生肉毒毒素，毒性强，引起特殊中毒症状，最常见的为肉毒中毒和婴儿肉毒病。

（一）生物学特性

革兰染色阳性，为粗短杆菌（图9-4）。一般呈单个或成对存在，有时可形成短链。无荚膜，有鞭毛，芽孢呈椭圆形，位于次极端，使菌体呈网球拍状（图9-5）。专性厌氧菌，在一般培养基都能生长。肉毒毒素不耐热，但细菌芽孢抵抗力强，干热180℃ 5～15min 或121℃ 30min 才能被杀死。

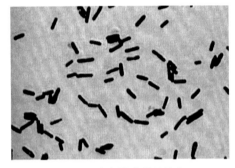
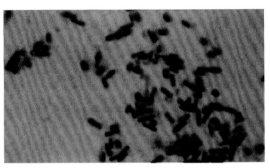

图9-4　肉毒梭菌革兰染色　　　　　　图9-5　肉毒梭菌芽孢

（二）致病性

1. 致病物质　主要致病物质为肉毒毒素。肉毒毒素为嗜神经外毒素，是已知毒性最剧烈的毒物，毒性比氰化钾强1万倍，对人的致死量约为0.1μg。肉毒毒素作用于外周胆碱能神经，抑制神经肌肉接点处神经介质乙酰胆碱的释放，导致肌肉弛缓性麻痹。

2. 所致疾病

（1）食物中毒：食物在制作过程中被肉毒梭菌污染，芽孢在厌氧环境中发芽繁殖，产生肉毒毒素，食入后引起食物中毒。临床特点是很少有消化道症状，而以神经症状为主。

（2）婴儿肉毒病：为1岁以下婴儿食入被肉毒梭菌污染的食品后产生的疾病。症状与肉毒毒素食物中毒类似。

（3）创伤感染中毒：伤口被肉毒梭菌芽孢感染后，芽孢在局部厌氧环境中生长产生毒素引起。

（三）微生物学检查

食物中毒、婴儿肉毒病患者取粪便、可疑食物分离病原菌，同时检测毒素。食物、粪便、呕吐物等标本可先80℃加热10min，杀死标本中所有的细菌繁殖体，再进行厌氧培养分离细菌。

还可将毒素注射小鼠腹腔，观察是否出现四肢麻痹、呼吸困难等中毒症状，能否被抗毒素中和。

（四）防治原则

加强食品卫生管理和监督。关键是注意食品的"加热消毒"。

治疗应早诊断，注射肉毒抗毒素血清，同时加强护理和对症治疗，以降低病死率。

> **知识链接**
>
> **肉毒毒素的临床应用**
>
> 　　肉毒毒素有其有害一面，但是，以毒攻毒，自古有之。在了解了毒素的结构与功能及作用机制后，人类开始用毒素来作为有效药物。1980 年 Scott 首次将肉毒毒素注射入人眼肌治疗斜视，代替了以前的手术治疗，成功纠正了眼位。A 型肉毒毒素局部注射是目前治疗痉挛性发声困难的最有效的方法，如手震颤、喉肌力障碍、因脊髓损伤引起的神经原性膀胱、直肠括约肌痉挛、卒中后的肢体肌肉痉挛、多发性硬化症引起的腿痉挛和脑瘫儿童的痉挛状态等。肉毒毒素对运动机能亢进和肌肉紧张性失调也有作用，如抽搐、磨牙症和肌肉痉挛引起的疼痛等。此外，肉毒毒素还广泛应用于医疗美容。

第五节　性传播细菌

● **案例 9-6**

　　吴某，男性，28 岁。自觉尿痛、肿胀、尿频 4d。前 3d 有过不洁性生活史。检查尿道口红肿，有脓性分泌物流出。取患者尿道分泌物作革兰染色，在多形核白细胞内找到革兰阴性双球菌。

　　问题：1. 此患者患了什么病？ 2. 此病常见的传播途径有哪些？

　　淋病奈瑟球菌简称淋球菌（gonococcus），是我国最常见的性传播疾病——淋病的病原体。淋病奈瑟球菌主要侵犯人类泌尿生殖道黏膜，引起化脓性炎症。

（一）生物学性状

1. 形态与染色　形态与脑膜炎球菌相似，圆形或卵圆形，常成双排列，革兰染色阴性。急性期标本中本菌常位于中性粒细胞内；慢性期则多位于中性粒细胞外。无芽孢和鞭毛，有荚膜和菌毛（图 9-6）。

2. 培养特性　营养要求高，常用巧克力培养基，专性需氧。初次分离需 5% ～ 10%CO_2，在巧克力平板上形成圆形、隆起、光滑、半透明、灰白色的细小菌落。

3. 抗原构造与分型　淋病奈瑟球菌的抗原主要有菌毛蛋白抗原、脂多糖抗原和外膜蛋白抗原。

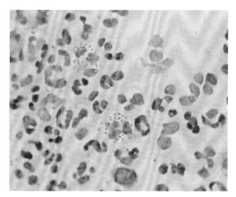

图 9-6　淋病奈瑟球菌革兰染色

4. 抵抗力　弱，对热、寒冷、干燥及常用消毒剂极敏感。对青霉素、磺胺类药和链霉素等均敏感，但耐药菌株愈来愈多。

（二）致病性与免疫性

1. 致病物质

（1）菌毛：增强细菌与易感细胞的黏附作用。

（2）脂多糖：脂多糖可使上皮细胞坏死脱落引起急性炎症反应。

（3）外膜蛋白：可损伤吞噬细胞，抵抗吞噬。

（4）IgA1 蛋白酶：破坏黏膜表面特异性 IgA1 抗体，使细菌黏附于黏膜细胞表面。

2. 所致疾病　淋病。淋病是发病率最高的性传播疾病，占性病总数的 66.1% ～ 93.3%。人是淋病奈瑟球菌的唯一机体。传染源为患者和带菌者，主要经性接触传染，也可经患者分泌物污染的衣物、毛巾、浴盆等间接传染，引起男、女泌尿生殖道化脓性感染。感染初期表现为男性前尿道炎、女性尿道炎与宫颈炎，患者出现尿频、尿急、尿痛，尿道、宫颈有脓性分泌物。如不及时治疗可扩散到生殖系统，引起慢性感染和不孕症。新生儿可通过产道感染，引起淋球菌性眼结膜炎，又称"脓漏眼"。

3. 免疫性　人类对淋病奈瑟球菌无自然免疫力，均易感。病后免疫力不强，不能防止再感染。

（三）微生物学检查法

1. 标本　采取泌尿生殖道、眼结膜脓性分泌物。

2. 直接涂片镜检　标本直接涂片，革兰染色镜检。如观察到中性粒细胞内大量成双排列的革兰阴性球菌时，具有诊断意义。

3. 分离培养与鉴定　淋球菌抵抗力弱，标本采集后应注意保湿、保温，并尽快检测。将标本划线接种于预温的巧克力色琼脂平板上，在 5% ～ 10%CO_2 环境中培养 24 ～ 48h，挑选可疑菌落涂片染色镜检，进一步鉴定可作氧化酶试验、糖发酵试验、免疫荧光试验等。

4. 核酸检测　采用 PCR 检测淋球菌特异的核酸序列，具有快速、敏感和特异的特点。

（四）防治原则

预防淋病应取缔娼妓、防止不正当的两性关系。婴儿出生时，不论产妇有无淋病，都应以 1% 硝酸银滴眼。治疗可使用青霉素、新青霉素等药，因近年耐药菌株增加，须根据药敏试验来指导临床用药。

第六节　动物源性细菌

 布鲁菌属

布鲁菌属（brucella）是一类引起人类、家畜及其他动物布鲁菌属病的细菌。本属使人致病的主要有羊布鲁菌属、牛布鲁菌属、猪布鲁菌属、犬布鲁菌属，在我国流行的主要是羊布鲁菌属病，其次是牛布鲁菌属病。

布鲁菌属菌体多呈球杆状，革兰染色阴性。无鞭毛，不形成芽孢，光滑型菌株有荚膜。专性需氧，营养要求高，在培养基中加入少量血液、血清或肝浸液可促进生长。在自然界中抵抗力较强，在病畜的脏器和分泌物中，一般能存活 4 个月左右，对热和消毒剂抵抗力弱，对链霉素、氯霉素和四环素等均敏感。

布鲁菌属的致病物质主要是内毒素、荚膜及透明质酸酶。布鲁菌属感染家畜后常引起母畜流产。人类通过接触病畜或接触被污染的畜产品感染。布鲁菌属侵入人体后，被吞噬细胞吞噬，由于本菌具有荚膜，能抵抗吞噬细胞的吞噬作用，故能在细胞内增殖。经淋巴管至局部淋巴结，待繁殖到一定数量后，突破淋巴结屏障而进入血流，由于内毒素的作用，患者出现发热、无力等中毒症状，以后本菌随血液侵入脾、肝、骨髓等细胞内寄生，血流中细菌逐步消失，体温也逐渐消退。细菌在细胞内繁殖至一定程度时，再次进入血流又出现菌血症，体温再次上升，反复呈波浪热型，临床上称为波浪热。本菌多为细胞内寄生，治疗难以彻底，易转为慢性及反复发作，在全身各处引起迁徙性病变。

布鲁菌属感染后，机体建立以细胞免疫为主的有菌免疫，对再次感染有较强的免疫力。在不同菌种和生物型之间有交叉免疫。

预防本病的关键是加强病畜管理，切断传播途径和预防接种。对于急性期与慢性活动期患者，以链霉素与其他抗生素联合用药进行治疗。

鼠疫耶尔森菌

> **知识链接**
>
> ### 鼠 疫 疫 情
>
> 鼠疫在历史上有过三次大爆发。第三次发生在 1894 年，中国爆发鼠疫，波及 60 多个国家，死亡数量逾千万人。其中，印度最严重，20 年内死亡 102 万多人。此次疫情多分布在沿海城市及其附近人口稠密的居民区，流行传播速度之快，波及地区之广，远远超过前两次大流行。

鼠疫耶尔森菌（yersinia pestis）俗称鼠疫杆菌，是鼠疫的病原菌。鼠疫是一种自然疫源性烈性传染病，人类鼠疫是因直接接触、剥食了患有鼠疫的动物或被疫鼠的跳蚤叮咬而感染，是我国法定的甲类传染病。

鼠疫耶尔森菌为革兰阴性短粗杆菌，用亚甲蓝染色呈两端浓染，中间淡染。一般分散存在，无鞭毛和芽孢。在机体内可形成荚膜，兼性厌氧。在普通培养基中能够生长，但生长较缓慢。在肉汤培养基中沉淀生长和形成菌膜，液体一般不浑浊，稍加摇动，菌膜下沉呈"钟乳石"状，此特征有一定鉴别意义。

鼠疫耶尔森菌具有内毒素、荚膜抗原、毒力抗原及具有外毒素性质的鼠毒素，致病性极强。病菌侵入人体后，被吞噬细胞吞噬，但仍能在细胞内繁殖，并沿淋巴管到达局部淋巴结，引起剧烈的出血坏死性淋巴结炎。若病变仅限于淋巴结，称为腺鼠疫，此型最为常见。重症者病菌自此侵入血流，导致败血症型鼠疫（继发型）。感染更严重者，病菌可直接侵入血循环成为原发性败血症型鼠疫。吸入携带鼠疫耶尔森菌的尘埃可引起肺鼠疫。肺鼠疫患者死后，死者皮肤常呈黑紫色，故有黑死病之称。

病后可获得持久免疫力，很少发生再次感染。体液中可出现多种抗体，有中和鼠毒素、加强吞噬细胞功能等作用。

鼠疫耶尔森菌的检查必须严格执行烈性传染病的病原菌管理规则。按临床不同类型采用淋巴结穿刺液、痰、血液等进行涂片染色、分离培养、动物试验及免疫学方法进行检查诊断。

灭鼠灭蚤是消灭鼠疫疫源、切断传播途径的根本措施，并加强国境、海关检疫。在流行地区接种鼠疫疫苗。可用氨基糖苷类抗生素及四环素、链霉素、磺胺药等进行治疗。

炭疽芽孢杆菌

炭疽芽孢杆菌（bacillus anthracis），俗称炭疽杆菌，是人类历史上第一个被发现的病原体，也是芽孢杆菌属中主要的致病菌，引起人畜共患病炭疽病。

炭疽芽孢杆菌是致病菌中最大的革兰阳性粗大杆菌，大小为（5～10）μm×（1～3）μm。两端平切，单个或短链状排列，人工培养后呈竹节状长链排列。在体内或含血清培养基上形成荚膜，无鞭毛。在有氧条件下易形成芽孢，多呈椭圆形，位于菌体中央，其宽度小于菌体的宽度。专性需氧，营养要求不高。在普通培养基上生长后形成灰白色粗糙型菌落，边缘不整齐，呈卷发状。炭疽芽孢杆菌抗原有4种，即荚膜多肽抗原、菌体多糖抗原、芽孢抗原与炭疽毒素。

该菌芽孢抵抗力很强。在室温干燥环境中能存活20余年，在皮革中能生存数年。对碘及氧化剂较敏感，0.5% 过氧乙酸 10min、1：2500 碘液 10min 可破坏芽孢。

荚膜和炭疽毒素是本菌的主要致病因素。荚膜有抗吞噬作用，炭疽毒素是造成感染者致病和死亡的主要原因。人类主要通过接触病畜及其皮毛等患皮肤炭疽；食入未煮熟的病畜肉类、奶或污染食物而引起肠炭疽；吸入含有芽孢的尘埃可发生肺炭疽。各型均可并发败血症，常引起急性出血性脑膜炎，病死率极高。机体感染炭疽芽孢杆菌后，可获得持久的免疫力，主要为体液免疫。

根据炭疽的不同临床类型分别采取渗出液、脓液、痰、粪便或血液等标本，直接涂片镜检，或将标本接种于血琼脂平板上进行分离培养。根据细菌形态、菌落特征，用青霉素串珠试验及动物试验等进行鉴定。

预防的根本措施是加强病畜的管制。及时发现病畜进行隔离或宰杀后深埋，污染的畜毛、皮革必须消毒处理。对职业人群（牧民、屠宰工人、兽医、制革工人等）接种炭疽减毒活疫苗。治疗首选青霉素，同时使用抗炭疽多价血清。

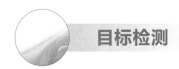

目标检测

一、选择题

1. 乙型溶血性链球菌的致病物质不包括
   （　　）
   A. 肠毒素　　　　　　　B. M 蛋白
   C. 溶血素 O　　　　　 D. 透明质酸酶
   E. 致热外毒素

2. 肺炎链球菌的生物学性状不包括（　　）
   A. 能形成脐状菌落　　B. 能产生自溶酶
   C. 有毒株产生荚膜　　D. 血平板上 α 溶血
   E. 极易产生耐药性

3. 化脓性炎症，其脓汁黏稠、病灶局限，是由于病原菌产生（　　）
   A. 透明质酸酶　　　　B. 血浆凝固酶
   C. 耐热核酸酶　　　　D. 链道酶
   E. 链激酶

4. 百日咳杆菌主要感染途径是（　　）
   A. 皮肤接触　　　　　B. 飞沫经呼吸道

C. 经口　　　　　　　D. 昆虫叮咬
E. 眼结膜

5. 风湿热与下列哪种细菌有关（　　）
   A. 链球菌　　　　　B. 金黄色葡萄球菌
   C. 脑膜炎球菌　　　D. 淋球菌
   E. 白喉杆菌

6. 引起人类疾病的链球菌中90%属于（　　）
   A. 甲型溶血性链球菌
   B. A 群链球菌
   C. B 群链球菌
   D. 肺炎链球菌
   E. D 群链球菌

7. 脑膜炎球菌的主要致病物质是（　　）
   A. 外毒素　　　　　B. 内毒素
   C. 自溶酶　　　　　D. 溶血毒素
   E. 微荚膜

8. 在初步鉴别肠道致病菌和非致病菌上具有

重要意义的试验是（　　　）

    A. 葡萄糖发酵试验　　B. 乳糖发酵试验

    C. 菊糖发酵试验　　D. 甘露醇发酵试验

    E. 吲哚试验

9. 主要引起婴幼儿腹泻的细菌是（　　　）

    A. 葡萄球菌　　　　B. 志贺菌

    C. 致病性大肠埃希菌

    D. 伤寒沙门菌

    E. 变形杆菌

10. 志贺菌引起中毒性菌痢的主要致病物质是（　　　）

    A. 痉挛毒素　　　　B. 肠毒素

    C. 溶血毒素　　　　D. 内毒素

    E. 侵袭性酶

11. 接种 BCG 最适宜对象是（　　　）

    A. 结核菌素试验阳性儿童

    B. 结核菌素试验阴性儿童

    C. 结核菌素试验弱阳性的成人

    D. 结核菌素试验阴性的结核患者

    E. 结核菌素试验阳性，体液免疫有缺陷的人

12. 伤寒的恢复主要依赖的免疫机制是（　　　）

    A. 体液免疫　　　　B. 细胞免疫

    C. 补体杀伤作用

    D. 中性粒细胞的吞噬作用

    E. ADCC

13. 下述哪种菌生长缓慢（　　　）

    A. 结核分枝杆菌　　B. 大肠埃希菌

    C. 百日咳杆菌　　　D. 鼠疫杆菌

    E. 炭疽杆菌

14. 在悬滴标本中呈穿梭样运动的细菌是（　　　）

    A. 大肠埃希菌　　　B. 伤寒沙门菌

    C. 幽门螺杆菌　　　D. 霍乱弧菌

    E. 变形杆菌

15. 结核菌素试验强阳性说明（　　　）

    A. 可能有活动性结核

    B. 结核病已经痊愈

    C. 说明机体曾感染过结核菌或接种过卡介苗，但不表明机体正患结核病

    D. 机体正患严重结核病，机体已丧失反应能力

    E. 结核菌感染的早期

16. 感染后粪便呈米泔水样的细菌是（　　　）

    A. 大肠埃希菌　　　B. 志贺菌

    C. 变形杆菌　　　　D. 副溶血性弧菌

    E. 霍乱弧菌

17. 结核菌素试验原理是（　　　）

    A. 毒性作用

    B. 迟发型变态反应

    C. 速发型变态反应

    D. 速发型与迟发型的混合变态反应

    E. 毒性作用及速发型变态反应的混合反应

18. 某新生儿出生 3d 被确诊为细菌性脑膜炎，下述哪种为常见的致病菌（　　　）

    A. 流感杆菌　　　　B. 肺炎球菌

    C. 脑膜炎球菌　　　D. B 群链球菌

    E. 金黄色葡萄球菌

19. 下列哪项不是肠道杆菌的共同特点（　　　）

    A. 均为革兰阴性杆菌

    B. 生化反应非常活泼

    C. 抵抗力均不强，60℃，30min 即被杀死

    D. 抗原构造复杂，主要有菌体抗原鞭毛抗原、包膜或荚膜抗原 3 种

    E. 均引起肠道内感染性疾病

20. 沙门菌不能引起下列哪种疾病（　　　）

    A. 伤寒　　　　　　B. 副伤寒

    C. 败血症　　　　　D. 食物中毒

    E. 波浪热

21. 对破伤风的特异治疗，下列哪一项是最正确的（　　　）

    A. 注射破伤风类毒素

    B. 注射破伤风抗毒素血清

    C. 注射青霉素

    D. 抗毒素血清 + 抗生素

    E. 抗生素

22. 1 名工人因铁钉深刺造成外伤送医院急诊时，医生首先应考虑给予注射（　　　）

    A. 破伤风类毒素

    B. 百日咳、白喉、破伤风三联疫苗

C. 破伤风抗毒素

D. 丙种球蛋白

E. 破伤风减毒活菌苗

23. 某单位发生了以呕吐、腹泻（水样便）为主要症状的食物中毒，防疫医生在检查后认定为与吃新鲜小海米拌菜有关。请问致病菌可能是（　　　）

A. 副溶血性弧菌　　B. 肠炎沙门氏菌

C. 鼠伤寒杆菌　　　D. 产气荚膜杆菌

E. 金黄色葡萄球菌

24. 破伤风杆菌致病因素是下列哪种（　　　）

A. 破伤风杆菌溶血因素

B. 破伤风痉挛毒素

C. 侵袭

D. 破伤风杆菌在局部增殖

E. 破伤风杆菌芽孢抵抗力强

25. 下列哪项不是肉毒梭菌的特点（　　　）

A. 肉毒毒素是毒性最强的物质

B. 肉毒毒素主要作用于胆碱能神经末梢，抑制乙酰胆碱的释放

C. 食入含有肉毒毒素的食物致病

D. 革兰染色阳性，有芽孢，有荚膜

E. 肉毒中毒病死率高

26. 某孕妇产前检查时发现有淋病性子宫颈炎。分娩后对新生儿采取的措施是（　　　）

A. 迅速将患儿放入无菌隔离室

B. 1% 硝酸银滴眼

C. 给婴儿注射青霉素

D. 给婴儿口服氟哌酸

E. 0.01% 洗必泰清洗婴儿皮肤

27. 关于炭疽芽孢杆菌，下列错误的是（　　　）

A. 革兰阴性大杆菌，有芽孢

B. 有荚膜，与致病性有关

C. 是人兽共患病原菌

D. 炭疽毒素为外毒素

E. 可引起皮肤炭疽、肺炭疽和肠炭疽

28. 对人致病的需氧芽孢杆菌是（　　　）

A. 破伤风梭菌　　B. 产气荚膜梭菌

C. 肉毒梭菌　　　D. 枯草杆菌

E. 炭疽芽孢杆菌

29. 下列可通过媒介节制动物感染的细菌是（　　　）

A. 布鲁菌　　　　B. 鼠疫耶尔森菌

C. 炭疽芽孢杆菌　D. 铜绿假单胞菌

E. 弯曲菌

30. 布鲁菌感染时，细菌可反复入血形成（　　　）

A. 菌血症　B. 败血症　C. 毒血症

D. 脓毒血症 E. 病毒血症

31. 炭疽杆菌的形态特征是（　　　）

A. G+鼓槌状杆菌　B. G+竹节状杆菌

C. G+网球拍状杆菌 D. G+棒状杆菌

E. G+分枝杆菌

（田玉娜）

146

第 10 章　病毒的基本特性

病毒（virus）是一类体积微小、结构简单、只含单一类型核酸（DNA 或 RNA）、严格在活细胞内寄生、以复制方式增殖的非细胞型微生物。

病毒与人类疾病关系极为密切，人类传染病有 80% 以上是由病毒引起。目前病毒性疾病尚无特效的治疗药物，预防接种是控制病毒性疾病最有效的措施。

第一节　病毒的基本性状

 病毒的形态与结构

（一）病毒的大小与形态

病毒大小的测量单位为纳米（nm），不同病毒大小相差悬殊。最大的，如痘病毒直径可达 300nm；最小的病毒，如口蹄疫病毒直径仅有 20nm；大多数病毒直径约为 100nm，必须用电子显微镜放大数千倍至数万倍后才能观察到。

病毒的形态多种多样，有球形、砖形、杆形、丝状、子弹状及蝌蚪状等（图 10-1），使人和动物感染的病毒多为球形。

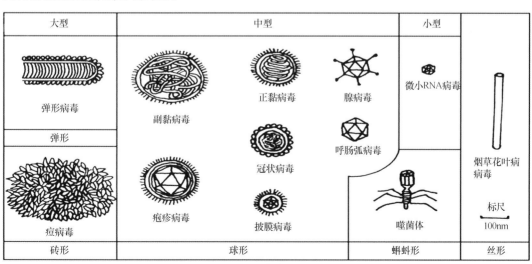

图 10-1　病毒的形态

（二）病毒的结构和化学组成

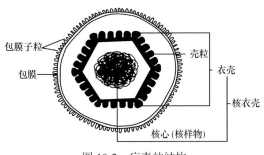

包膜子粒
壳粒
包膜
衣壳
核衣壳
核心（核样物）

图 10-2　病毒的结构

病毒结构简单，无完整的细胞结构，其基本结构由核心和衣壳组成，称为核衣壳（nucleocapsid），又叫裸露病毒。有的病毒在核衣壳外还有一层包膜（envelope），此类病毒称包膜病毒（图 10-2）。裸露病毒和包膜病毒都是结构完整的具有传染性的病毒颗粒，即病毒体（virion）。

1. 核心　核心（core）是病毒体的中心结构，主要由核酸分子组成。一种病毒只含一种类型的核酸，即 DNA 或 RNA，据此可把病毒分为 DNA 病毒和 RNA 病毒两大类。病毒核酸为病毒的基因组，控制病毒的遗传变异、复制增殖及感染性，是病毒体中最重要的组成成分。

2. 衣壳　衣壳（capsid）是包围在病毒核心外面的一层蛋白质，由一定数量的壳粒组成。壳粒围绕核酸按一定的对称形式排列，根据壳粒的数目及排列方式不同，可分为螺旋对称、20 面体立体对称、复合对称 3 种排列形式。其主要生物学作用包括：①保护核酸免受核酸酶及其他理化因素的破坏；②衣壳与易感细胞表面的受体结合，决定病毒感染细胞的种类；③衣壳蛋白具有免疫原性，可诱发机体产生特异性免疫。

3. 包膜　包膜是病毒在成熟的过程中穿过宿主细胞的核膜或细胞膜，以出芽方式向宿主细胞外释放时而获得的，故含有宿主细胞膜或核膜的化学成分，主要化学成分为蛋白质、多糖和脂类。有些包膜表面有蛋白质性质的钉状突起，称为刺突（spike）。包膜的功能：①维护病毒体结构的完整性；②参与感染过程，与病毒吸附、感染宿主细胞有关；③具有免疫原性，包膜糖蛋白刺突是病毒很重要的抗原物质，可激发机体产生免疫应答。

 病毒的增殖

（一）病毒的复制周期

病毒只能在活的细胞内生长繁殖。当病毒进入宿主细胞后，利用宿主细胞提供的酶系统、能量、原料和生物合成场所，以病毒核酸为模板，进行病毒核酸的复制和蛋白质的合成，并装配成完整的子代病毒体，病毒的这种增殖方式称为复制（replication）。从病毒体侵入细胞到子代病毒生成释放，称为一个复制周期，其过程包括吸附、穿入、脱壳、生物合成、组装与释放 5 个阶段（图 10-3）。

（二）包涵体

有些病毒感染宿主细胞后，在宿主细胞质或核内形成普通显微镜下可观察到的嗜酸性或嗜碱性的团块，称为包涵体（inclusion body）。不同病毒所形成的包涵体特征各异，是细胞被病毒感染的标志，故检查包涵体可辅助诊断病毒感染，如狂犬病毒的包涵体内基小体等。

（三）病毒的干扰现象

当两种病毒感染同一细胞时，可发生一种病毒抑制另一种病毒增殖的现象，称为病毒的干扰现象（interference）。

干扰现象是机体固有免疫的重要部分，能够阻止发病，也可使感染终止，机体康复。了解干扰现象可指导疫苗的合理使用，接种疫苗时应注意病毒干扰现象，在规定的时间和间隔使用疫苗，以免影响免疫效果。

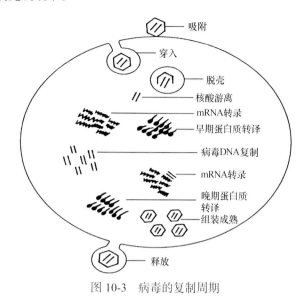

图 10-3 病毒的复制周期

 理化因素对病毒的影响

（一）物理因素的影响

1. 温度 大多数病毒耐冷不耐热，在 0℃ 以下生长良好，特别是在干冰温度（-70℃）和液氮温度（-196℃）下可长期保持其感染性（可保持数月至数年）。室温下存活时间不长，加热 56℃ 30min、100℃ 几秒钟即可被灭活。但有些病毒，如乙型肝炎病毒较耐热，加热 100℃ 10min 以上才被灭活。

2. 射线 电离辐射（包括 α、β、γ 射线和 X 射线等）与紫外线均可使病毒灭活，其机制是破坏或改变病毒核酸的分子结构，使之丧失生物活性，但病毒体仍保留免疫原性。

3. 干燥 病毒在常温干燥条件下易被灭活，但若冷冻后再进行真空干燥，则可使病毒长期存活，故常用于保存病毒毒种或制备冻干活疫苗。

（二）化学因素的影响

1. 脂溶剂 乙醚、氯仿、去氧胆酸盐等脂溶剂可使包膜病毒的脂质溶解而灭活病毒。可用来鉴别裸病毒与包膜病毒。

2. 醛类 甲醛对病毒蛋白质和核酸都有破坏作用，使病毒失去感染性，是常用的灭活剂。

3. 氧化剂、卤素及其化合物 病毒对过氧化氢、漂白粉、高锰酸钾、碘和碘化物及其他卤素类化学物质都很敏感，为有效的病毒灭活剂。

4. 酸碱度 大多数病毒在 pH 6～8 比较稳定，而在 pH 5 以下或 pH 9 以上迅速灭活，病毒实验室常用酸性或碱性消毒剂消毒被病毒污染的器材和用具。

5. 中草药 如板蓝根、大青叶、大黄等对某些病毒有一定的抑制作用。

四 病毒的变异

通常病毒变异的机制为基因突变和基因重组两个方面，病毒在医学上重要变异有以下几方面。

1. 抗原性变异 甲型流感病毒的抗原性变异是造成流感流行的原因。

2. 毒力变异 毒力的变异可表现为毒力减弱或毒力增强。甲型肝炎减毒活疫苗是经人工培养的方法获得的毒力减弱的变异株。

3. 耐药性变异 乙型肝炎病毒（HBV）常常发生基因变异，从而导致 HBV 耐药性的产生，使得乙型肝炎的治疗变得更加复杂和困难。

第二节　病毒的感染与免疫

 病毒感染的方式与途径

（一）水平传播

水平传播指病毒在人群不同个体之间，或受染动物与人群个体之间的传播方式。其途径主要有以下几种。

1. 呼吸道传播 如流感病毒、麻疹病毒等。

2. 消化道传播 如轮状病毒、甲型肝炎病毒等。

3. 接触（直接接触或间接接触）传播 如人类免疫缺陷病毒、人乳头瘤病毒等。

4. 血液传播 如乙型肝炎病毒、丙型肝炎病毒、人类免疫缺陷病毒等。

5. 动物咬伤传播 如狂犬病毒等。

6. 节肢动物叮咬传播 如登革热病毒、乙型脑炎病毒等。

（二）垂直传播

垂直传播指病毒通过胎盘或产道由亲代传播给子代的方式，又称母婴传播。垂直传播引起的感染后果严重，可致流产、早产、死胎或先天畸形等。已知有十多种病毒可引起垂直感染，其中以风疹病毒、巨细胞病毒、人类免疫缺陷病毒及乙型肝炎病毒等多见。

 病毒感染的类型

（一）隐性感染

病毒侵入机体后不出现临床症状者，称为隐性感染或亚临床感染。此种感染最为常见。感染后有的机体可清除病毒获得适应性免疫力，而有的机体病毒仍存于体内，因感染者不出现临床症状，称为病毒携带者，是重要的传染源。

（二）显性感染

病毒侵入机体后出现明显的临床症状者，称为显性感染。按症状出现早晚和持续时间长短又分为急性感染和持续性感染。

1. 急性感染 潜伏期短、发病急、病程短（数日或数周），恢复后机体内不再有病毒，并常获得适应性免疫，如流行性感冒等。

2. 持续性感染 可分为以下 3 种类型。

（1）慢性感染：病毒在体内持续存在，病程长，症状长期迁延，多为慢性进行性感染，并可经常或间歇地排出病毒，如乙型肝炎病毒等。

（2）潜伏感染：经显性感染或隐性感染后，病毒与机体处于平衡状态，病毒基因组潜伏在特定组织或细胞内。在某些条件下若平衡被破坏，则病毒可被激活，增殖而出现临床症状，如水痘 - 带状疱疹病毒等。

（3）慢发感染：病毒感染后有很长的潜伏期，达数年或数十年之久，一旦发病即呈亚急性进行性发展，直至死亡。如人类免疫缺陷病毒引起的获得性免疫缺陷综合征，从感染到发病一般经过数年的时间，又如麻疹病毒引起的亚急性硬化性全脑炎，是儿童期感染麻疹病毒恢复后，经十余年后才出现的中枢神经系统症状，病死率100%。

三 病毒的致病机制

（一）细胞溶解

病毒在宿主细胞内增殖成熟后短时间大量释放子代病毒，造成细胞溶解死亡，多见于无包膜病毒，如脊髓灰质炎病毒等。

（二）细胞融合

某些病毒感染人体可导致感染细胞与邻近细胞的融合，形成多核巨细胞，并借此促成病毒扩散，如麻疹病毒等。

（三）细胞转化

有些病毒的核酸可整合到宿主细胞的染色体上，导致宿主细胞遗传特性发生变化，即细胞转化。此转化作用与病毒的致肿瘤作用有密切相关。如 EB 病毒可能与恶性淋巴瘤及鼻咽癌的发生有关，单纯疱疹病毒Ⅱ型可能与宫颈癌有关。

（四）细胞凋亡

细胞凋亡（cell apoptosis）是由细胞基因自身指令发生的一种生物学过程。某些病毒，如人类免疫缺陷病毒感染 $CD4^+T$ 细胞后，通过信号传导作用，激活细胞凋亡基因，使细胞发生凋亡。

（五）免疫病理损伤

病毒在细胞内复制，由病毒基因编码的抗原可表达在宿主细胞膜上构成新的抗原，这些新抗原的出现可被机体免疫识别而成为免疫应答的靶细胞，引起Ⅱ型、Ⅲ型、Ⅳ型超敏反应，最终导致组织细胞的损伤。还有许多病毒感染后可引起机体免疫功能低下或者免疫抑制，甚至有些病毒能直接攻击和杀伤免疫细胞，使其数量大量减少，机体出现免疫缺陷，如艾滋病的发生。

四 抗病毒免疫

（一）体液免疫的抗病毒作用

抗病毒中和抗体能与相应病毒表面受体结合，阻止病毒对宿主细胞的吸附，中和性抗体的类型为 IgG、IgM 和 sIgA，具有抗同型呼吸道及消化道病毒再感染作用。

（二）细胞免疫的抗病毒作用

效应性 T 淋巴细胞、巨噬细胞、NK 细胞等，通过特异性杀伤靶细胞，以及分泌细胞因子、吞噬作用、溶细胞作用等，攻击并清除病毒感染的靶细胞。

（三）干扰素的抗病毒作用

干扰素（IFN）在病毒或者干扰素诱生剂作用下，由受感染的宿主细胞产生的一组具有高度活性的多功能糖蛋白，主要由人的白细胞、成纤维细胞和 T 细胞产生，包括 a、β、γ 3 种类型。

干扰素具有广谱抗病毒作用，但不能直接进入宿主细胞杀灭病毒，而是通过诱导受感染宿主细胞产生抗病毒糖蛋白而发挥其抑制病毒增殖的作用，是一种间接抗病毒作用。

第三节　病毒感染的微生物学检查与防治原则

 病毒感染的检查

（一）标本的采集与送检

根据不同的病毒性疾病采集不同的标本，采集应早期进行并应遵循无菌操作原则。采集的标本通常包括鼻咽分泌物、痰液、血液、脑脊液、粪便等。采集标本后应立即送检，若不能及时送检，应将标本低温冷藏，如存于冰瓶。病变组织可置于50%甘油盐水中，而对于痰液、粪便等污染标本，可加适量抗生素处理后从速送检。

（二）形态学检查

可用光学显微镜进行病毒包涵体的检查。而电子显微镜主要用于病毒形态、结构的观察，有助于早期诊断。也可用免疫电镜术将病毒标本与特异性抗体混合使病毒凝集后再观察，提高检出率。

（三）分离培养

由于病毒只能在活的易感宿主细胞内才能增殖，因此，病毒培养必须提供活的细胞。常用方法有细胞培养法、动物接种及鸡胚接种。

（四）免疫学检查

应用抗原抗体反应的原理，既可用已知病毒抗原检测患者血清中的相应抗体，以诊断某些病毒性疾病或进行流行病学调查；也可用已知抗体检测未知病毒抗原，以进行病毒种和型的鉴定。常用方法有中和试验、血凝试验、酶联免疫吸附试验（ELISA）及免疫荧光技术、补体结合试验、放射免疫法、免疫电泳等。

（五）核酸检测

进行病毒核酸检测，常用的方法有核酸分子杂交技术、聚合酶链反应（PCR），具有特异性强、灵敏度高等优点。

 病毒性感染的防治原则

病毒性疾病传播快、危害大，且大多数目前尚无特效药物，故预防尤为重要。

（一）特异性预防

1. 人工自动免疫　接种病毒疫苗可以特异性预防病毒性疾病。目前常用的疫苗有减毒活疫苗（如脊髓灰质炎疫苗、麻疹疫苗、流感疫苗、甲肝疫苗等）、灭活疫苗（狂犬病疫苗、乙型脑炎灭活病毒疫苗等）、亚单位疫苗及基因工程疫苗（如乙肝疫苗等）等。

2. 人工被动免疫　注射人免疫球蛋白等生物制药可用于某些病毒性疾病的紧急预防和治疗。常用的生物制药有胎盘丙种球蛋白、人血清丙种球蛋白、特异性免疫球蛋白、细胞因子、肿瘤坏死因子等。该措施起效快，但免疫力维持时间短，约1个月。

（二）药物和生物制药治疗

1. 化学药剂　由于病毒只能在细胞内增殖，对病毒有效的化学药剂多数对机体细胞也有一定毒性，因此，不能广泛应用于临床。目前疗效较好、副作用较小的药物有阿昔洛韦、拉米夫定、阿糖腺苷等。

2. 干扰素及干扰素诱生剂　干扰素具有广谱抗病毒作用，能抑制病毒的增殖，对某些病毒性疾病的治疗有较好的效果。临床上主要用于乙型肝炎、艾滋病等的辅助治疗。干扰素诱生剂，如聚肌胞对乙型肝炎等有一定疗效。

3. 中草药　常用的有大青叶、板蓝根、金银花、贯众等，对某些病毒性疾病有一定作用。

目标检测

选择题

1. 病毒严格胞内寄生是因为（　　　）
   A. 在细胞外抵抗力弱
   B. 体积小，结构简单
   C. 只含单一核酸
   D. 缺乏完整的酶系统及细胞器，不能独立地进行代谢
   E. 病毒以二分裂法增殖

2. 干扰素抗病毒的机制是（　　　）
   A. 阻止病毒进入易感细胞
   B. 直接杀伤细胞内的病毒
   C. 诱导细胞产生抗病毒蛋白质，抑制病毒复制
   D. 杀伤细胞外的病毒
   E. 灭活病毒

3. 病毒的垂直感染是指通过哪种途径感染（　　　）
   A. 皮肤黏膜　　　　B. 呼吸道
   C. 消化道　　　　　D. 接触
   E. 经过胎盘或分娩时经产道感染

4. 病毒抵抗力特点是（　　　）
   A. 耐冷又耐热
   B. 运送病毒标本注意保温
   C. 耐热不耐冷
   D. 耐冷不耐热
   E. 对抗生素敏感

5. 病毒的形态哪种多见（　　　）
   A. 球形　　　　　　B. 杆状
   C. 丝状　　　　　　D. 蝌蚪形
   E. 弹头形

6. 测量病毒的大小单位是（　　　）
   A. mm　　　　　　B. cm
   C. μm　　　　　　D. nm
   E. dm

7. 病毒的增殖方式是（　　　）
   A. 二分裂法　　　　B. 多分裂法
   C. 芽生　　　　　　D. 复制
   E. 以上均不是

8. 下述哪一种结构就是病毒颗粒（　　　）
   A. 核酸　　　　　　B. 核衣壳
   C. 衣壳　　　　　　D. 包膜
   E. 微粒

9. 病毒感染与水平传播无关的是（　　　）
   A. 经皮肤传播
   B. 产妇经产道感染新生儿
   C. 医源性传播
   D. 经眼结膜传播
   E. 经黏膜传播

10. 组成病毒核心的是（　　　）
    A. 核酸　　　　　　B. 蛋白质
    C. 酶　　　　　　　D. 糖蛋白
    E. 脂类

（杨　鹏）

第11章 常见的致病性病毒

第一节 呼吸道感染的病毒

呼吸道病毒是指一大类能侵犯呼吸道引起呼吸道感染，或仅以呼吸道为入侵门户，引起呼吸道外组织器官病变的病毒。据统计，90%以上急性呼吸道感染是由病毒引起。呼吸道病毒主要有流行性感冒病毒、麻疹病毒、冠状病毒、腮腺炎病毒、风疹病毒和呼吸道合胞病毒等。

● 案例 11-1 --

小兰和小莫一起春游，淋雨回到家后出现畏寒、流鼻涕、打喷嚏、发热（39.5℃）、头痛、头晕、浑身酸痛、乏力等症状。

　　问题：1. 疾病发生的诱因和致病性？

　　　　　2. 疾病的典型临床表现和防治原则？

一 流行性感冒病毒

流行性感冒病毒（influenza virus）简称流感病毒，属于正黏病毒科，是流行性感冒（简称流感）的病原体，分为甲、乙、丙3型，其中甲型流感病毒容易发生变异，常引起世界性大流行；乙型流感病毒仅感染人且致病性较低，可引起地区性流行；丙型流感病毒主要侵犯婴幼儿，引起普通感冒。

（一）生物学特性

1. 形态与结构　　电镜下流感病毒呈球形或近似球形，新分离的病毒常呈丝状。球形直径80～120nm，流感病毒核酸为单股负链RNA，核衣壳呈螺旋对称，外有包膜，表面有刺突（图11-1）。病毒体的结构可分为以下几方面。

（1）核衣壳：为病毒结构的最内层，由核酸、RNA聚合酶及核蛋白（即衣壳）构成。核酸为单股负链RNA，甲、乙型流感病毒分8个节段，丙型流感病毒分7个节段。病毒进入细胞后分节段的核酸分别复制，装配时易发生不同节段间基因重排而导致变异，出现新病毒株，这是流感病毒易变异并引起流行的重要原因。每个RNA节段外包绕核蛋白（NP），RNA和NP合称为核糖核蛋白（RNP），即核衣壳。病毒核蛋白为可溶性抗原，免疫原性稳定，具有型特异性，是流感病毒分型的依据。

（2）包膜：流感病毒包膜有两层。内层为病毒基因编码的基质蛋白（M 蛋白），免疫原性稳定，亦具有型特异性；外层为来自宿主细胞的脂质双层膜，上镶嵌有病毒基因编码的两种刺突，血凝素（hemagglutinin，HA）和神经氨酸酶（neuraminidase，NA）。二者是划分流感病毒亚型的依据，免疫原性极易变异。

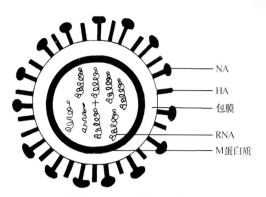

血凝素（HA）：为包膜上呈柱状突起的糖蛋白刺突。HA 主要功能有①凝集红细胞，通过与红细胞表面的糖蛋白受体结合，引起多种动物或人红细胞凝集；②吸附宿主细胞，HA 通过与细胞表面特异性受体结合而促进流感病毒与宿主细胞的吸附，与病毒的组织嗜性和病毒进入细胞的过程有关；③具有免疫原性，HA 刺激机体产生的特异性抗体，具有中和病毒作用，为保护性抗体。

图 11-1　流感病毒结构

神经氨酸酶（NA）：是流感病毒包膜上呈蘑菇状突起的糖蛋白刺突，具有亚型特异性。NA 的主要功能有①参与病毒的释放，通过水解细胞膜表面糖蛋白末端神经氨酸，促使成熟病毒体的芽生释放；②促进病毒扩散，通过破坏与细胞膜上病毒特异受体的结合，液化细胞表面黏液，促进病毒从细胞上解离，有利于病毒的扩散；③具有免疫原性，NA 刺激机体产生的抗体可阻止病毒的释放与扩散，但不能中和病毒的感染性。

2. 分型与变异　根据 RNP 和 M 蛋白的不同，可将流感病毒分为甲、乙、丙 3 型。其中甲型流感病毒最易发生变异，根据 HA 和 NA 免疫原性不同，可再将甲型流感病毒分为若干亚型。目前已发现 HA 有 15 种（H1～H15），NA 有 9 种（N1～N9）。至今人类间流行的亚型主要是由 H1、H2、H3 和 N1、N2 几种抗原构成的，但已有 H5N1、H7N9 禽流感病毒感染人的病例。流感病毒抗原变异有两种形式。

（1）抗原性漂移：其变异幅度小，属于量变，是由点突变造成免疫原性的微小变化，所形成的新的病毒变异株只在小范围内引起甲型流感病毒中、小型流行，这是由于人群免疫力、病毒自然选择、基因点突变的结果。

（2）抗原性转变：变异幅度大，属质变，导致新亚型出现。由于人群普遍缺少对变异株的免疫力，故新亚型出现时易引起大范围流行，甚至世界性大流行，其主要原因可能是流感病毒不同亚型之间基因重排，或动物与人之间流感病毒基因重排引起的。甲型流感病毒的抗原性变异与流感大流行见表 11-1。

表 11-1　甲型流感病毒的抗原性变异与流行年代

病毒亚型名称	抗原结构	流行年代
原甲型（Hsw1N1）	H1N1	1918—1946（西班牙流感）
亚甲型（A1）	H1N1	1946—1957
亚洲甲型（A2）	H2N2	1957—1968（亚洲流感）
香港甲型	H3N2	1968—1977（中国香港流感）
香港甲型与新甲型	H3N2, H1N1	1977（俄罗斯流感）
新甲型	H1N1	2009（甲型流感）

3. 培养特性　流感病毒可在鸡胚和细胞中增殖。初次分离接种鸡胚羊膜腔阳性率较高，传代适应后可移种于尿囊腔，增殖的病毒游离于羊水或尿囊液中，用红细胞凝集试验即可检出。细胞培养一般可用原代猴肾细胞或狗肾传代细胞。病毒在鸡胚和细胞中均不引起明显的病变，需用红细胞凝集试验或红细胞吸附试验及免疫学方法证实有无病毒的增殖，易感动物为雪貂，病毒在小鼠体内连续传代可提高毒力。

4. 抵抗力　流感病毒抵抗力弱，56℃ 30min 可灭活，室温下传染性很快消失，酸性条件下更易灭活，0～4℃能存活数周，-70℃可以长期保存，对干燥、紫外线、乙醇、甲醛、乳酸、脂溶剂等化学消毒剂敏感。

（二）致病性和免疫性

1. 致病性　传染源主要为患者和病毒携带者，在急性期症状出现 1～2d 内，鼻咽分泌物排出的病毒量较多，传染性最强。传染途径主要是经飞沫在人与人之间直接传播，也可通过与患者握手、共用毛巾等密切接触而感染。流感病毒经呼吸道侵入呼吸道上皮细胞并增殖，引起上皮细胞产生空泡、变性、坏死与脱落并迅速扩散至邻近细胞，造成呼吸道黏膜上皮细胞受损。病毒在呼吸道局部增殖，一般不入血，年老体弱者可继发细菌性肺炎，是流感患者死亡的主要原因。

流感发病突然，潜伏期一般为 1～4d，长短取决于侵入的病毒量和机体的免疫状态。临床特征一般为畏寒、发热、头痛、肌痛、厌食、乏力、鼻塞、流涕、咽痛和咳嗽等症状。小儿可发生抽搐或谵妄、呕吐、腹痛、腹泻等症状。

2. 免疫性　人体在感染流感病毒后可产生特异性细胞免疫和体液免疫。抗 HA 为中和抗体，具有阻止病毒吸附、防止侵入细胞的作用。呼吸道局部 SIgA 抗体在清除呼吸道病毒、抵抗再感染中起重要作用。抗 NA 对病毒无中和作用，但与减轻病情和阻止病毒传播有关。抗 HA中和抗体可维持数十年，对同型病毒有牢固免疫，对型内变异株的交叉免疫可维持 4～7 年。但不同型流感病毒间无交叉保护作用，对新亚型也无交叉免疫。

（三）微生物学检验

1. 病毒分离和鉴定　取急性期患者咽漱液或咽拭子，用抗生素处理后接种鸡胚羊膜腔，35℃孵育 2～4d 后取羊水做血凝试验判断有无病毒。也可将标本接种于易感细胞，如原代猴肾细胞进行分离培养和鉴定。

2. 病毒成分的检测　取鼻咽拭子在玻片上涂抹，干燥固定后，应用免疫荧光法检测病毒的抗原，此法简便、实用、快速。也可用核酸杂交、PCR 等方法检测病毒核酸。

3. 血清学诊断　将流感患者急性期（发病 5d 内）和恢复期（发病 2～4 周）血清同时进行血凝抑制试验，恢复期抗体量高于急性期 4 倍或 4 倍以上者，有诊断价值。

（四）防治原则

流感病毒传染性强、传播快，特别是甲型流感病毒，能在短期内引起世界性流感大流行。迄今尚无有效的治疗药物，因此，预防工作十分重要。流行期间应尽量避免人群聚集，公共场所可用乳酸蒸气进行空气消毒。

流感主要是对症治疗和预防继发性细菌感染。常用药物有盐酸金刚烷胺，中草药有板蓝根、大青叶等。继发细菌感染时应使用抗生素。另外接种疫苗可明显降低发病率和减轻症状。目前应用的疫苗有灭活疫苗和减毒活疫苗两种。最近研制的 HA 和 NA 亚单位疫苗副作用小，可抑制病毒在呼吸道的复制和传播，还可减轻临床症状。

知识链接

禽 流 感

　　人感染禽流感，是由禽流感病毒引起的人类疾病。禽流感病毒，属于甲型流感病毒，一般感染禽类，当病毒在复制过程中发生基因重配，致使结构发生改变，获得感染人的能力，才可能造成人感染禽流感疾病的发生。至今发现能直接感染人的禽流感病毒亚型有 H5N1、H7N1、H7N2、H7N3、H7N7、H9N2 和 H7N9 亚型。其中，高致病性 H5N1 亚型和新发现的 H7N9 亚型尤为引人关注，不仅造成了人类的伤亡，同时重创了家禽养殖业。

麻疹病毒

● 案例 11-2

　　患儿，男，3 岁。春季，因发热、咳嗽、流涕、眼结膜充血、流泪、皮肤出现红色斑丘疹 2d 就诊。查体：患儿面部、颈部皮肤有红色斑丘疹，口腔两侧颊部可见中心灰白、周围有红晕的黏膜斑。

　　问题：1. 你怀疑该患儿患什么病？由哪种病原体引起？

　　　　　2. 什么季节流行？如何预防？

　　麻疹病毒（measles virus）是麻疹的病原体，属于副黏病毒科。麻疹是儿童常见的一种急性传染病，但也可感染任何年龄段的人群。其传染性很强，以皮肤丘疹、发热及呼吸道症状为特征。近年由于麻疹减毒活疫苗的广泛应用，发病率明显下降。另外，发现亚急性硬化性全脑炎（SSPE）与麻疹病毒有关。

　　（一）生物学特性

　　1. 形态与结构　麻疹病毒为球形或丝形，直径 120 ～ 250nm，核心为单负链 RNA，不分节段，基因组全长约 16kb。核衣壳呈螺旋对称，外有包膜，表面有两种刺突，即血凝素（H）和融合因子（F），它们的成分都是糖蛋白，但性质各异。

　　2. 培养特性　病毒可在许多原代或传代细胞（如人胚肾、人羊膜、Vero、HeLa 等细胞）中增殖，产生融合、多核巨细胞病变。在胞浆及胞核内均可见嗜酸性包涵体。

　　3. 抗原性　麻疹病毒抗原性较稳定，只有一个血清型，但近年研究证明，麻疹病毒抗原也有小的变异。根据核苷酸序列不同，世界上流行株可分为 8 个不同的基因组、15 个基因型。

　　4. 抵抗力　病毒抵抗力较弱，加热 56℃ 30min 和一般消毒剂都能使其灭活，对日光及紫外线敏感。

　　（二）致病性与免疫性

　　人是麻疹病毒的唯一自然储存宿主。麻疹患者是传染源，患者在出疹前 6d 至出疹后 3d 有传染性。通过飞沫传播，也可经用具、玩具或密切接触传播。麻疹传染性很强，易感者接触后大多数发病。潜伏期为 9 ～ 12d，经呼吸道进入的病毒首先与呼吸道上皮细胞受体结合并在其中增殖，继之侵入淋巴结增殖，然后入血，形成第一次病毒血症。病毒到达全身淋巴组织大量增殖再次入血，形成第二次病毒血症。临床表现为高热、咳嗽、畏光、流泪、眼结膜充血等前驱症状，患儿此时在颊黏膜处可出现微小的灰白色外绕红晕的黏膜斑，称为柯氏

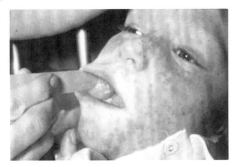

图 11-2　柯氏斑

（koplik）斑（图 11-2），有助于早期诊断。前驱期后 1～2d，病人自头颈、躯干至四肢的全身皮肤相继出现红色斑丘疹，此时病情最为严重。待疹出全后，体温下降，皮疹渐消退、脱屑。麻疹一般可以自然康复，但少数机体免疫功能低下者易继发细菌感染，导致肺炎、中耳炎、脑炎等并发症，甚至死亡。大约有 0.1% 的患者发生脑脊髓炎，常于病愈 1 周后发生。百万分之一麻疹患者在其恢复后若干年，多在学龄期前出现亚急性硬化性全脑炎（SSPE）。SSPE 属急性感染的迟发并发症，表现为渐进性大脑衰退，1～2 年内死亡。

麻疹病后人体可获得终生免疫力，主要包括体液免疫和细胞免疫，细胞免疫起主要作用。感染后产生的抗 H 抗体和抗 F 抗体均有中和病毒作用，清除体内病毒则主要依靠细胞免疫。

麻疹病毒免疫原性强，且只有一个血清型，病后可获牢固免疫力。来自母体的抗体可保护婴儿 6 个月内免于感染。

（三）微生物学检查

典型麻疹病例无需实验室检查，根据临床症状即可诊断。对轻症和不典型病例需进行微生物学检查。实验室诊断可采用病毒分离、血清学检查和快速诊断。

1. 病毒分离　取患者发病早期的咽洗液、咽拭标本或血液，经抗生素处理后，接种于人胚肾、猴肾或人羊膜细胞中培养。一般经 7～10d 可出现典型的多核巨细胞，胞内和核内有嗜酸性包涵体，再以荧光抗体法检测培养物中的麻疹病毒抗原进行鉴定。

2. 血清学检查　检测血清中的特异性抗体。取患者急性期和恢复期双份血清，如果恢复期血清抗体效价比急性期增高 4 倍以上即有诊断意义。

3. 快速诊断　用荧光标记抗体检查患者咽漱液中黏膜细胞有无麻疹病毒抗原。亦可用核酸分子杂交或 PCR 技术检测细胞内的病毒核酸。

（四）防治原则

预防麻疹的主要措施是隔离患者。对儿童进行人工主动免疫，提高机体的免疫力。目前国内外普遍实行麻疹减毒活疫苗接种。我国应用的麻疹疫苗是通过组织培养获得的减毒株制备的，初次免疫定在 8 个月龄，接种后，抗体阳转率达 90% 以上，但免疫力仅维持 10～15 年，因此，7 岁左右必须进行再次免疫。对未注射过疫苗又与麻疹患儿接触的易感儿童，可在接触后的 5d 内紧急肌内注射胎盘球蛋白或丙种球蛋白有较好的预防效果。

 冠状病毒与 SARS 冠状病毒

冠状病毒（coronavirus）在分类上属于冠状病毒科冠状病毒属。人冠状病毒以往是普通感冒的主要病原体，引起轻型感染。现证实 2002 年 11 月至 2003 年 6 月世界流行的严重急性呼吸综合征（severe acute respiratory syndrome，SARS）的病原体是一种新的冠状病毒，被称为SARS 冠状病毒。

（一）生物学特性

冠状病毒呈多形性，是一类有包膜的单股正链 RNA 病毒，不分节段，核衣壳呈螺旋对称，病毒有包膜，其表面有向四周伸出的突起，形如花冠而得名。病毒直径 80～160nm，包膜表面上有刺突蛋白（S）、跨膜蛋白（M）和膜蛋白（E）。刺突蛋白与细胞受体结合，介导细胞融合，为病毒侵入宿主易感细胞的关键蛋白。冠状病毒对乙醚等脂溶剂和紫外线敏感，不耐酸或碱，56℃ 30min 可被灭活。

（二）致病性与免疫性

冠状病毒在世界各地普遍存在，可感染各年龄组人群，主要侵犯成年人或大龄儿童，引起普通感冒和咽喉炎。经飞沫传播，冬春季流行。多为自限性疾病，潜伏期平均 3d，病程一般 6～7d，病后免疫力不强，可发生再感染。

SARS 冠状病毒传染源主要是 SARS 患者。该病毒以近距离空气飞沫传播为主，同时可通过接触患者呼吸道分泌物经口、鼻、眼等途径传播。人类对 SARS 冠状病毒无天然免疫力，故人群普遍易感，密切接触者为高危人群。流行的主要季节是冬、春季，潜伏期为 2～10d，一般为 4～5d。临床表现以发热、头痛、全身酸痛、乏力、干咳少痰、气促或呼吸困难等为主要症状，部分可发展为呼吸窘迫综合征。患者早期白细胞正常或稍低，胸部 X 线片显示肺部出现片状密度增高阴影，随后病变迅速发展，出现多叶肺病变，伴有呼吸困难和低氧血症，进而呼吸窘迫、休克、DIC、心律失常等，此种患者传染性极强且很难抢救，病死率很高。如原有糖尿病、冠心病、肺气肿等基础病的老年患者病死率可达 40%～50%。感染 SARS 冠状病毒后，机体可产生特异性抗体。有人用恢复期血清治疗患者获得疗效，说明特异性抗体有中和该病毒作用。

四 其他呼吸道感染的病毒

（一）腮腺炎病毒

腮腺炎病毒（mumps virus）是流行性腮腺炎的病原体。是儿童多发的一种常见呼吸道传染病。好发于冬春季，在世界各地均有流行。

人是腮腺炎病毒的唯一宿主，传染源为急性期患者，通过飞沫由呼吸道侵入。患者表现为发热、一侧或两侧腮腺非化脓性肿大、疼痛，病程 1～2 周。青春期感染者，男性易合并睾丸炎（约 25%），可导致男性不育，女性可合并卵巢炎（约 5%），还有少数患者出现无菌性脑膜炎或获得性耳聋等。腮腺炎病后或隐性感染可获牢固持久的免疫力。

及时隔离患者，减少传播机会。接种疫苗是有效的预防措施，有的国家已将腮腺炎病毒、麻疹病毒、风疹病毒制成三联疫苗（MMR）。

（二）风疹病毒

风疹病毒（rubella virus）是风疹的病原体。人是风疹的唯一传染源，儿童是主要易感者，病毒经呼吸道传播，患者出现类似麻疹样症状，但较轻。患者一般有发热、耳后及枕下淋巴结肿大，随之面部出现浅红色的斑丘疹，迅速遍及全身。

风疹病毒感染可引起垂直传播，导致胎儿先天感染等严重的后果。我国约 5% 的育龄妇女在儿童期未感染风疹病毒，如在孕期20周内感染风疹病毒，病毒可通过胎盘屏障进入胎儿细胞，引起胎儿畸形、流产等；婴儿出生后表现为先天性心脏病、先天性耳聋、白内障等。风疹病毒自然感染后可获得持久免疫力。

（三）呼吸道合胞病毒

呼吸道合胞病毒（respiratory syncytial virus，RSV）是引起婴幼儿下呼吸道感染的最常见病毒，表现为细支气管炎和支气管肺炎；在成年人和较大儿童则引起上呼吸道感染。因其在细胞培养中能形成特殊的细胞融合病变而得名。

RSV 可经飞沫通过呼吸道传播，也可由污染的手、物品接触眼或鼻黏膜感染。病毒感染局限于呼吸道，不引起病毒血症。病毒在呼吸道上皮细胞增殖后引起细胞融合，致病机制尚未完全清楚。由于支气管和细支气管内坏死物与黏液等集结在一起，易阻塞婴幼儿气道，若处理不及时，易导致死亡。大约有 60% 急性婴幼儿喘息性细支气管炎或肺炎由 RSV 引起，另外，RSV 也是医院内感染的重要病原体。

RSV 感染后免疫力不强，故可重复感染。至今尚无安全有效的疫苗。

第二节　肠道感染的病毒

凡通过消化道感染的病毒称肠道病毒，它们在人类消化道细胞繁殖，然后通过血流侵犯其他器官，引起各种临床综合征。肠道病毒（enterovirus）是一类生物学性状相似、形态最小的单正链 RNA 病毒。人类肠道病毒主要包括脊髓灰质炎病毒、柯萨奇病毒、埃可病毒和新型肠道病毒等。肠道病毒的共同特征：①病毒体呈球形、无包膜，直径 24～30nm，衣壳呈 20 面体立体对称，基因组为单股正链 RNA，是感染性核酸；②对理化因素抵抗力较强，耐乙醚、耐酸，对高温、干燥、紫外线等敏感，在粪便和污水中可存活数月；③粪 - 口途径是主要的传播方式，隐性感染多见，流行季节主要在夏、秋季；④病毒在肠道中增殖，却引起多种肠道外感染性疾病，如脊髓灰质炎、无菌性脑炎、心肌炎等。

脊髓灰质炎病毒

脊髓灰质炎病毒（poliovirus）是引起脊髓灰质炎的病原体。病毒常侵犯中枢神经系统，损害脊髓前角运动神经细胞，导致肢体松弛性麻痹，多见于儿童，故亦称小儿麻痹症。

（一）生物学特性

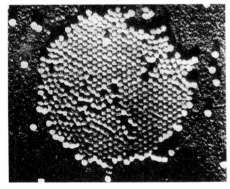

图 11-3　脊髓灰质炎病毒扫描电镜

脊髓灰质炎病毒具有典型的肠道病毒形态。病毒体呈球形，病毒颗粒直径为 27nm，核心含有单正链 RNA，无包膜。衣壳为 20 面体立体对称，由 VP1～VP4 4 种蛋白组成，其中 VP1～VP3 是与宿主细胞表面受体和中和抗体 Fab 段结合的部位，VP4 位于衣壳内部，具有稳定病毒结构的作用（图 11-3）。

脊髓灰质炎病毒对外界环境抵抗力较强，在污水及粪便中可存活数月；在酸性环境中较稳定，对胃酸、蛋白酶和胆汁抵抗力较强；对热、干燥、紫外线等敏感，加热 56℃ 30min 即可灭活；高锰酸钾、过氧化氢溶液、漂白粉等可灭活病毒。

（二）致病性与免疫性

1. 致病性　传染源是患者或无症状病毒携带者，主要通过粪 - 口途径传播，主要在夏秋季节流行，儿童为主要易感者。

病毒以上呼吸道、口咽和肠道为侵入门户，先在局部黏膜和咽、扁桃体等淋巴组织和肠道集合淋巴结内增殖，至少 90% 的感染者由于机体免疫力较强，病毒仅局限于肠局部，不进入血流，不出现临床症状或仅出现轻微的发热、咽痛、腹部不适和腹泻等，表现为轻症感染或隐性感染。少数感染者由于机体免疫力较弱，在局部淋巴结内增殖的病毒，经淋巴系统侵入血流，形成第一次病毒血症，临床上出现发热、头疼、咽痛、恶心等全身症状。随后病毒扩散至单核吞噬细胞系统增殖，大量病毒再次进入血流形成第二次病毒血症，患者全身症状加重。1%～2%的患者，病毒经血流扩散至脊髓前角神经细胞、脑膜、心脏等引起细胞病变坏死。若细胞病变轻微则仅引起暂时性肢体麻痹；重者可造成肢体弛缓性麻痹后遗症；极少数患者发展为延髓麻痹，导致呼吸、循环衰竭而死亡。

2. 免疫性　病后可获得对同型病毒的牢固免疫力。主要是 SIgA 及血清中 IgG、IgM 体液免疫发挥作用。SIgA 能清除咽喉部和肠道内病毒，防止其侵入血流；血清中的抗体可阻止病毒侵入中枢神经系统。婴幼儿可通过胎盘从母体内获得抗体而获得免疫功能。

（三）微生物学检查

1. 病毒分离　发病 1 周内取粪便标本用抗生素处理后，接种于原代猴肾细胞或人胚肾细胞，37℃培养 7～10d，观察细胞病变作出诊断再用中和抗体进一步鉴定其型别。

2. 血清学诊断　取发病早期及恢复期双份血清进行抗体检测，若抗体有 4 倍或以上增长，有诊断意义。

3. 病毒核酸测定　用核酸杂交、PCR 直接检测病毒核酸而进行快速诊断，此法敏感、特异。

（四）防治原则

1. 隔离传染源　自患者发病之日起，隔离 40d。对密切接触者实行集体检疫 20d。

2. 切断传播途径　严格对排泄物进行消毒，加强饮食卫生、保护水源等。

3. 保护易感者　主要是对婴幼儿实行人工主动免疫。目前主要使用 Sabin 疫苗，为减毒活疫苗，口服免疫效果良好，既能使血清中产生中和抗体，还可刺激肠壁浆细胞产生 SIgA，对野毒株有消灭作用；而且活疫苗排出体外，使接触者受到感染而获得免疫力。我国自 1986 年实行 2 月龄开始连续 3 次口服减毒活疫苗，脊髓灰质炎的发病率持续下降。

┤知识链接├

全球消灭脊髓灰质炎行动

10 月 24 日是"世界脊髓灰质炎日"。WHO 在日内瓦发表通报称，自 1988 年正式启动全球消灭脊髓灰质炎行动以来，世界范围内感染这一传染病的病例数减少了 99% 以上，从当时估计的 35 万例减至 2012 年的 171 例；同时，脊髓灰质炎病毒流行国家的数量也从超过 125 个减少到 3 个，即阿富汗、尼日利亚和巴基斯坦。

世卫组织呼吁相关国家采取切实行动，力争尽早实现彻底消灭脊髓灰质炎疾患的全球目标。我国从开始使用自制的脊髓灰质炎减毒活疫苗进行预防接种以来，目前基本实现了无发病。

二 轮状病毒

 案例 11-3 -

患儿，男，10 个月。秋季，因腹泻 2d 就诊，大便为黄色蛋花汤样，无黏液及脓血，10 次 / 日左右。查体：患儿轻度脱水貌，心、肺检查正常，稍有腹胀，肠鸣音活跃。

问题： 1. 你怀疑该患儿患什么病？由哪种病原体引起？

2. 该病什么季节流行？如何防治？

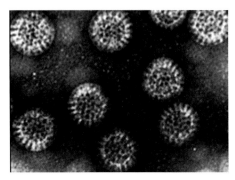

图 11-4　轮状病毒电镜

人类轮状病毒（human rotavirus，HRV）属于呼肠病毒科中的轮状病毒属。该病毒在肠道细胞内增殖，从粪便排出，是引起婴幼儿急性胃肠炎和腹泻的主要病原体。

1. 生物学特性　病毒体为球形，直径 60～80nm，20 面体立体对称，双层衣壳，无包膜。从内向外呈放射状排列，犹如车轮状辐条结构，故命名为轮状病毒（图 11-4）。只有具有双层衣壳结构的完整病毒颗粒才有感染性。病毒基因组为双股 RNA。病毒对理化因素及外界环境有较强的抵抗力。耐乙醚、耐酸碱、耐氯仿，在 pH3.5～10 的环境中均可保持其传染性，在粪便中可存活数天到数周。

2. 致病性与免疫性　轮状病毒呈世界性分布，可分为 7 个组（A～G），A～C 组轮状病毒可引起人类和动物腹泻，D～G 组只引起动物腹泻。A 组轮状病毒感染最常见，是引起 6 个月至 2 岁婴幼儿腹泻的重要病原体，60% 以上的婴幼儿急性腹泻是由轮状病毒所引起，是导致婴幼儿死亡的重要原因之一。年长儿童和成年人常呈无症状感染。

轮状病毒感染的传染源为患者和无症状病毒携带者，主要经粪 - 口途径传播。病毒侵入人体后在小肠黏膜绒毛细胞内增殖，造成微绒毛萎缩、变短、脱落，细胞溶解死亡，受损细胞脱落至肠腔并释放大量病毒随粪便排出。由于绒毛的损伤和破坏，使细胞渗透压发生改变，细胞分泌功能增强，水和电解质分泌增加，重吸收减少，大量水分进入肠腔，导致严重腹泻。临床上潜伏期为 24～48h，出现发热、呕吐、水样腹泻等症状。一般为自限性，3～5d 可完全康复。腹泻严重者可出现脱水和酸中毒，若不及时治疗，易导致婴幼儿死亡。

轮状病毒感染后，机体可产生特异性抗体 IgM、IgG、SIgA，对同型病毒感染有保护作用，其中肠道局部 SIgA 起主要作用。由于抗体只对同型病毒感染有保护性作用，而且婴幼儿免疫系统发育尚不完善，SIgA 含量较低，故病愈后还可重复感染。

3. 微生物学检查　轮状病毒感染的主要诊断是应用电镜或免疫电镜直接检查粪便中的病毒颗粒，特异性诊断率可达到 90%～95% 以上，也可用 ELISA、免疫荧光法直接或间接检查粪便中的病毒抗原或血清中的抗体。

4. 防治原则　主要是控制传染源、切断传播途径、严格消毒可能污染的物品。特异性疫苗正在研制中。治疗主要是及时补液、补充血容量、纠正电解质失调等支持疗法，防止严重脱水及代谢性酸中毒的发生，以减少婴幼儿的病死率。

三　柯萨奇病毒与埃可病毒

（一）柯萨奇病毒

柯萨奇病毒（coxsackievirus）是 1948 年 Dalldoff 从美国柯萨奇镇（Coxsackie）的两名疑似脊髓灰质炎患儿粪便中分离出来的，故名柯萨奇病毒。

本病毒对乳鼠的敏感性很高，生物学特性、传播途径与致病机制与脊髓灰质炎病毒相似。本病毒感染后，以隐性感染为多见，表现为轻微感冒或腹泻等症状。偶尔侵犯中枢神经系统，损害脊髓前角运动神经细胞，引起弛缓性肢体麻痹，但较脊髓灰质炎轻，不遗留后遗症。除引起弛缓性麻痹外，还可以引起多种临床疾病，临床表现多样化是柯萨奇病毒的致病特点之一。人感染本病毒后，血清中很快出现中和抗体，对同型病毒有持久免疫力。

由于柯萨奇病毒所致临床症状呈多样化的特点，所以，不能根据临床症状对病因作出准确诊断，确诊必须有赖于病毒分离或血清学检查。还可应用 PCR 法进行核酸检测。目前尚无特异性防治方法。

知识链接

手 足 口 病

手足口病是一种由肠道病毒或柯萨奇病毒感染引起的传染病，本病以传染性强、传播速度快为特点，以 5 岁以下儿童多见，常呈区域性流行。临床表现以发热和手足疱疹、疱疹性咽峡炎为主。但是 3 岁以下的患儿如果治疗不及时容易出现并发症，如脑炎、脑膜炎、心肌炎和肺水肿等，甚至会导致患儿死亡。

患者、隐性感染者和无症状带毒者为该病流行的主要传染源。流行期间，患者是主要传染源。因至今尚无特异性预防方法，故预防原则主要是加强监测，提高监测敏感性是控制本病流行的关键。治疗主要为对症处理。

（二）埃可病毒

埃可病毒是 1951 年在脊髓灰质炎流行期间，偶尔从健康儿童的粪便中分离出来的，当时不知它与人类何种疾病有关，故称其为人类肠道致细胞病变孤儿病毒（enteric cytopathic human orphan virus，ECHO 病毒），简称埃可病毒。

埃可病毒的生物性状与脊髓灰质炎病毒、柯萨奇病毒类似。病毒感染常引起无菌性脑膜炎，可伴有皮疹和其他临床表现（表 11-2）。感染后机体出现特异性抗体，对同型病毒感染有持久的免疫力。

表 11-2　柯萨奇病毒与埃可病毒的不同血清型所致的疾病

柯萨奇病毒 A 组	柯萨奇病毒 B 组	埃可病毒	所致疾病
2，4～7，9，10，12，16	1～6	4，6，9，30	无菌性脑炎
4，7，9	3～5	2，4，6，9，11，30	麻痹疾病
1～6，8～10，16，21，22	–	–	疱疹性咽峡炎
2，10，21，24	2～5	4，9，11，19，22	普通感冒
4，6，8，10	1～5	1，6，9	流行性肌痛
16（4，5，9，10 较少）	–	报道不一	手足口病
–	1～5	1，6，9，19	心包炎
–	2～5	1，6，9，19	新生儿心肌炎
–	1～6	–	不明发热
4～6，9，10，16	–	2～6，9，11，16，18，25	皮疹
–	–	6，7，11，14，18	婴幼儿腹泻

四 其他肠道感染的病毒

其他肠道感染的病毒主要有肠道腺病毒、杯状病毒、星状病毒，其主要特性见表11-3。

表11-3　肠道腺病毒、杯状病毒、星状病毒的主要特性

病毒名称	主要生物学特性	致病性	防治原则
肠道腺病毒	球形，基因组为双链DNA，衣壳20面体立体对称，无包膜	病毒主要经粪－口途径传播，以夏季多见，可引起爆发。主要侵犯5岁以下儿童，引起水样腹泻，发热及呕吐较轻	目前尚无有效疫苗和抗病毒治疗方法，主要采取对症治疗
杯状病毒	球形，基因组为单正链RNA，衣壳20面体对称，无包膜	病毒主要经粪－口途径传播，秋、冬季高发，任何年龄均可发病。传染性强，故常可导致暴发感染，是世界上引起急性病毒性胃肠炎暴发流行最主要的病原体之一，成为突发公共问题	目前尚无有效疫苗预防，主要采取对症治疗
星状病毒	球形，核酸为单正链RNA，无包膜，电镜下表面结构呈星形，有5～6个角	病毒主要经粪－口途径传播，主要引起婴幼儿腹泻，发病时症状与轮状病毒感染相似，但较轻。在温带地区，冬季为流行季节。感染后可产生牢固免疫力	目前尚无有效疫苗预防，主要采取对症治疗

（杨　乐）

第三节　肝炎病毒

肝炎病毒是一类以肝为主要靶器官、引起病毒性肝炎的病原体。人类肝炎病毒主要包括甲型肝炎病毒（HAV）、乙型肝炎病毒（HBV）、丙型肝炎病毒（HCV）、丁型肝炎病毒（HDV）及戊型肝炎病毒（HEV）。这些肝炎病毒分属不同的病毒科和属，其生物学特性和致病性也不相同。其中甲型肝炎病毒和戊型肝炎病毒经消化道传播，引起急性肝炎，不发展为慢性肝炎或慢性携带者；乙型和丙型肝炎病毒主要由血源性传播，除引起急性肝炎外，可转为慢性肝炎，此外，还与肝硬化及肝癌的发生相关。

┌─ 知识链接 ─

甲型肝炎病毒

1988年1～3月，上海发生了一次历史上极为罕见的甲型肝炎暴发流行事件。此次甲型肝炎暴发来势凶猛，发病急，患者症状明显，90%以上的患者出现黄疸。发病人群以青壮年为主，80%以上的患者有食用毛蚶史。在卫生防疫部门的追踪调查下，确认这是由食用来自江苏省启东县被污染的带有甲肝病毒的毛蚶所致。

一 甲型肝炎病毒

甲型肝炎病毒（hepatitis A virus，HAV）是引起甲型肝炎的病原体。甲型肝炎呈世界性分布，可造成散发或暴发流行，主要感染儿童和青少年。1993年HAV被列为小RNA病毒科的嗜肝病毒属（hepatovirus）。

（一）生物学性状

1. 形态与结构 HAV 颗粒呈球形，直径为 27～32nm，无包膜，衣壳呈 20 面体立体对称（图 11-5）。HAV 的核酸为单正链 RNA，约由 7500 个核苷酸构成。HAV 抗原性稳定，仅有一个血清型。

2. 培养特性 黑猩猩、狨猴等灵长类动物对 HAV 均易感，经口或静脉注射可使动物发生肝炎，感染后粪便内可检出 HAV 颗粒，血清中可检出 HAV 相应抗体。HAV 可用非洲绿猴肾细胞、人胚肾细胞、传代猴肾细胞等多种细胞中分离培养，一般增殖缓慢，不引起细胞病变。

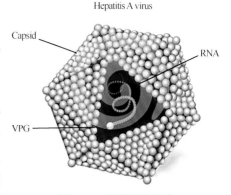

图 11-5 甲型肝炎病毒

3. 抵抗力 HAV 抵抗力较强，对热、酸、乙醚稳定，60℃ 1h 不能灭活 HAV，贮存于 -20℃ 数年仍保持感染性，100℃ 5min 可被灭活，对甲醛、氯及紫外线等敏感。

（二）致病性与免疫性

1. 传染源与传播途径 HAV 的传染源主要为患者和隐性感染者。甲型肝炎的潜伏期一般为 15～50d，平均 30d。患者潜伏末期及急性期的粪便有传染性。发病 2 周以后，随着血清和肠道中出现抗 -HAV，患者粪便中的 HAV 逐渐消失。HAV 主要经粪 - 口途径传播，随患者粪便排出体外，通过污染食物、水源、海产品（如毛蚶等）及食具等传播，造成暴发或散发性流行。1988 年上海甲型肝炎暴发流行因食用被 HAV 污染的毛蚶所致，患者多达 30 余万。

2. 致病机制 HAV 经口侵入人体，先在口咽部或唾液腺中增殖，随后在肠黏膜和局部淋巴结内大量增殖，继而入血引起病毒血症，最终侵入肝并在肝细胞内增殖。HAV 引起肝细胞损伤机制尚不十分清楚，除病毒的直接作用外，还与机体的免疫病理损伤有关。患者出现恶心、呕吐、食欲缺乏、乏力、黄疸、肝脾大等临床表现，甲型肝炎预后良好。

3. 免疫性 HAV 感染无论是显性与隐性感染后，机体均可产生抗 -HAV 抗体，感染早期血清中出现抗 -HAV IgM，恢复期出现抗 -HAV IgG，并可持续多年。

（三）微生物学检查

HAV 实验室诊断一般不进行病毒分离培养，而以血清学检查和病原学检查为主。检测抗 -HAV 常用 ELISA 法，血清中抗 -HAV IgM 出现早，消失快，是甲型肝炎早期诊断的重要指标；检测抗 -HAV IgG 有助于了解既往感染史或进行流行病学调查。也可用免疫电镜检测粪便中的 HAV 颗粒或用 PCR 法和核酸杂交法检测 HAV 的 RNA。

（四）防治原则

HAV 主要通过粪 - 口途径传播，因此，应积极开展卫生宣传教育，严格进行粪便管理，改善饮食和饮水卫生。对患者的排泄物、食具、床单等用物进行严格消毒处理。

目前，预防甲型肝炎可用减毒活疫苗或灭活疫苗进行人工主动免疫。HAV 基因工程疫苗正在研制中。注射丙种球蛋白可用于甲型肝炎应急预防。

 乙型肝炎病毒

乙型肝炎病毒（hepatitis B virus，HBV）是乙型肝炎的病原体，HBV 在分类上属嗜肝

DNA病毒科。HBV感染已成为全球性公共卫生问题，估计全世界乙型肝炎患者及HBV携带者多达3.5亿，我国HBV携带者约有1.2亿人。HBV感染后临床表现多样化，表现为无症状HBV携带者、急性乙型肝炎、慢性乙型肝炎、重症肝炎，其中部分慢性肝炎可转为肝硬化或肝癌。

知识链接

乙型肝炎病毒的发现

　　20世纪60年代，肝炎的研究一度陷入困惑。1965年，一位从事内科学和生物化学的医生布鲁伯格（Blumberg）使这项研究走出了困境。经过几年的不懈努力，他和同伴们终于发现在澳大利亚土著人的血清中有一种神秘蛋白，他们将这种蛋白命名为澳大利亚抗原。这是人类从血液中找到的第一个肝炎病毒的抗原成分，即乙型肝炎病毒的表面抗原（HBsAg）。自此，对乙型肝炎的研究迅速。1970年，伦敦Middlesex医院的Dane用电子显微镜观察到了完整的乙型肝炎病毒颗粒；1971年病毒被分离。1976年Blumberg获得了1976年度诺贝尔生理学和医学奖。

（一）生物学性状

1.形态与结构　电镜下观察到HBV患者血清中有3种不同形态的颗粒，包括大球形颗粒、小球形颗粒、管形颗粒（图11-6）。

（1）大球形颗粒：是Dane于1970年首先在乙型肝炎患者的血清中发现的，故又称为Dane颗粒。大球形颗粒是具有感染性的完整的HBV颗粒，呈球形，直径约为42nm，具有双层衣壳（图11-7）。外衣壳相当于一般病毒的包膜，由脂质双层和包膜蛋白组成，HBV的表面抗原（HBsAg）、前S1抗原（Pre S1）及前S2抗原（Pre S2）镶嵌于此脂质双层中。去除外衣壳后，可暴露呈20面体对称的内衣壳，内衣壳相当于一般病毒的核衣壳，即HBV的核心抗原（HBcAg）。HBcAg一般不存在于血液中，仅存在于受感染的肝细胞内，HBV核心内含有病毒的双链DNA和DNA多聚酶。

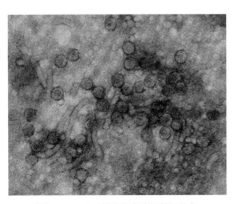

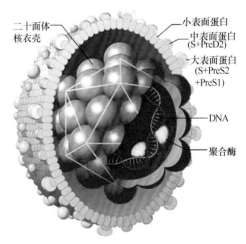

二十面体核衣壳
小表面蛋白
中表面蛋白（S+PreD2）
大表面蛋白（S+PreS2+PreS1）
DNA
聚合酶

图11-6　乙型肝炎病毒颗粒形态　　　　图11-7　乙型肝炎病毒大球形颗粒结构

（2）小球形颗粒：是HBV在肝细胞内复制时产生的过剩的外衣壳蛋白HBsAg，直径22nm，不含病毒核酸DNA及DNA多聚酶，故不具有感染性。小球形颗粒在HBV感染者血

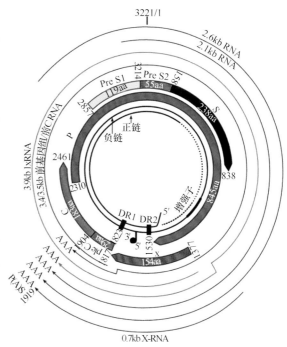

液中大量存在。

（3）管形颗粒：直径 22nm，长 100～500nm，由小球形颗粒串联而成，成分与小球形颗粒相同，亦存在于血液中，故具有与 HBsAg 相同的抗原性。

2. 基因结构与功能　HBV 的 DNA 为特殊的双链未闭合的环状 DNA，两条链长度不同，长链为负链，短链为正链，两条链 DNA 的 5′ 末端有长约 250 个互补的碱基，通过碱基互补配对形成环状 DNA 结构。HBV 负链 DNA 有 4 个开放读框（ORF），包括 S、C、P 和 X 区。S 区中由 S 基因、前 S1 和前 S2 基因构成，分别编码 HBsAg、Pre S1 与 Pre S2 抗原。C 区由 C 基因和前 C 基因构成，分别编码 HBcAg 和 HBeAg。P 区最长，编码 DNA 多聚酶等。X 区编码的蛋白为 HBxAg，可反式激活细胞内的某些癌基因和病毒基因，与肝癌的发生

图 11-8　乙型肝炎病毒基因结构

发展有关（图 11-8）。正、负链的黏性末端两侧分别有 11 个核苷酸组成的重复序列 DR1 和 DR2，DR 区是病毒 DNA 成环复制的关键序列。

3. 抗原组成

（1）表面抗原（HBsAg）：化学成分为糖基化蛋白，HBsAg 大量存在于感染者血中，是 HBV 感染的重要标志。HBsAg 具有抗原性，刺激机体产生保护性抗体（抗 -HBs），HBsAg 也是制备乙肝疫苗的主要成分。

（2）Pre S1 及 Pre S2 抗原：Pre S1 及 Pre S2 抗原具有与肝细胞表面受体结合的表位，可促进 HBV 吸附于肝细胞表面。Pre S1 及 Pre S2 存在于急性期患者血清中，其抗原性强，可刺激机体产生具有中和作用的抗体，即抗 -Pre S1 及抗 -Pre S2。这类抗体能阻断 HBV 与肝细胞结合，从而起到抗病毒作用。

（3）核心抗原（HBcAg）：存在于 HBV 的内衣壳表面，其外有 HBsAg 所覆盖，故不易在感染者的血液中检出。HBcAg 的抗原性强，可刺激机体产生无中和作用的抗体，即抗 -HBc。抗 -HBc IgM 在感染早期出现，提示 HBV 在肝细胞内处于复制增殖状态。抗 -HBc IgG 在血清中持续时间较长，提示机体曾经感染 HBV。HBcAg 在感染的肝细胞表面存在，能被 Tc 细胞所识别，在清除受 HBV 感染的肝细胞中起重要作用。

（4）e 抗原（HBeAg）：为可溶性蛋白质，游离于血清中，HBeAg 的消长与 HBV 和 DNA 多聚酶的消长动态基本一致，因此，HBeAg 可作为 HBV 在肝细胞内复制及具有强传染性指标之一。HBeAg 刺激机体产生的抗 -HBe 能与受感染肝细胞表面的 HBeAg 结合，在补体的参与下破坏受感染的肝细胞，因此，抗 -HBe 对 HBV 感染有一定保护作用，抗 -HBe 是预后良好的征象。

4. 细胞培养与动物模型　对 HBV 最敏感的动物是黑猩猩，因此，进行 HBV 的致病机制研究、检测疫苗效价及安全性评价时常用黑猩猩作为实验动物。在我国，鸭乙肝病毒感染的

动物模型已被用于筛选抗病毒药物及免疫耐受机制研究。HBV 的细胞培养尚未成功，目前采用的细胞培养系统是病毒 DNA 转染系统。将病毒 DNA 导入肝癌细胞株，病毒基因组整合并复制，可在这些细胞中表达 HBsAg、HBcAg 并分泌 HBeAg，有的细胞株还能产生 Dane 颗粒。DNA 转染细胞培养系统主要用于筛选抗 HBV 药。

5. 抵抗力　HBV 对理化因素的抵抗力较强，对低温、干燥、紫外线和一般化学消毒剂均有耐受性。-20℃可保存 20 年，37℃可维持其活性达 7d。100℃加热 10min、高压蒸汽灭菌和环氧乙烷等均可使 HBV 灭活；0.5% 过氧乙酸、5% 次氯酸钠、3% 的漂白粉液等均可用于消毒，但这些消毒手段仅能使 HBV 失去传染性，仍可保留 HBsAg 的抗原性。

（二）致病性与免疫性

1. 传染源　乙型肝炎的传染源主要是患者及无症状 HBV 携带者。乙型肝炎患者无论是潜伏期、急性期还是慢性活动期，其血清均具有传染性。由于无症状 HBV 携带者不易被察觉，所以其危害性更大。

2. 传播途径　HBV 的传播途径主要有 3 种：血源性传播、垂直传播和性传播。凡含有 HBV 的血液或体液直接或间接进入机体内均可造成乙型肝炎的传播。

（1）血源性传播：HBV 在感染者血循环中大量存在，而人又对 HBV 极易感，故极微量的污染血经微小伤口进入机体即可导致感染。如输入含 HBV 的血浆或血制品、注射、输液、外科或牙科手术、针刺（如针灸及纹身等）、共用剃须刀或牙刷、皮肤黏膜的微小伤口等均可传播 HBV。污染的医疗器械（如内镜、妇产科器械等）也可导致 HBV 在医院内的传播。

（2）垂直传播：常发生于胎儿期和围生期。若母亲是乙型肝炎患者或无症状 HBV 携带者，HBV 在孕期可经胎盘由母体传播给胎儿，分娩时婴儿经产道接触含 HBV 的母体血液、羊水或分泌物或通过微小伤口亦可导致 HBV 感染。此外，HBV 也可通过哺乳传播。

（3）性传播：HBV 可随感染者的精液和阴道分泌物排出体外，西方国家已将乙型肝炎列为性传播疾病。

3. 致病机制与免疫　HBV 感染的临床表现多样化，可表现为急性肝炎、慢性肝炎、重症肝炎及无症状 HBsAg 携带者等。HBV 的致病机制迄今尚未完全明确，目前认为主要是通过病毒诱发宿主产生免疫应答及病毒对肝细胞直接损害所致的病理损伤。

（1）细胞免疫介导的免疫病理损伤：HBV 侵入机体后，诱导机体发生以杀伤性 T 细胞（CTL）为主的细胞免疫应答。被 HBV 感染的肝细胞表面出现 HBsAg、HBcAg 和 HBeAg。被病毒抗原致敏的 T 细胞可杀伤表面带有病毒抗原的肝细胞，从而清除病毒，这种作用既能清除病毒，又造成肝细胞损伤。细胞免疫应答的强弱与临床症状的轻重及转归密切相关。当病毒感染肝细胞数量少，CTL 可杀伤被病毒感染的全部细胞，释放出的 HBV 可被抗体中和而清除，表现为可恢复痊愈的急性肝炎；若受病毒感染的肝细胞数量多，细胞免疫应答超出正常范围，引起大量细胞坏死，临床表现为重症肝炎；若机体免疫功能低下，大量病毒在肝细胞内复制，CTL 只能将部分靶细胞杀伤，病毒不断释放，又无有效的抗体中和病毒，病毒持续存在并继续感染肝细胞，引起慢性肝炎；慢性肝炎又可促进纤维细胞增生从而引发肝硬化。

（2）体液免疫介导的免疫病理损伤：当机体感染 HBV 后，患者体内可产生抗 -HBs 及抗 -HBe 等抗体。这些抗体可清除体内游离病毒，阻断病毒对肝细胞的黏附作用。与此同时

HBV 与相应抗体发生特异性结合形成免疫复合物，这些免疫复合物在肝内大量沉积，导致肝毛细血管栓塞，诱导产生肿瘤坏死因子（TNF）可导致急性肝坏死，临床表现为重症肝炎。若免疫复合物沉积于周围组织的小血管壁，则可引发Ⅲ型超敏反应，临床上表现为相关的肝外症状，如肾小球肾炎、关节炎、皮疹等，其中肾小球肾炎最为常见。

（3）自身免疫所致的损伤：HBV 感染肝细胞后，可引起肝细胞表面自身抗原发生改变，暴露出肝特异性脂蛋白抗原（liver specific protein，LSP），LSP 可诱导机体产生对肝细胞发生自身免疫应答，即通过 ADCC 作用、CTL 的杀伤作用或释放细胞因子等直接或间接作用造成肝细胞损害。在慢性乙型肝炎患者血清中常可测到抗 LSP 的抗体、抗核抗体及抗平滑肌抗体等自身抗体。

机体对 HBV 引起的免疫应答有双重效应，既有免疫防御作用，同时又会造成肝细胞的免疫损伤。

4.HBV 与原发性肝癌　近年来大量研究表明，HBV 感染与原发性肝癌的发生有密切关系，主要依据是：①乙型肝炎病毒携带率高的地区，原发性肝癌发生率亦高；②乙型肝炎患者及 HBsAg 携带者的原发性肝癌发生率明显高于未感染人群；③原发性肝癌组织有 HBV DNA 及特异性抗原存在；④动物实验可诱发动物产生原发性肝癌。

（三）微生物学检查

HBV 感染常用的实验室诊断是检测患者血清中 HBV 的 HBsAg、抗 -HBs、HBeAg、抗 -HBe 及抗 -HBc（俗称"两对半"），必要时也可检测 Pre S1 及 Pre S2 的抗原及抗体。常用的方法有 RIA、ELISA 法。HBV 的抗原及其抗体在感染者机体内消长情况与临床表现相关，因此，综合分析上述血清学标志有助于临床诊断（表 11-4）。

表 11-4　HBV 抗原、抗体检测结果临床分析

HBsAg	HBsAb	HBeAg	HBeAb	HBcAb	结果分析
+	−	−	−	−	HBV 感染潜伏期或 HBV 无症状携带者
+	−	+	−	−	急性乙型肝炎的潜伏期或早期
+	−	+	−	+	急性或慢性乙型肝炎，俗称"大三阳"
+	−	−	+	+	急性感染趋向恢复，俗称"小三阳"
−	−	−	−	+	既往感染
−	+	−	−	−	既往感染或接种过疫苗产生免疫力
−	+	−	+	−	既往感染或乙型肝炎恢复期
−	+	−	−	+	既往感染，病毒已清除

1. HBsAg 和抗 -HBs　HBsAg 是机体感染了 HBV 的主要标志之一。HBsAg 阳性见于急、慢性乙型肝炎或无症状携带者。HBsAg 在急性肝炎恢复后 1～4 个月内消失，若持续 6 个月以上则认为转化为慢性肝炎。长期 HBsAg 阳性而肝功能正常且无临床症状者即为 HBV 携带者。抗 -HBs 阳性表示机体已获得对 HBV 的免疫力，常见于乙型肝炎恢复期、HBV 既往感染或接种乙肝疫苗。

2. HBeAg 和抗 -HBe　HBeAg 阳性表示是 HBV 在体内复制并具有强传染性的标志。若转为阴性提示病毒复制停止，如长期阳性则提示预后不良。若孕妇 HBeAg 呈阳性，新生儿感染率随之升高，这表明 HBeAg 与 HBV 垂直传播有关。抗 -HBe 阳性提示 HBV 复制减弱、传染

性降低且机体已获得一定免疫力。

3. 抗 -HBc　抗 -HBc 包括抗 -HBc IgM 和抗 -HBc IgG，为非保护性抗体。抗 -HBc IgM 阳性提示病毒处于复制状态，具有强传染性。抗 -HBc IgG 出现晚，在血液中存在时间较长，是感染过 HBV 的标志，若该抗体滴度较高则提示急性感染，滴度较低则提示既往感染。

此外，血清 HBV DNA 检测由于方法敏感、特异，能测出极微量的病毒核酸，故已被广泛用于乙型肝炎的临床诊断及流行病学调查。

案例 11-4 --

李某，女，患慢性乙型肝炎 10 年，血化验：HBsAg（＋）、HBeAg（＋）、抗 -HBcIgG（＋）。其 3 岁女儿体检时血清抗 -HBs（＋），追问病史，无任何临床症状，未注射乙肝疫苗。

问题：1. 李某的乙肝"两对半"检测报告单有何提示意义？
　　　2. 李某的女儿可能经哪种途径感染乙型肝炎病毒？

（四）防治原则

1. 一般预防　预防乙型肝炎应以切断传播途径为主，加强对献血员的筛选，防止血液传播；提倡使用一次性输液器及注射器；对患者的血液、排泄物、分泌物和医疗器械等要进行严格消毒；对高危人群应采取预防接种等措施。

2. 主动免疫　预防乙型肝炎最有效的措施是接种乙肝疫苗。HBV 基因工程疫苗是第二代疫苗，目前广泛使用。它是将编码 HBsAg 的基因克隆在酵母菌、哺乳动物细胞或牛痘苗病毒中，使其高效表达，产生的 HBsAg 经纯化制成疫苗。多肽疫苗及 HBV DNA 核酸疫苗尚在研究中。

3. 被动免疫　含高效价抗 -HBs 人免疫血清球蛋白（HBIg）可用于易感者紧急预防。

4. 乙型肝炎治疗　尚无特效药和方法。目前使用抗病毒药、免疫调节药、中草药等治疗乙型肝炎。

三　丙型肝炎病毒

（一）生物学性状

丙型肝炎病毒（hepatitis C virus，HCV）是丙型肝炎的病原体，属黄病毒科。呈球形，直径 50～60nm，有包膜，为单股正链 RNA 病毒。HCV 对热敏感，加热 100℃ 5min 或 60℃ 30min 均可使其丧失感染性；紫外线及甲醛处理均可灭活病毒。HCV 的易感动物是黑猩猩，其体外培养尚未成功。

（二）致病性与免疫性

HCV 的传染源为患者和隐性感染者，传播途径和 HBV 类似，主要经输血或血制品传播，也可经注射、性交和母婴传播。丙型肝炎潜伏期为 2～26 周，感染后可表现为急、慢性丙型肝炎或无症状携带者。HCV 感染呈世界性分布，占输血后肝炎的 90% 左右。丙型肝炎患者有 40%～50% 可转化为慢性肝炎，约 20% 的患者可发展为肝硬化，甚至引发肝癌。HCV 的致病机制尚未完全明确，目前认为，既有病毒的直接致病作用又与免疫病理损伤有关。

HCV 感染后，早期产生抗 -HCV IgM，可做为早期诊断的依据。抗 -HCV IgG 产生较晚，持续时间长，是慢性丙型肝炎的标志。抗 -HCV 无中和作用，不能有效清除病毒。HCV 感染后也可诱导细胞免疫反应的发生，但其主要作用可能是引起肝细胞免疫损伤，并无有效的免疫保护作用。在免疫力低下人群中，常出现 HBV 和 HCV 双重感染。

（三）微生物学检查

采用 ELISA 法、放射免疫法等检测患者血清中的抗 -HCV，可用于丙型肝炎的诊断、献血人员的筛选及药物效果评价。也可采用 RT-PCR 或荧光 PCR 等方法检测肝组织内的 HCV RNA。

（四）防治原则

预防丙型肝炎主要是切断传播途径，严格检测抗 -HCV、筛选献血员可有效避免丙型肝炎的发生。目前，HCV 疫苗的研制面临许多困难。在丙型肝炎治疗方面缺乏有效的药物，目前采用聚乙二醇化干扰素与利巴韦林合用的治疗方案。

四 其他肝炎病毒

（一）丁型肝炎病毒

1. 生物学性状 丁型肝炎病毒（hepatitis D virus，HDV）为丁型肝炎的病原体，是一种缺陷病毒。HDV 的复制必须在 HBV 或其他嗜肝 DNA 病毒辅助下才能完成。

2. 致病性和免疫性 HDV 感染呈全球性分布，其传播方式与 HBV 基本相同。我国 HBsAg 阳性者中，HDV 感染率为 0% ～ 10%。HDV 感染后可表现为急性肝炎、慢性肝炎或无症状携带者。目前认为，HDV 致病机制主要是病毒对肝细胞的直接损伤。

HDV 感染后可刺激机体产生特异性抗体，即抗 -HDV IgM 和抗 -HDV IgG，但这些抗体为非保护性抗体，不能有效清除病毒。

3. 微生物学检查 常用 ELISA 或 RIA 等方法检测患者血清中抗 -HDV。也可采用斑点杂交法或 RT-PCR 检测血清中 HDV RNA。

4. 防治原则 丁型肝炎预防与乙型肝炎相同，目前在治疗方面尚无特效药。

（二）戊型肝炎病毒

戊型肝炎病毒（hepatitis E virus，HEV）是戊型肝炎的病原体，属杯状病毒科（caliciviridae），主要经粪 - 口途径传播，可引起大规模的流行。

1. 生物学特性 HEV 为单正链 RNA 病毒。HEV 对高盐、氯化铯、氯仿等敏感。病毒于 -70 ～ 8℃下容易裂解，但在液氮或碱性溶液中可保存稳定。灵长类动物，如食蟹猴、恒河猴等对 HEV 均易感。HEV 的细胞培养有待进一步完善。

2. 致病性与免疫性 HEV 主要经粪 - 口途径传播，病毒随粪便排除体外，污染水源、食品及环境等。戊型肝炎患者在潜伏末期和急性期早期排放病毒量最大，是最主要的传染源。HEV 感染后，潜伏期为 10 ～ 60d，平均 40d。HEV 经消化道进入血液，在肝内复制，由于病毒对肝细胞的直接损伤和免疫病理作用导致肝细胞炎症或坏死。临床上表现为急性戊型肝炎（包括黄疸型和无黄疸型）、胆汁淤滞型肝炎及重症肝炎。多数患者于发病后 6 周即好转并痊愈，不发展为慢性肝炎。孕妇感染 HEV 后，病死率可高达 10% ～ 20%。

机体感染 HEV 后可产生一定免疫力，但持续时间较短。

3. 微生物学检查 目前常用 ELISA 法检测患者血清中抗 -HEV IgM 或 IgG 抗体，也可用电镜或免疫电镜检测患者粪便中的 HEV 颗粒，还可用 RT-PCR 法检测病人血清、粪便及胆汁中 HEV RNA。

4. 防治原则 戊型肝炎的预防与甲型肝炎相同，以切断粪 - 口传播途为主，保护水源、加强食品卫生管理，注意个人卫生及环境卫生。戊型肝炎疫苗尚在研制当中。

（三）肝炎相关病毒

1. 庚型肝炎病毒（hepatitis G virus，HGV） HGV 的传播方式与 HBV、HCV 相似，故常与 HBV 和 HCV 联合感染。HGV 单独感染后一般不造成肝损伤，临床症状不明显。

2. TT 病毒（TTV） TTV 可经多途径传播，主要通过输血及血制品传播，此外还可经粪 - 口、唾液、精液和乳汁等途径传播。TTV 感染呈世界性分布，感染率很高。

（刘金晔）

第四节 逆转录病毒

以人类免疫缺陷病毒为例简述如下。

人类免疫缺陷病毒（human immunodeficiency virus，HIV），是获得性免疫缺陷综合征（acquired immunodef iciency syndrome，AIDS）的病原体，又称艾滋病病毒。首例患者于 1981 年在美国洛杉矶发现，此后该病病例逐年剧增，目前已蔓延全世界，全球感染者达数千万人。为提高公众对艾滋病的认识，WHO 将每年的 12 月 1 日定为"世界艾滋病日"。我国自 1985 年发现首例 AIDS 以来，感染人数逐年增长。由于该病传播迅速、病死率高，目前已成为全球最重要的公共卫生问题之一。

 生物学性状

1. 形态结构 病毒呈球形，直径 100 ～ 120nm，有包膜，包膜含有病毒编码的 gp120 和 gp41 两种黏附性糖蛋白，与病毒的吸附、穿入有关。gp120 折叠的肽链上有一些高变区，易发生抗原性漂移。核心为两条单股正链 RNA，与衣壳蛋白（P7）、核衣壳蛋白（P24）、反转录酶共同形成圆柱形核衣壳。

2. 培养特性 HIV 仅感染具有表面分子 CD4 的 T 细胞、单核巨噬细胞等，因此，实验室常用正常人或患者自身新鲜 T 细胞培养病毒，将病毒感染者的外周血或骨髓中的淋巴细胞用 PHA 刺激 48 ～ 72h，培养于含细胞生长因素（如 IL-2）的培养液中，经 1 ～ 2 周即可释放出大量 HIV。病毒感染细胞后可形成不同程度的细胞病变。恒河猴和黑猩猩可作为 HIV 感染的动物模型，但其感染过程与人还是有很大区别的。

3. HIV 的变异 HIV 具有高度变异性，不同毒株间基因的变异率各不相同。包膜糖蛋白抗原的变异与 HIV 流行和逃避宿主免疫应答密切相关，给抗感染疫苗的研究与制备带来巨大困难。

4. 抵抗力 HIV 抵抗力弱，对热、化学消毒剂敏感。56℃ 30min 可灭活，但在室温下可保存 7d。0.5% 次氯酸钠、70% 乙醇、35% 异丙醇、50% 乙醚、0.3%H_2O_2、0.5% 甲酚皂溶液处理污染物 10 ～ 30min 即可灭活病毒。HIV 对紫外线、γ 射线有较强抵抗力。

 致病性与免疫性

1. 传染源与传播途径 传染源为 HIV 感染者。感染者的血液、阴道分泌液、精液、乳汁、脑脊液、唾液等标本中均可分离到 HIV。其传播途径为：①性传播。男性同性恋之间及异性间的性接触是 HIV 的主要传播方法。②血液传播。包括输入带有 HIV 的血液、血液制品或使用未消毒彻底的注射器等医疗器械传播，静脉吸毒者共用不经消毒的注射器和针头造成严重感染，我国现阶段艾滋病感染者大多经血液传播引起。③母婴传播。包括经胎盘、产道和哺乳等途径传播。

2. 致病机制 HIV 侵入机体后，主要选择性地侵犯 CD4$^+$T 细胞，病毒包膜与细胞膜融合使病毒进入细胞内，通过细胞融合和免疫病理损伤等机制破坏 CD4$^+$T 细胞。感染早期，HIV 在宿主细胞内慢性或持续性感染，外周血中一般不易检测到 HIV 病毒，随着感染时间的延长，病毒大量复制增殖，以出芽方式释放并重新感染其他靶细胞，导致大量 CD4$^+$T 细胞被感染而裂解死亡，T 细胞数量大量减少，从而引起细胞免疫功能低下，抗感染能力降低，以及与 T 细胞相关的体液免疫功能和免疫调节功能紊乱，导致免疫缺陷，最终诱发机会感染、恶性肿瘤等 AIDS 相关综合征，病死率高。

3. 所致疾病 HIV 感染后临床表现可分为 4 期。①急性期：初次感染 HIV 后 2～4 周，病毒在机体内大量复制，引起高病毒血症。主要临床表现有发热、出汗、肌痛、乏力、厌食、恶心、腹泻和无渗出的咽炎、头痛、怕光及脑膜刺激征。25%～50% 患者躯干出现皮疹。症状持续 1～2 周后自行消退，大多数病毒长期潜伏下来。②潜伏期：可持续 6 个月至 10 年或更长时间。多数无临床症状，外周血中一般不能或很少检测到 HIV。当机体受到各种因素刺激后，潜伏病毒被激活再次大量增殖，导致免疫损伤出现临床症状，从而进入 AIDS 相关综合征期。③ AIDS 相关综合征期：随着感染期的延长，HIV 大量的复制及免疫系统进行损伤，患者除有发热、盗汗、间歇性腹泻、全身倦怠、持续性全身淋巴结肿大外，尚有鹅口疮、口腔黏膜白斑和血小板减少性紫癜等临床症状。④典型 AIDS 期：艾滋病患者由于免疫功能严重受损，常合并严重的机会感染，也可诱发 Kaposi 肉瘤或恶性淋巴瘤。此外，被感染的单核巨噬细胞 HIV 呈低度增殖，不引起病变，但损害其免疫功能，可将病毒传播全身，引起间质性肺炎和亚急性脑炎。AIDS 5 年病死率约 90%，死亡多发生在临床症状出现两年内。

4. 免疫机制 HIV 感染后可刺激机体产生包膜蛋白抗体和核心蛋白抗体，因 HIV 包膜蛋白易发生抗原性变异，使抗体不能发挥应有的作用。在潜伏感染阶段，HIV 前病毒可整合入宿主细胞基因组中，不被免疫系统识别，逃避免疫清除。这些都与 HIV 引起持续感染有关。

☰ HIV 的检测 AIDS 的诊断

AIDS 的诊断主要通过检测 HIV 抗体。常采用 ELISA 法作为 HIV 筛选方法，如连续两次阳性，则再经免疫印迹法确证。

┌─ 知识链接 ├─

何谓艾滋病毒感染的窗口期？

人体感染了艾滋病病毒后，一般需要 2 周时间才能逐渐产生病毒抗体。"窗口期"是指从人体感染艾滋病毒后到外周血中能够检测出病毒抗体的这段时间，一般为 2 周到 3 个月。在这段时间里，虽然血液中检测不到病毒抗体，但是人体是具有传染性的。

四 防治原则

预防艾滋病应采取综合措施切断传播途径。①加强卫生宣教工作，普及 AIDS 预防知识，增强自我保护意识；②建立监测机构加强国境检疫；③严格筛选供血人员，加强血液、血制品、捐献器官等的 HIV 检测及管理；④杜绝吸毒、性滥交，阻断母婴传播；⑤推广使用一次性注射器，严格医疗器械的消毒灭菌，防止医源性传播。

目前治疗 HIV 感染的药物主要有核苷酸类反转录酶抑制药（齐多夫定）、非核苷酸类反转录酶抑制药（奈韦拉平）、蛋白酶抑制药（茚地那韦）等，有一定疗效。为了防止耐药性的产生，常使用多种药物综合治疗。

（杨　鹏）

第五节　疱疹病毒

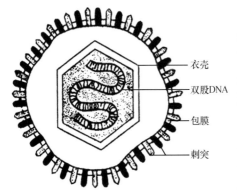

图 11-9　疱疹病毒结构

衣壳

双股DNA

包膜

刺突

疱疹病毒（herpes virus）是一群中等大小、结构相似、有包膜的双链 DNA 病毒。现已发现 100 种以上，可以感染人类和多种动物，其中与人类感染相关的疱疹病毒称为人类疱疹病毒，主要包括单纯疱疹病毒、EB 病毒、水痘 - 带状疱疹病毒、巨细胞病毒。

人类疱疹病毒的共同特征如下：①病毒呈球形，直径 150 ~ 200nm。基因组为线性双链 DNA，核衣壳为 20 面体立体对称型，核衣壳周围有一层被膜，最外层是包膜，包膜表面有糖蛋白组成的刺突（图 11-9）。②除 EB 病毒外，人类疱疹病毒均能在人二倍体细胞核内复制增殖，产生明显的细胞病变及核内嗜酸性包涵体。病毒可通过细胞间桥直接扩散，感染细胞能与邻近未感染细胞融合，形成多核巨细胞。③病毒感染类型多样化，可引起增殖性感染、潜伏感染、整合感染、先天性感染等。

一 单纯疱疹病毒

（一）生物学性状

单纯疱疹病毒（herpes simplex virus，HSV）有两种血清型，即 HSV-1 型和 HSV-2 型，两种 DNA 具有 50% 同源性。HSV 感染动物范围较宽，常用的实验动物有家兔、小鼠、豚鼠等。HSV 在多种细胞中均可增殖，常用原代兔肾、人胚肺、人胚肾、地鼠肾等细胞进行培养，病毒复制迅速，导致感染细胞很快出现明显细胞病变，表现为细胞肿胀、变圆，出现嗜酸性核内包涵体。

（二）致病性与免疫性

人群中 HSV 的感染十分普遍，感染率高达 80% ~ 90%。患者和健康带毒者是传染源，主要通过直接密切接触和性接触传播，也可经空气飞沫传播。病毒经口腔、呼吸道、生殖道黏膜和破损皮肤或眼结膜侵入机体。人感染 HSV 后大多症状不明显，最常见的临床症状是黏膜或皮肤局部疱疹，偶尔可产生严重甚至致死性的全身感染。单纯疱疹病毒感染通常分为原发感染、潜伏与复发感染、先天性感染 3 种类型。

1. 原发感染　HSV-1 的原发感染多见于 6 个月至 2 岁的婴幼儿，多数为隐性感染，少数表现为龈口炎，在牙龈、咽峡部黏膜局部产生成群疱疹，伴有发热和咽喉痛，疱疹破裂后形成溃疡，病灶内含有大量病毒。此外，还可引起疱疹性角结膜炎、皮肤疱疹性湿疹、疱疹性甲沟炎或疱疹性脑炎等。HSV-2 的原发感染主要引起生殖器疱疹，表现为男女生殖道的水疱性溃疡损伤。原发性生殖器疱疹约 80% 由 HSV-2 引起，少数由 HSV-1 所致。

2. 潜伏与复发感染　HSV 原发感染后，若机体不能彻底清除病毒，则 HSV 由感觉神经纤维逆轴索传递到感觉神经节，以非复制的状态长期潜伏于神经细胞中。HSV-1 型潜伏于三叉神经节和颈上神经节，HSV-2 型潜伏于骶神经节。在潜伏期，原发感染灶附近检测不到病毒。当机体受到某些非特异性因素（如发热、日晒、创伤、月经、情绪紧张、某些病原体感染）刺激时，潜伏的病毒可被激活，沿感觉神经纤维轴索下行至神经末梢，在其支配的上皮细胞内增殖，引起复发性局部疱疹。复发的表位常在原发感染灶的同一部位或附近。

3. 先天性感染及新生儿感染　妊娠期妇女原发感染或潜伏病毒被激活，HSV-1 病毒可经胎盘感染胎儿，引起流产、早产、死胎或先天畸形。若孕妇患有生殖器疱疹，HSV-2 病毒可在分娩时通过产道感染新生儿，引起新生儿皮肤、眼和口局部疱疹，重症患儿表现为疱疹性脑膜炎或全身播散性感染。

人体感染 HSV 后，血中出现中和抗体，并可持续多年。该中和抗体可以中和游离的病毒，阻止病毒扩散，但不能清除潜伏感染的病毒和阻止 HSV 的复发感染。细胞免疫可以破坏病毒感染的宿主细胞并清除病毒，但不能清除神经细胞内的潜伏病毒。

（三）微生物学检查

1. 病毒分离培养　病毒的分离培养是确诊 HSV 感染的可靠方法。采集患者唾液、脑脊液、水疱液、角膜刮取物、阴道拭子等标本，接种于兔肾、人胚肾等易感细胞内，培养 48～72h，根据细胞出现的肿胀、变圆、细胞融合等病变特征，进行初步诊断。

2. 快速诊断　快速诊断技术对疱疹性脑炎和疱疹性角膜炎的治疗具有重要意义。常用免疫荧光技术、免疫酶技术等检测细胞内的特异性抗原和血清中的特异性抗体，或用 PCR 技术、核酸杂交技术检测病毒的 DNA。

（四）防治原则

目前对 HSV 的感染尚无特异性预防措施。避免同患者接触可以减少感染的机会。

临床上常用阿昔洛韦（aciclovir，ACV）、更昔洛韦（ganciclovir，GCV）等进行治疗，可抑制病毒在体内的复制，减轻临床症状，但不能清除体内的潜伏病毒或防止潜伏感染复发。

 EB 病毒

（一）生物学性状

EB 病毒（epstein-barr virus，EBV）的形态结构与其他疱疹病毒相似，但抗原性不同。EBV 抗原可以分为两类：潜伏感染期表达的抗原和增殖性感染期表达的抗原。前者包括 EBV 核抗原（EBNA）和潜伏膜蛋白（LMP）；后者包括 EBV 早期抗原（EA）、EBV 衣壳抗原（VCA）、EBV 膜抗原（MA）。

（二）致病性与免疫性

EB 病毒在人群中感染非常普遍，我国 3 ～ 5 岁儿童 EBV 抗体阳性率高达 90% 以上，多为隐性感染。患者和隐性感染者是 EBV 的传染源，主要经唾液传播，偶见经输血传播。与 EBV 感染有关的疾病主要有 3 种。

1. 传染性单核细胞增多症　传染性单核细胞增多症是一种急性全身淋巴细胞增生性疾病，多见于青春期初次感染较大量 EBV 者。其临床特征为发热、咽炎、淋巴结炎、肝脾大及外周血中单核细胞和异型淋巴细胞显著增多。本病预后较好，致死率低。但严重免疫缺陷的儿童、AIDS 患者及器官移植者病死率较高。

2. 非洲儿童恶性淋巴瘤　非洲儿童恶性淋巴瘤是一种低分化的单克隆 B 淋巴细胞瘤，发生在中非、新几内亚、南美洲等某些温热带地区，呈地方性流行。多见于 6 ～ 7 岁的儿童，好发部位为颜面、腭部。血清流行病学调查显示，在非洲儿童恶性淋巴瘤发生前，患儿 EBV 抗体均为阳性，80% 患儿的抗体效价显著高于正常儿童，故认为 EBV 感染与此病关系密切。

3. 鼻咽癌　鼻咽癌是我国广东、广西、福建、湖南、江西、浙江及台湾等地的一种常见的恶性肿瘤。多发生在 40 岁以上人群。鼻咽癌的发生与 EBV 感染密切相关。

EBV 原发感染后，机体产生的特异性抗体和细胞免疫可防止外源性 EBV 再感染，但不能彻底清除潜伏在细胞内的 EBV。

（三）微生物学检查

EBV 分离培养比较困难，一般采用血清学方法作辅助诊断。常用方法有以下几种。

1. EBV 特异性抗体的检测　这是临床最常用的诊断方法之一，常用酶联免疫吸附试验或免疫荧光法进行检测。若待检血清中 VCA-IgA 或 EA-IgA 抗体效价 ≥ 1 ：20 或效价持续升高，应考虑鼻咽癌可能性。

2. 异嗜性抗体的检测　异嗜性抗体是 EBV 感染后非特异性活化 B 细胞产生的 IgM 型抗体，主要用于传染性单核细胞增多症的辅助诊断。

（四）防治原则

预防 EBV 感染的疫苗正在研制中。对 EBV 感染尚无疗效肯定的药物。

三　水痘－带状疱疹病毒

水痘 - 带状疱疹病毒（varicella-zoster virus，VZV）在儿童原发感染时引起水痘，恢复后病毒潜伏在机体内，少数人在成年后复发感染引起带状疱疹，故称为水痘 - 带状疱疹病毒。

● 案例 11-5

患儿，女，4.5 岁。2d 前开始发热、厌食、哭闹，发热第 2 天出现红色斑丘疹，主要分布在躯干、头面部，呈向心性分布。其家长回忆说患儿所在幼儿园的班级最近有幼儿出水痘。

问题：1. 该患儿可能患有哪种疾病？

2. 指出该病的病原体及其传播途径。

3. 幼儿园该如何预防该种疾病的流行？

（一）生物学性状

VZV 的生物学性状与 HSV 相似，但仅有一个血清型。VZV 只能在人及猴成纤维细胞中增殖，缓慢引起局灶性细胞病变，形成嗜酸性核内包涵体和多核巨细胞。

（二）致病性与免疫性

人是 VZV 惟一的自然宿主，皮肤上皮细胞是其主要靶细胞。患者是传染源，主要经呼吸道或直接接触传播。VZV 感染人有两种类型：原发感染水痘和复发感染带状疱疹。

1. 原发感染水痘　病毒通过上呼吸道入侵机体后，经 2～3 周的潜伏期，皮肤开始出现斑丘疹、水疱疹，并可发展成脓疱疹。皮疹分布呈向心性，以躯干较多。数天后结痂，无继发感染者痂脱落不留痕迹。儿童水痘病情一般较轻，预后良好。但在新生儿及细胞免疫缺陷、白血病、长期使用免疫抑制药的儿童可表现为重症水痘，甚至危及生命。成年人首次感染 VZV 后常并发肺炎，病死率较高。孕妇妊娠早期患水痘后症状较重，可致胎儿畸形、流产或死胎。

2. 复发感染带状疱疹　原发感染后，VZV 可长期潜伏在脊髓后根神经节或脑神经的感觉神经节中。成年以后，当机体免疫功能下降时，潜伏的 VZV 被激活，沿感觉神经纤维轴索下行到达其所支配的皮肤细胞内大量增殖，引发疱疹。疱疹常成簇，沿神经分布，串联成带状，故称带状疱疹。带状疱疹多见于躯干和面额部，呈单侧分布。

儿童患水痘后，机体产生持久的细胞免疫和体液免疫，极少再患水痘。但特异性免疫不能有效地清除潜伏在神经节中的病毒及阻止带状疱疹的发生。

（三）微生物学检查

水痘和带状疱疹临床症状典型，一般不需要进行实验室诊断。必要时可从疱疹基底部取材做 HE 染色，检查细胞核内嗜酸性包涵体和多核巨细胞等，或用直接荧光抗体法检测 VZV 抗原，以助确诊。

（四）防治原则

对 1 岁以上健康的易感儿童接种 VZV 减毒活疫苗，可以有效预防水痘的感染和流行。在接触传染源 72～96h 内，应用含特异性抗体的人免疫球蛋白预防 VZV 感染有一定效果。临床可使用阿昔洛韦、阿糖腺苷及大剂量干扰素进行治疗。

四 巨细胞病毒

（一）生物学性状

巨细胞病毒（cytomegalovirus，CMV）具有典型的疱疹病毒形态和基因结构。CMV 体外培养仅能在人成纤维细胞中增殖，且增殖缓慢，初次分离常需 2～6 周才出现细胞病变，表现为细胞变圆、肿胀、核增大，形成巨大细胞，核内出现周围绕有一轮"晕"的大型嗜酸性包涵体，形似"猫头鹰眼状"。

（二）致病性与免疫性

CMV 在人群中感染极为普遍，我国成年人 CMV 抗体阳性率达 60%～90%。初次感染多发生在 2 岁以下，常呈隐性感染，仅少数人有临床症状。多数人感染 CMV 后虽产生特异性抗体，但仍可长期携带病毒成为潜伏感染。CMV 常潜伏在唾液腺、乳腺、肾、白细胞或其他腺体内。患者和无症状带毒者是传染源，病毒可长期或间歇地从感染者尿液、唾液、泪液、乳汁、精液、宫颈及阴道分泌物中排出，通过口腔、胎盘、产道、哺乳、输血及器官移植等多种途径传播，引起多种类型的感染。

1. 先天性感染 孕期 3 个月内感染 CMV，病毒可通过胎盘感染胎儿，引起宫内感染。先天性感染的婴儿中 5% ～ 10% 的新生儿会出现临床症状，表现为黄疸、肝脾大、血小板减少性紫癜、溶血性贫血和不同程度的神经系统损伤，包括小脑畸形、智力低下、耳聋、视神经萎缩等，重者可引起流产、早产或死产。

2. 新生儿感染 新生儿可在出生时通过母亲产道或接受母乳喂养时发生 CMV 感染。多数无明显临床症状，少数表现为短暂的间质性肺炎、肝脾轻度肿大等。患儿一般预后良好。

3. 免疫功能低下者感染 在免疫功能低下者（器官移植、艾滋病、白血病和淋巴瘤等患者，或长期使用免疫抑制药治疗的患者）中，CMV 原发感染或潜伏病毒激活均可引起严重感染，如肺炎、视网膜炎、食管炎、肝炎及脑膜炎等。

4. 儿童和成年人原发感染 通常呈隐性感染，感染后多数可长期携带病毒，表现为潜伏感染。少数感染者可出现临床症状，表现为巨细胞病毒单核细胞增多症，出现发热、疲劳、肌痛、肝功能异常和单核细胞增多等症状。临床症状轻微，并发症少见。

5. 细胞转化与致癌潜能 CMV 和其他疱疹病毒一样能使细胞转化。在宫颈癌、结肠癌、前列腺癌、Kaposi 肉瘤等组织中均可检出 CMV 的 DNA 序列，提示 CMV 具有致癌潜能。

CMV 感染后，机体产生特异性 IgG、IgM 和 IgA 抗体，限制 CMV 复制，但不能有效防御 CMV 感染。细胞免疫和 NK 细胞可以限制病毒扩散和潜伏病毒激活，抑制感染的发生和发展。

（三）微生物学检查

1. 细胞学检查 标本离心后取沉渣涂片，姬姆萨染色镜检，观察巨大细胞及典型包涵体。

2. 病毒分离培养 取患者中段晨尿、唾液、血液及阴道分泌物等标本接种于人成纤维细胞，培养 4 ～ 6 周，观察细胞病变。

3. 病毒核酸和抗原检测 用 PCR 技术及核酸杂交技术检测 CMV 的 DNA。应用人 CMV 的特异性单克隆抗体，检测活检组织切片及外周血白细胞等标本中的人 CMV 抗原。

4. 血清学诊断 应用酶联免疫吸附试验检测患者血清中的特异性 IgM 抗体，帮助诊断 CMV 的近期感染。若从新生儿血清中查出 CMV 的 IgM 抗体，表示胎儿有宫内感染。

（四）防治原则

目前尚无安全有效的 CMV 疫苗。孕妇应避免接触 CMV 感染者，婴儿室发现有 CMV 感染患儿时应及时隔离。临床联合应用高滴度抗 CMV 免疫球蛋白及更昔洛韦治疗严重 CMV 感染。

第六节 其他病毒

虫媒病毒和出血热病毒

（一）虫媒病毒

虫媒病毒是指通过蚊、蜱等吸血节肢动物叮咬易感脊椎动物而传播疾病的病毒，具有自然疫源性。对人致病的有 130 多种，在我国流行的主要有流行性乙型脑炎病毒、登革病毒和森林脑炎病毒。

1. 流行性乙型脑炎病毒（epidemic type B encephalitis virus） 简称乙脑病毒，引起流行性乙型脑炎，简称乙脑。该病毒主要侵犯中枢神经系统，病死率高，幸存者常留下不同程度的神经性后遗症。

（1）生物学性状：乙脑病毒抗原性稳定，迄今只发现一个血清型，因此，疫苗预防效果良好。抵抗力弱，对热敏感，56℃ 30min 或 100℃ 2min 即可被灭活。对脂溶剂和化学消毒剂亦敏感。

（2）致病性与免疫性：乙脑病毒的主要传染源是携带病毒的猪、牛、羊、鸭、鹅等家畜、家禽，其中幼猪是最重要的传染源和中间宿主。三带喙库蚊既是主要传播媒介也是重要的储存宿主。病毒通过蚊子在蚊—猪—蚊等动物中不断循环传播，其间带毒蚊子若叮咬人类则可引起人类感染。人体感染乙脑病毒后，绝大多数表现为隐性感染和顿挫感染，只有少数病例发生脑炎。

病毒经带毒蚊子叮咬侵入人体后，首先在皮下毛细血管内皮细胞及局部淋巴结等处增殖，随后少量病毒入血形成短暂的第一次病毒血症。病毒随血流播散到肝、脾等处的单核 - 巨噬细胞内继续增殖，再次入血，引起第二次病毒血症，临床表现为发热、畏寒、头痛、全身不适等症状。绝大多数感染者的病情不再继续发展，成为顿挫感染，数日后可自愈。极少数免疫力低下的患者，病毒可穿过血脑屏障进入脑组织造成脑实质及脑膜病变，出现高热、头痛、呕吐、抽搐、惊厥或昏迷等中枢神经系统症状，病死率高达 10% ～ 30%。部分幸存者可有痴呆、失语、精神障碍、瘫痪等严重的神经系统后遗症。

乙脑病愈后或隐性感染后机体均可获得持久免疫力，以体液免疫为主。

（3）微生物学检查：临床常用酶联免疫吸附试验检测患者血清中的特异性 IgM 抗体做早期快速诊断。近年来用 RT-PCR 技术检测乙脑病毒特异性核酸片段的方法也广泛应用于乙脑的早期快速诊断。

（4）防治原则：目前乙脑尚无特效治疗方法。防蚊、灭蚊、疫苗接种和动物宿主管理是预防乙脑的关键措施。在流行前 1 ～ 2 个月对易感人群（9 个月至 10 岁以下儿童）接种乙脑灭活疫苗可有效预防感染，目前我国已研制成功的减毒活疫苗安全有效，正在逐渐取代灭活疫苗。幼猪是乙脑病毒的主要传染源和中间宿主，对幼猪接种疫苗也可降低人群发病率。

2. 登革病毒 人和猴是登革病毒的自然宿主，伊蚊是传播媒介，患者和隐性感染者是主要传染源。病毒通过伊蚊叮咬进入人体后，先在毛细血管内皮细胞和单核细胞内增殖，后经血流播散引起登革热、登革出血热 / 登革休克综合征。普通登革热的主要临床表现为高热、剧烈头痛、皮疹、全身肌肉和关节酸痛、淋巴结肿大等。登革出血热 / 登革休克综合征病情较严重，以高热、出血、休克和高病死率为主要特征。

目前尚无特异性的防治方法。预防登革热的主要措施是防蚊、灭蚊。

（二）出血热病毒

出血热病毒是一类由节肢动物或啮齿类动物传播，引起以出血、发热为主要临床症状的病毒。我国目前已发现的出血热病毒有汉坦病毒、新疆出血热病毒和登革病毒。汉坦病毒、新疆出血热病毒的致病性及防治原则见表 11-5。

表 11-5 常见出血热病毒的致病性及防治原则

病毒	传播方式	所致疾病	防治原则
汉坦病毒	动物源性传播（呼吸道、消化道和伤口），垂直传播（胎盘），虫媒传播（螨媒）	流行性出血热和汉坦病毒肺综合征。前者多见，临床表现以发热、出血和肾损害为主，常伴有"三痛"（头痛、眼眶痛、腰痛）和"三红"（面、颈、上胸部潮红）。病程分为发热期、低血压期、少尿期、多尿期及恢复期 5 个阶段	防鼠灭鼠是预防的关键；接种灭活疫苗有较好的免疫效果。采用对症治疗
新疆出血热病毒	虫媒传播（硬蜱），动物源性传播（接触），人–人传播（接触）	新疆出血热。临床表现以发热和出血为主，一般无明显肾功能损害	主要措施是防止被硬蜱叮咬，避免接触传染源

二 狂犬病病毒

狂犬病病毒（rabies virus）属于弹状病毒科狂犬病病毒属，主要侵犯中枢神经系统，引起人和动物的狂犬病。狂犬病是一种人兽共患的自然疫源性疾病，目前尚无有效治疗方法，一旦发病，病死率达 100%。因此，预防狂犬病的发生尤为重要。

（一）生物学性状

狂犬病病毒有嗜神经细胞性，在易感动物或人的中枢神经细胞内增殖时，可在胞质内形成圆形或椭圆形的嗜酸性包涵体，称为内基小体（negri body），具有诊断价值。狂犬病病毒对热、紫外线、日光、干燥的抵抗力弱。加热 100℃ 2min 病毒即被灭活。肥皂水、脂溶剂、去垢剂、酸、碱等亦可灭活狂犬病病毒。

（二）致病性与免疫性

病犬是人狂犬病的主要传染源，其次是猫、猪、狼等。人的感染多由病犬或其他带毒动物咬伤所致。在动物发病前 5d，其唾液中出现狂犬病病毒，人被该动物咬伤后，唾液中的病毒通过伤口入侵人体。病毒首先在入侵部位周围的肌纤维细胞中缓慢增殖，然后侵入周围神经，沿着传入神经轴索迅速上行至中枢神经系统，在神经细胞内大量增殖并引起急性弥慢性脑脊髓炎，最后病毒沿传出神经播散至全身，侵入唾液腺及其他组织。

人感染狂犬病病毒后，潜伏期通常为 3～8 周，但也有短至 1 周或长达数月、数年者。潜伏期的长短取决于咬伤部位距头部距离、伤口深度、伤者年龄、入侵病毒的毒力和数量及宿主免疫力等。发病早期有不安、低热、恶心、头痛、乏力、流泪、流涎等症状；2～4d 后进入高度兴奋状态，表现为极度恐惧、烦躁、恐光、恐水、恐声，尤其是对水恐惧，患者吞咽、饮水、听到水声时，均可引起严重的咽喉肌痉挛，故又称"恐水症"；3～5d 后，患者转入麻痹、昏迷状态，因呼吸衰竭、循环衰竭而死亡，病死率几乎 100%。

（三）微生物学检查

根据动物咬伤史和典型的临床症状即可诊断狂犬病。故对患者进行微生物学检查的意义不大。但人被犬或其他动物咬伤后，确定咬人动物是否患有狂犬病十分重要，因此，常将咬人动物隔离观察 7～10d。若观察期间动物不发病，则认为该动物未患狂犬病或咬人时其唾液中不含狂犬病病毒。若观察期间动物发病，则将其处死，取海马回部位脑组织制成切片或印片，检查脑组织中的内基小体，或用直接免疫荧光法检查病毒抗原。

（四）防治原则

捕杀野犬，加强家犬管理，普及接种犬用疫苗是预防狂犬病的主要措施。人被可疑患病动物咬伤或抓伤后，应采取以下预防措施。①及时、彻底处理伤口：立即用 20% 肥皂水、0.1% 苯扎溴铵或清水反复冲洗伤口，再用 75% 乙醇及碘酊擦洗消毒；②人工被动免疫：用高效价狂犬病病毒免疫血清或狂犬病免疫球蛋白在伤口周围及底部做浸润性注射；③人工主动免疫：狂犬病的潜伏期长，人被咬伤后及时接种狂犬疫苗可以预防发病。我国目前使用灭活病毒疫苗进行全程免疫，即分别于动物咬伤后第 1、3、7、14、28 天各肌内注射 lml，免疫后可获得良好的免疫效果。对于一些有接触狂犬病病毒风险的人员也应定期接种狂犬病疫苗预防感染。

三 人乳头瘤病毒

人乳头瘤病毒（human papilloma virus，HPV）具有宿主和组织特异性，只感染人的皮肤和黏膜上皮细胞。传播途径包括直接接触感染者的病损部位和间接接触被病毒污染的物品。生殖器感染主要由性接触传播，新生儿可在分娩通过产道时被感染。病毒感染仅停留于局部皮肤和黏膜，不产生病毒血症。由于 HPV 型别及侵犯部位不同，所致疾病不尽相同。临床常见的有寻常疣、跖疣、扁平疣、生殖器尖锐湿疣、宫颈癌等，其中以尖锐湿疣和宫颈癌危害最大。

预防 HPV 感染最好的方法是避免接触感染组织。对疣主要采用局部药物治疗或冷冻、电灼、激光、手术等疗法除疣，但常可再发。HPV 病毒样颗粒疫苗对宫颈癌和尖锐湿疣有预防效果。

四 人类细小病毒 B19

人类细小病毒 B19 主要经呼吸道和消化道黏膜，以及血液和胎盘等途径感染与传播。该病毒对骨髓中的红系前体细胞具有高度亲和性，通过直接杀细胞作用和免疫病理损伤而致病，主要与传染性红斑、镰状细胞贫血患者的一过性造血障碍及先天感染导致的自发性流产有关。

目前尚无有效的疫苗用于预防，也无特效的药物用于治疗。

五 朊粒

朊粒（prion）又称朊病毒，是由宿主细胞基因编码的、构象异常的蛋白质，不含核酸，具有自我复制能力和传染性，目前认为是人和动物传染性海绵状脑病（transmissible spongiform encephalopathy，TSE）的病原体。

朊病毒的传播途径包括食用动物肉骨粉、牛骨粉汤，医源性感染，如使用脑垂体生长激素、角膜移植、输血等。朊粒引起的 TSE 是一种累及人和动物中枢神经系统的致死性的慢性退行性疾病，以痴呆、共济失调、震颤和癫痫等症状为主要临床表现。目前已知的动物 TSE 有羊瘙痒病、疯牛病、水貂传染性脑病、鹿慢性消瘦症和猫海绵状脑病；人类 TSE 有库鲁病、克 - 雅病、格斯特曼综合征、致死性家族失眠征、变异型克 - 雅病。这些疾病的共同临床特征是潜伏期长，病变部位仅发生在中枢神经系统，不累及其它器官，一旦发病呈亚急性进行性发展，最终死亡。

迄今对朊粒既无有效疫苗以供预防，也无有效药物进行治疗。只能针对该病的可能传播途径采取有效措施进行防治。对患者的血液、体液、手术器械等污染物必须严格灭菌，彻底销毁含致病因子的动物尸体、组织块或注射器。禁止使用动物的骨肉粉作为饲料添加剂喂养牛羊等反刍类动物。

朊病毒的特点是耐受蛋白酶的消化和常规消毒作用，由于它不含核酸，用常规的 PCR 技术还无法检测出来。

│知识链接│

疯 牛 病

疯牛病，又称牛海绵状脑病（BSE），是由朊病毒引起的一种亚急性、渐进性、致死性的神经系统疾病。目前尚无有效治疗方法，病死率可达 100%。该病的主要特征是牛脑发生海绵状病变，并伴随大脑功能退化，疯牛常表现出行为反常、感觉过敏、恐惧甚至狂乱。疯牛病于 1985 年 4 月首次发现于英国，并于 1986 年 11 月被定名为 BSE，随后由于英国牛肉的出口使得该病在全球范围内呈蔓延趋势。1996 年开始出现跨物种传播，使人类患变异克-雅病（v-CJD），通过食用被疯牛病污染的的牛肉或牛脊髓而感染。

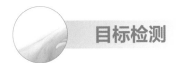

目标检测

一、选择题

1. 流行性感冒的病原体是（　　）
   A. 流感病毒　　　　　B. 流感杆菌
   C. 鼻病毒　　　　　　D. 呼吸道合胞病毒
   E. 脑膜炎球菌

2. 流感病毒分型的依据是（　　）
   A. 血凝素　　　　　　B. 神经氨酸酶
   C. 核蛋白和 M 蛋白　 D. 基质蛋白
   E. RNP

3. SSPE 的病原体是（　　）
   A. 流感病毒　　　　　B. 副流感病毒
   C. 呼吸道合胞病毒　　D. 腺病毒
   E. 麻疹病毒

4. 小儿麻痹症的病原体是（　　）
   A. EB 病毒　　　　　　B. 乙脑病毒
   C. 单纯疱疹病毒　　　D. 麻疹病毒
   E. 脊髓灰质炎病毒

5. 婴儿腹泻最常见的病原体是（　　）
   A. 柯萨奇病毒　　　　B. 埃可病毒

C. 轮状病毒　　　　　D. 腺病毒
   E. 麻疹病毒

6. 患者血液中不易查到的 HBV 抗原是（　　）
   A. HBsAg　　　　　　B. HBcAg
   C. HBeAg　　　　　　D. Pre-S1
   E. Pre-S2

7. 对乙型肝炎病毒感染具有保护作用的是（　　）
   A. 抗 -HBs　　　　　B. HBsAg
   C. HBcAg　　　　　　D. 抗 -HBc
   E. HBeAg

8. 乙型肝炎的紧急预防使用（　　）
   A. 乙肝疫苗　　　　　B. 胎盘丙种球蛋白
   C. 血清丙种球蛋白　　D. 人全血
   E. HBIg

9. HAV 的主要传播途径是（　　）
   A. 输血　　　　　　　B. 母婴垂直
   C. 共用注射器　　　　D. 粪 - 口
   E. 媒介昆虫

10. 下列物质中，具有感染性的是（　　）

A. 管型颗粒　　　　　B. 小球形颗粒

C. Dane 颗粒　　　　D. HBeAg

E. HBcAg

11. 对乙型肝炎病毒 e 抗原的错误叙述是
（　　　）

A. 血清阳性是传染性高的指标

B. 其相应抗体有一定保护作用

C. 血清持续阳性呈疾病慢性化的指标

D. 化学成分为可溶性蛋白

E. 存在于 Dane 颗粒的最外层

12. 不符合血清 HBsAg（＋）、HBeAg（＋）
和抗 HBc（＋）的解释是（　　　）

A. 急性乙型肝炎

B. 慢性乙型肝炎

C. 乙型肝炎恢复期

D. 无症状抗原携带者

E. 血清有强传染性

13. 可辅助 HDV 复制的病毒是（　　　）

A. HAV　　B. HBV　　　C. CMV

D. HIV　　E. EBV

14. HEV 的传播和流行主要是通过（　　　）

A. 血液和血制品

B. 性接触

C. 日常生活接触

D. 水源或食物被粪便污染

E. 垂直传播

15. 孕妇感染后病死率高的病毒是（　　　）

A. HAV　　B. HBV　　　C. HCV

D. HDV　　E. HEV

16. 下列肝炎病毒中，通过消化道途径传播的
是（　　　）

A. HAV 和 HBV　　B. HBV 和 HCV

C. HAV 和 HEV　　D. HBV 和 HEV

E. HCV 和 HDV

17. 下列哪项是甲型肝炎感染早期的重要指标
（　　　）

A. 抗 -HAV IgM　　B. 抗 -HAV IgG

C. 抗 -HAV IgE　　D. 抗 -HAV IgA

E. 抗 -HAV IgD

18. 下列病毒中可以引起潜伏感染的是（　　　）

A. 麻疹病毒　　　　B. 疱疹病毒

C. 乙型肝炎病毒　　D. 狂犬病病毒

E. 乙型脑炎病毒

19. 单纯疱疹病毒潜伏的细胞是（　　　）

A. 单核吞噬细胞　　B. T 细胞

C. B 细胞　　　　　D. 神经细胞

E. 红细胞

20. 水痘 - 带状疱疹病毒（VZV）侵犯的主要
细胞是（　　　）

A. 神经细胞　　　　B. 白细胞

C. 上皮细胞　　　　D. B 细胞

E. 巨噬细胞

21. 下列不属于 CMV 感染途径的是（　　　）

A. 先天性感染　　　B. 围生期感染

C. 输血感染　　　　D. 接触感染

E. 呼吸道感染

22. 流行性乙型脑炎的传染源是（　　　）

A. 幼猪　　　　　　B. 三带喙库蚊

C. 虱　　　　　　　D. 蜱

E. 螨

23. 登革病毒的传播媒介是（　　　）

A. 伊蚊　　　B. 跳蚤　　　C. 按蚊

D. 库蚊　　　E. 虱

24. 流行性出血热的病原体是（　　　）

A. 登革病毒

B. 汉坦病毒

C. 新疆出血热病毒

D. 埃博拉病毒

E. 乙脑病毒

25. 内基小体是（　　　）

A. 疱疹病毒包涵体

B. 麻疹病毒包涵体

C. 狂犬病病毒包涵体

D. 衣原体包涵体

E. 腺病毒包涵体

26. 被狂犬咬伤后最正确的处理措施是（　　　）

A. 注射狂犬病病毒免疫血清＋抗病毒药物

B. 清创＋抗生素

C. 注射大剂量丙种球蛋白＋抗病毒药物

D. 清创＋注射狂犬病病毒免疫血清

E. 清创＋接种疫苗＋注射狂犬病病毒免疫血清

27. 目前我国使用的狂犬疫苗属于（　　　）

    A. 减毒活疫苗　　　　B. 灭活疫苗

    C. 基因工程疫苗　　　D. 类毒素疫苗

    E. 多肽疫苗

28. 狂犬疫苗的接种对象不包括（　　　）

    A. 野生动物

    B. 犬、猫等宠物

    C. 被下落不明的犬咬伤者

    D. 动物园工作人员

    E. 学龄前儿童

29. 患儿，男，6岁，被蚊子叮咬后出现发热、头痛，逐渐加重，并出现频繁呕吐、惊厥。该病应考虑是（　　　）

    A. 登革热

    B. 森林脑炎

    C. 乙型脑炎

    D. 流行性脑脊髓膜炎

    E. 流行性出血热

二、名词解释

1. 抗原漂移

2. 抗原转变

3. Dane 颗粒

4. HBsAg

三、简答题

1. 简述肝炎病毒的种类及传播途径。

2. 简述乙型肝炎病毒的实验室检查项目及其意义。

（纪晓花）

第 12 章　其他微生物

第一节　螺　旋　体

螺旋体（spirochete）是一类细长、弯曲呈螺旋状、运动活泼的原核细胞型微生物。其基本结构与细菌类似，有细胞壁、核质，以二分裂方式繁殖，且对抗生素敏感。螺旋体在自然界和动物体内分布广泛，种类很多。根据其抗原性、螺旋数目、大小与规则程度及两螺旋间距离的不同，对人和动物致病的有 3 个属。①钩端螺旋体属（leptospira）：螺旋非常细密、规则，一端或两端弯曲呈钩状。②密螺旋体属（treponema）：螺旋细密、规则，两端尖细。对人致病的有梅毒螺旋体、品他密螺旋体等。③疏螺旋体属（borrelia）有 3～10 个螺旋，螺旋稀疏、不规则呈波状。对人致病的有回归热螺旋体和伯氏疏螺旋体等。

● 案例 12-1

患者，女性，22 岁。农民，在水稻田劳作后出现高热 3d，伴畏寒、头痛、全身酸痛、乏力，于近日入院。体检：T 39.5℃，眼结膜充血，胸、腹可见有粉红色斑丘疹，腓肠肌压痛，多处淋巴结肿大。白细胞计数及分类正常，尿蛋白阳性。

问题：她可能患何病？应如何预防？

一　钩端螺旋体

钩端螺旋体种类很多，分致病性与非致病性两大类。致病性钩端螺旋体能引起人和动物的钩端螺旋体病（简称钩体病），目前该病是我国重点防控的传染病之一。

（一）生物学性状

1. 形态染色　钩端螺旋体长 6～12μm，宽 0.1～0.2μm，可通过细菌滤器。菌体一端或两端弯曲成钩状，使菌体呈问号状、C、S 或 8 字形。在暗视野显微镜下观察，可见其运动活泼。革兰染色阴性，但不易着色，常用 Fontana 镀银染色法，钩体被染成棕褐色（图 12-1）。

2. 培养特性　需氧或微需氧，能进行人工培养，但营养要求高，常用柯氏（korthof）培

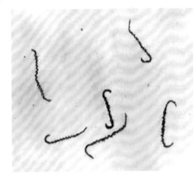

图 12-1 钩端螺旋体

养基进行培养。

3. 抵抗力 钩端螺旋体对热、干燥、日光、酸抵抗力弱，加热 60℃ 1min 死亡。用 1∶2000 升汞、1% 苯酚处理 10～30min 即可被杀灭。在水和湿土中可存活数月，这在疾病的传播上有重要意义。对青霉素、庆大霉素等敏感。

（二）致病性与免疫性

1. 致病物质

（1）黏附素：致病性钩端螺旋体能以菌体一端或两端黏附于细胞。

（2）溶血素：不耐热、耐氧化，可被硫酸铵沉淀，作用类似磷脂酶，破坏红细胞膜而溶血。

（3）细胞毒因子（cytotoxic factor，CTF）：将 CTF 注射小鼠脑内，1～2h 后，可引起动物出现肌痉挛、呼吸困难而死亡。

（4）内毒素样物质：化学组成与细菌脂多糖有一定差异，活性较内毒素低，亦能使动物发热，引起组织炎症和坏死。

2. 所致疾病 人感染钩端螺旋体后引起钩端螺旋体病（简称钩体病）。钩体病为人畜共患的传染病，在野生动物和家畜中广泛流行，其中以鼠类和猪为主要传染源和储存宿主。钩体病多流行于夏、秋季，人与污染的水或土壤接触时，钩端螺旋体可迅速通过破损或完整的皮肤或黏膜侵入机体而感染，并经淋巴系统或直接进入血流引起钩体血症，出现中毒症状，如乏力、发热、头痛、肌痛（尤以腓肠肌疼痛明显）、眼结膜充血、淋巴结肿大等。钩端螺旋体还可侵犯肝、肾、心、肺及中枢神经系统，引起肝、肾功能损害，严重时可出现休克、黄疸、出血、心肾功能不全、脑膜炎等。

3. 免疫性 主要依赖于特异性体液免疫。

（三）微生物学检查

1. 检查钩端螺旋体 发病 1 周内取血，第 2 周取尿液，有脑膜炎症状者取脑脊液进行下列检查。

（1）直接镜检：将标本快速离心集菌后作暗视野检查或用 Fontana 镀银法染色镜检。

（2）分离培养与鉴定：将标本接于 Korthof 培养基于 28～30℃培养 2 周，如有生长，培养基呈轻度浑浊，然后用暗视野显微镜检有无钩端螺旋体存在。

（3）动物试验：适用于检查有杂菌污染的标本。

（4）分子生物学方法：PCR 检查法和同位素或生物素标记 DNA 探针法检查患者或动物尿中钩端螺旋体 DNA，较培养法快速、敏感，但不能获得菌株。

2. 血清学诊断 直接检查患者血清内的特异性抗体，一般在病初及发病 2～4 周各采血一次进行试验。

（四）防治原则

钩体病是人畜共患病，预防措施主要是消灭传染源、切断传播途径和增强机体抗钩端螺旋体免疫力。做好防鼠、灭鼠工作，加强对带菌家畜的管理。保护好水源，避免或减少与污染的水和土壤接触，接触疫水人群可口服多西环素进行紧急预防。对易感人群进行多价死疫苗接种，所用疫苗必须是当地流行的血清型，虽然有保护作用，但是副作用很大。近年国内试用钩端螺旋体外膜亚单位疫苗，免疫效果好，不良反应小。

钩端螺旋体病治疗首选青霉素，对过敏者可改用庆大霉素或多西环素。部分病人注射青霉素后出现寒战、高热和低血压，有的甚至出现抽搐、休克、呼吸和心搏骤停，称之赫氏反应。赫氏反应可能与钩端螺旋体被青霉素杀灭后所释放的大量毒性物质及可溶性抗原有关。钩端螺旋体所致脑膜炎可首选甲硝唑，因该药易通过血脑屏障，能破坏菌体 DNA 结构。

 案例 12-2

患者，男性，40 岁。发现外生殖器无痛性硬下疳 2d，有少许渗出液，患者自称有不洁性接触史。

问题：该患者患有何种疾病？应该如何防治？

二 梅毒螺旋体

梅毒螺旋体又称苍白密螺旋体（T. pallidum，TP）是人类梅毒的病原体。梅毒是性传播疾病（STD）危害较严重的一种。

（一）生物学特性

1. 形态与染色　梅毒螺旋体纤细，有 8～14 个细密而规则螺旋，长 6～15μm，宽 0.2μm。两端尖直，菌体内有轴丝，运动活泼。革兰染色阴性，普通染色不易着色，一般采用 Fontana 镀银染色，梅毒螺旋体染成棕褐色（图 12-2）。

2. 培养特性　梅毒螺旋体不易人工培养。

3. 抵抗力　抵抗力极弱，对干燥、热、冷特别敏感。4℃ 3d 可死亡，故血库 4℃冷藏 3d 以上的血液无传染梅毒的危险。对一般消毒剂敏感。对青霉素、阿奇霉素素、红霉素或砷剂敏感。

图 12-2　梅毒螺旋体

（二）致病性与免疫性

1. 致病物质　梅毒螺旋体具有很强的侵袭力，其致病因素可能与其荚膜样物质和毒性代谢物质有关。

2. 所致疾病　梅毒螺旋体只感染人类，患者是唯一传染源，梅毒可分为后天性和先天性两种，前者通过性接触传染，后者从母体通过胎盘传给胎儿。

后天性梅毒分为 3 期，表现为反复、潜伏和再发的特点。

（1）Ⅰ期梅毒：约在感染后 3 周，局部出现无痛性硬下疳（图 12-3），多见于外生殖器，也可见于肛门、直肠和口腔，其溃疡渗出物中含有大量梅毒螺旋体，传染性极强。约 1 个月，硬下疳常自然愈合。Ⅰ期梅毒的早期诊断对防治梅毒具有重要意义。

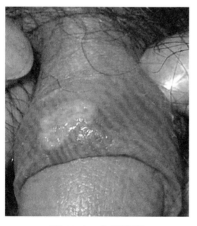

图 12-3　Ⅰ期梅毒

（2）Ⅱ期梅毒：全身皮肤黏膜常出现梅毒疹（主要见于躯干及四肢）（图 12-4），全身淋巴结肿大，也可累及骨、关节、眼和神经系统。在梅毒疹及淋巴结中含有大量梅毒螺旋体，如不治疗，一般在 3 周至 3 个月症状可消退，但常发生复发性Ⅱ期梅毒，有传染性。从出现

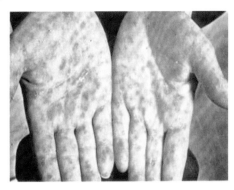

图 12-4　Ⅱ期梅毒

硬下疳至梅毒疹消失 1 年的Ⅰ、Ⅱ期梅毒，又称为早期梅毒，传染性强，但组织破坏性小。

（3）Ⅲ期梅毒：亦称晚期梅毒，一般发生在初次感染后 2 年，也可见潜伏期长达 10～15 年的患者。此期波及全身组织和器官，呈现慢性炎症损伤，常见病变是慢性肉芽肿，特点为皮肤黏膜出现溃疡性坏死病灶，局部组织因动脉内膜炎所引起缺血坏死，以神经梅毒和心血管梅毒最为常见，皮肤、肝、脾和骨骼可被累及，导致动脉瘤、脊髓痨或全身麻痹等。此期病灶梅毒螺旋体少，传染性小，但破坏性大，病程长。

先天性梅毒是孕妇感染后经胎盘传给胎儿，引起胎儿全身感染。可导致流产、早产或死胎，或出生后可表现为梅毒、间质性角膜炎、锯齿形牙、马鞍形鼻、先天性耳聋等特殊体征。

3. 免疫性　梅毒的免疫是传染性免疫或有菌性免疫，包括细胞免疫和体液免疫，能够杀死梅毒螺旋体和引起组织的超敏反应性损害。

（三）微生物学检查

1. 病原体检查　取Ⅰ期梅毒硬下疳渗出液、Ⅱ期梅毒疹渗出液或局部淋巴结抽出液，直接在暗视野显微镜下检查，如见有运动活泼的密螺旋体有助于诊断。

2. 血清学试验　有非梅毒螺旋体抗原试验和梅毒螺旋体抗原试验两类。

（1）非梅毒螺旋体抗原试验：是用正常牛心肌的心类脂作为抗原，检测患者血清中的反应素。国际上常用性病研究实验室（UDRL）的玻片试验法，还可用不加热血清反应素试验（USR）。反应素在第Ⅰ期梅毒病变出现后 1～2 周就可测出，第Ⅱ期阳性率几乎达 100%，第Ⅲ期阳性率较低。本试验所用抗原是非特异的，检测抗体时应排除假阳性反应，结合病史、临床表现及多次的试验结果进行分析。

（2）梅毒螺旋体抗原试验：抗原为梅毒螺旋体，以检测血清中的特异性抗体，该试验特异性高。

3. 分子生物学检查法　荧光定量 PCR 法快速直接检测梅毒螺旋体特异基因片段，用于血清学阴性的早期梅毒、神经梅毒及胎传梅毒检查。

（四）防治原则

梅毒是一种性接触传播疾病，应加强性卫生宣传教育和严格社会管理。对患者要早期确诊，彻底治疗，首选青霉素要剂量足、疗程够。在治疗 3 个月至 1 年后，用非梅毒螺旋体抗原试验检测患者血清中反应素，转阴者为治愈。目前尚无梅毒疫苗。

 其他螺旋体

1. 奋森螺旋体　属于疏螺旋体，寄居在人类口腔中，一般不致病，当机体抵抗力降低时，常与寄居在口腔的梭杆菌协同引起奋森咽峡炎、齿龈炎等。

2. 伯氏疏螺旋体　是莱姆病（Lyme 病）的主要病原体。莱姆病以蜱作为媒介进行传播，人和多种动物均可感染。莱姆病是蜱传播的自然疫源性传染病，螺旋体随感染的蜱叮咬人，由唾液侵入皮肤，在局部繁殖，数日或数周后通过血液或淋巴扩散至全身许多器官。

第二节 立克次体

立克次体（rickettsia）是一类以节肢动物为传播媒介、严格细胞内寄生的原核细胞型微生物。立克次体是引起斑疹伤寒、恙虫病、Q 热等传染病的病原体。在我国分布的主要致病立克次体有普氏立克次体、地方性伤寒立克次体（莫氏立克次体）、恙虫病立克次体等。

立克次体的共同特点是：①大多为人畜共患病原体；②以节肢动物作为传播媒介或储存宿主；③大小介于细菌和病毒之间，革兰染色阴性；④多形态性，主要为球杆状；⑤专性细胞内寄生；⑥对多种抗生素敏感。

立克次体的大小为（0.25 ～ 0.6）μm×（0.8 ～ 2）μm，球杆状或呈多形态性，有细胞壁，革兰染色阴性，但不易着色，常用 Giemsa 和 Gimenez 染色，前者将立克次体染成紫色或蓝色，常有两极浓染，后者可染成红色。

立克次体具有专性细胞内寄生性，立克次体只能在活的宿主细胞内以二分裂方式生长繁殖，生长速度缓慢。立克次体对理化因素的抵抗力较弱，在宿主体外可很快死亡。对低温、干燥的抵抗力较强，如在干燥虱粪中立克次体能保持传染性 6 个月以上。对氯霉素、四环素等敏感。

斑疹伤寒立克次体与变形杆菌某些 OX 菌株具有共同的耐热多糖抗原，可与某些变形杆菌菌体抗原发生交叉反应。因此，可用这些变形杆菌菌株代替立克次体抗原进行非特异凝集反应，检测人或动物血清中的相应抗体，这种交叉凝集试验称为外斐反应（weil-felix reaction），可用于某些立克次体病的辅助诊断。

 主要致病性立克次体

（一）普氏立克次体

普氏立克次体（R.prowazekii）是流行性斑疹伤寒（虱传斑疹伤寒）的病原体。患者是普氏立克次体的储存宿主和传染源。以人虱为媒介在人群中传播。

（二）地方性斑疹伤寒立克次体

地方性斑疹伤寒立克次体（R.typhi）或称莫氏立克次体是地方性斑疹伤寒（鼠型斑疹伤寒）的病原体。鼠是主要传染源和储存宿主。通过鼠蚤和鼠虱作为传播媒介在鼠群间传播，故又称其为鼠型斑疹伤寒。

（三）恙虫病东方体

恙虫病东方体（O.tsutsugamushi）原称恙虫病立克次体，是恙虫病或丛林斑疹伤寒的病原体。主要在啮齿动物中传播。野鼠和家鼠为主要传染源。恙螨是传播媒介，又是储存宿主。

 防治原则

预防立克次体病同其他节肢动物传播的疾病一样，主要是改善生活条件，注意个人卫生与防护，增强机体免疫力。重点应控制和消灭储存宿主及媒介节肢动物。灭虱、灭蚤、灭鼠、灭螨及消除家畜的感染。特异性预防主要接种灭活疫苗或减毒活疫苗。治疗可用氯霉素、四环素、多西环素等，禁用磺胺类药。

第三节 支 原 体

支原体（mycoplasma）是一类缺乏细胞壁、呈高度多形性、能通过滤菌器并能在无生命培养基中生长繁殖的最小的原核细胞型微生物。

对人致病的主要为肺炎支原体（M.pneumonia）、人型支原体（M.hominis）、生殖支原体（M.genitalium）、解脲脲原体（U.urealyticum）等。

 概述

体积微小，大小一般为 0.3～0.5μm，支原体无细胞壁，可通过滤菌器，呈高度多形性，有球形、杆形、丝状、分枝状等。革兰染色阴性，但不易着色，以 Giemsa 染色较佳，可染成淡紫色。

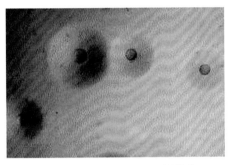

图 12-5 支原体的油煎蛋样菌落

支原体的营养要求比一般细菌高，培养基中须加入 10%～20% 人或动物血清，支原体生长缓慢，在适宜环境中孵育，3～4h 繁殖一代。在琼脂含量较低（＜1.5%）的固体培养基上孵育 2～7d 后出现菌落。菌落呈典型"油煎蛋样"（图 12-5）。

支原体因无细胞壁，对理化因素的影响要比细菌敏感，易被清洁剂和消毒剂灭活，但对结晶紫、醋酸铊的抵抗力大于细菌。对干扰细胞壁合成的抗生素，如青霉素、头孢菌素等不敏感，但对干扰蛋白质合成的抗生素，如多西环素、交沙霉素等抗生素敏感，对作用于 DNA 旋转酶而阻碍 DNA 复制的喹诺酮类药，如左旋氧氟沙星、司帕沙星等敏感。

 常见致病性支原体

（一）肺炎支原体

肺炎支原体（M.pneumonia，Mp）主要引起人类原发性非典型肺炎。约占非细菌性肺炎的 50% 左右。肺炎支原体的传染源是患者和带菌者，主要通过密切接触带支原体的飞沫，由呼吸道途径在人群传播。肺炎支原体感染引起的病理改变以间质性肺炎为主，又称原发性非典型肺炎。慢性气管炎患者常可合并肺炎支原体的感染。临床症状一般较轻，可出现咳嗽、发热、头痛等症状。

支原体肺炎主要依赖支原体的分离培养鉴定和血清学检查。病原体诊断常用方法包括分离培养、血清学试验、快速诊断。肺炎支原体减毒活疫苗和 DNA 疫苗在动物试验中有一定的预防效果，但在人群中应用未见报道。由于支原体肺炎有传染性，应早期发现和及时隔离。治疗可选用大环内酯类药物，如罗红霉素、克拉霉素、阿奇霉素或喹诺酮类药物，如氧氟沙星等。

（二）解脲脲原体

解脲脲原体（U.urealyticum，Uu）是引起泌尿生殖道感染的重要病原体之一，主要通过性行为传播。解脲脲原体、人型支原体、生殖支原体是常见引起男性尿道炎的致病性支原体，临床上将这些支原体和沙眼衣原体引起的男性尿道炎称为非淋菌性尿道炎（nongonococcal urethritis，NGU）。

解脲脲原体病原体检测主要是分离培养、血清学检查及核酸检测。解脲脲原体感染的预防主要是加强性卫生宣传教育，防止不洁性交，切断传播途径，治疗可选用阿奇霉素、多西环素、红霉素等。

第四节 衣 原 体

衣原体（chlamydia）是一类严格细胞内寄生、有独特发育周期，能通过细菌滤器的原核细胞型微生物。衣原体的共同特征是：①革兰阴性，呈圆形或椭圆形；②具有独特的发育周期，在活细胞内以二分裂方式繁殖；③有细胞壁，无肽聚糖，只含微量的胞壁酸；④有 DNA 和 RNA 两种核酸；⑤有核糖体和较复杂的酶类，能进行多种代谢，但缺乏供代谢所需的能量来源，必须要由宿主细胞提供；⑥对多种抗生素敏感，尤其对四环素、红霉素及氯霉素敏感。衣原体广泛寄生于人、哺乳动物及禽类。能引起人类疾病的有沙眼衣原体、肺炎衣原体及鹦鹉热衣原体。

概述

衣原体在宿主细胞内生长繁殖，具有独特的发育周期。普通光学显微镜观察衣原体可见两种大小、形态各异的颗粒。小而致密的颗粒结构称为原体（elementary body，EB），是发育成熟的衣原体，为细胞外形式，有强感染性。大而疏松的称为网状体（reticulate body，RB）亦称始体，为细胞内形式，无感染性，是繁殖型。

衣原体缺乏产能代谢机制，不能合成 ATP，依赖于宿主细胞提供富含能量的中间代谢产物作为其代谢活动的原料，因此，衣原体为专性细胞内寄生，不能在人工培养基上生长。

衣原体耐冷、不耐热。60℃仅能存活 5 ～ 10min，在 -60℃以下保存，可保持感染性达 5 年以上。对常用消毒剂敏感，如 75% 乙醇溶液 1min 灭活。对红霉素、四环素、氯霉素、多西环素等抗生素敏感，其有抑制衣原体繁殖的作用，在衣原体感染的临床治疗上具有良好的效果。沙眼衣原体能合成叶酸，对磺胺类药敏感。衣原体对溶菌酶不敏感。

衣原体感染后，能诱导机体产生特异性细胞免疫和体液免疫，以细胞免疫为主。但保护性不强，常造成反复感染、持续性感染或隐性感染。也有可能出现免疫病理损伤，主要由迟发型超敏反应引起，如性病淋巴肉芽肿。

常见致病性衣原体

沙眼衣原体（C.trachomatis）是引起沙眼的病原体。沙眼衣原体在人群中广泛传播，常见通过直接接触和间接接触的方式由眼或生殖道外源性感染人体。沙眼衣原体不仅可以引起沙眼，还可以引起生殖系统感染、呼吸道感染、性病淋巴肉芽肿及其他器官疾病。

沙眼衣原体主要寄生于人类，无动物储存宿主，主要引起以下疾病。

1.沙眼 由沙眼生物型包括 A、B、Ba、C 血清型引起，主要以手、毛巾、脸盆等为媒介，通过眼—眼及眼—手—眼途径传播。沙眼衣原体感染结膜上皮细胞，并在其中繁殖形成包涵体，引起结膜炎，常伴发细菌感染。主要表现为滤泡、结膜充血、血管翳和瘢痕形成，累及角膜。

虽发病缓慢，但影响视力甚至导致失明。据统计，沙眼居致盲病因之首位。

2. 包涵体结膜炎　包括婴儿结膜炎和成年人结膜炎两种。婴儿结膜炎系婴儿通过产道垂直感染，引起急性化脓性结膜炎（包涵体脓漏眼），不侵犯角膜能自愈。成年人结膜炎经两性接触、经手至眼或污染的游泳池水感染，引起滤泡性结膜炎，病变类似沙眼，但不形成角膜血管翳及结膜瘢痕，数月后可痊愈。

3. 泌尿生殖器官道感染　经性接触传播引起的非淋球菌性泌尿生殖器官感染，其中 50% 以上系沙眼衣原体所致。

4. 婴幼儿肺炎　生殖生物型 D-K 血清型均可引起婴幼儿肺炎。

5. 性病淋巴肉芽肿　由沙眼衣原体的性病淋巴肉芽肿生物型的 L1、L2、L2a、L3 4 个血清型引起。主要通过性接触传播。在男性主要侵犯腹股沟淋巴结，可引起化脓性淋巴结炎和慢性淋巴肉芽肿，常形成瘘管。在女性多侵犯会阴、肛门、直肠，也可形成肠 - 皮肤瘘管及会阴 -肛门 - 直肠狭窄与梗阻。

沙眼衣原体感染尚无特异性预防方法，预防重点是注意个人卫生，避免直接或间接接触传染。广泛进行性传播疾病预防知识的宣传和教育，避免不洁性行为，积极治愈患者和带菌者。治疗药物可选用多西环素、罗红霉素、阿奇霉素等。目前尚无有效沙眼衣原体疫苗。

第五节　放　线　菌

放线菌（actinomycets）是一类在生物学特性介于细菌和真菌之间的原核细胞型微生物。放线菌细胞核无核膜，其细胞壁成分接近细菌，以二分裂方式繁殖。在体内外能形成有分枝的长丝，缠绕成团，菌丝细长无隔，直径 $0.5 \sim 0.8\mu m$，有分枝，能形成孢子，菌丝和孢子比真菌的要小。革兰阳性。对青霉素、四环素、磺胺类等药物敏感。放线菌种类很多，广泛分布于自然界，尤以土壤中为多，是制造抗生素菌株的重要来源，迄今报道抗生素中 80% 是由放线菌产生，如链霉素、庆大霉素、四环素等。此外，还可以产生各种氨基酸、维生素、核苷酸和酶制剂等。大多数不致病，少数引起动、植物疾病。对人致病的放线菌主要有衣氏放线菌和星形诺卡菌等。

第六节　真　菌

真菌（fungus）是一种真核细胞型微生物。细胞核高度分化，有核膜和核仁，细胞器完善，不含叶绿素，无根、茎、叶的分化。少数为单细胞，大多数为多细胞。近年来，真菌感染明显上升，这与滥用广谱抗生素引起的菌群失调、经常应用激素及免疫抑制药、抗癌药导致免疫功能低下有关，是真菌机会性感染的主要原因。

 概述

真菌与细菌在大小、结构和化学组成方面有很大的差异。真菌比细菌大几至几十倍，结构比细菌复杂，细胞壁不含肽聚糖，主要由多糖（75%）与蛋白质（25%）组成。因真菌缺乏肽聚糖，故真菌不受青霉素或头孢菌素的作用。

真菌可分单细胞真菌和多细胞真菌两类。单细胞真菌呈圆形或卵圆形，如酵母菌或类酵母菌，酵母型真菌不产生菌丝，由母细胞以芽生方式繁殖，其菌落与细菌相似。类酵母型菌落母细胞以芽生方式繁殖，出芽产生的芽生孢子持续延长，但不断裂，不与母细胞脱离，可深入培养基内，称为假菌丝。对人致病的主要有新型隐球菌和白假丝酵母菌。多细胞真菌由菌丝和孢子组成，菌丝伸长分支交织成团，称丝状菌，又称霉菌。

1. 菌丝（hypha） 真菌的孢子以出芽方式繁殖。在环境适宜情况下由孢子长出芽管，逐渐延长呈丝状，称为菌丝。菌丝按功能可分为：①营养菌丝。菌丝向下伸入培养基中吸取营养，以供生长。②气中菌丝。部分菌丝向上生长，暴露于空气中。③生殖菌丝。能产生孢子的气中菌丝称生殖菌丝。

2. 孢子（spore） 孢子是真菌的繁殖结构，是由生殖菌丝产生的圆形与卵圆形结构。在适宜条件下孢子可发芽伸出芽管，发育成菌丝。

真菌的营养要求不高，在一般的细菌培养基上能生长，培养时常用沙保培养基。培养真菌最适宜的酸碱度是 pH 4.0 ～ 6.0，并需要较高的湿度和氧气。酵母型真菌生长较快，一般经 24 ～ 48h 可形成肉眼可见的菌落。真菌的菌落有 3 类：酵母型菌落、类酵母型菌落、丝状菌落。

真菌繁殖方式主要包括有性繁殖和无性繁殖两种。无性繁殖是真菌的主要繁殖方式。

真菌对干燥、日光、紫外线及一般消毒剂均有较强的抵抗力。真菌不耐热，60℃经 1h 菌丝和孢子均可被杀死。对常用抗生素，如青霉素、链霉素等均不敏感；灰黄霉素、制霉菌素 B、两性霉素、克霉唑、酮康唑、伊曲康唑等对多种真菌有抑制作用。

二 常见致病性真菌

真菌按其侵犯的部位和临床表现，可分为浅部感染真菌和深部感染真菌。

（一）浅部感染真菌

浅部感染真菌是指寄生或腐生于角质组织的真菌。不侵入皮下组织或内脏，不引起全身感染，人类多因接触患者、患畜或染菌物体而被感染。浅部感染真菌主要包括皮肤癣菌和角质层癣菌。

1. 皮肤癣菌 皮肤癣菌有嗜角质蛋白的特性，其侵犯部位只限于角化的表皮、毛发和指（趾）甲，引起皮肤癣。皮肤癣，特别是手足癣是人类最多见的真菌病，也可引起头癣、体癣、股癣等。

2. 角层癣菌 角层癣菌是寄生于皮肤角层或毛干表面的浅部感染真菌，可引起角层型和毛发型病变。主要有马拉色菌属、何德毛结节菌及白吉利毛孢子菌，可引起皮肤角质层慢性、无症状或症状轻微的浅表感染。表现为皮肤黄褐色花斑癣，形如汗渍斑点，俗称汗斑。

（二）深部感染真菌

1. 新型隐球菌 新型隐球菌属于隐球属，广泛分布于自然界，主要传染源是鸽子，在鸽粪中大量存在，也可存在人体体表，人因吸入鸽粪污染的空气而感染引起隐球菌病，特别是免疫力低下者。主要引起肺和脑的急性、亚急性和慢性感染。肺部感染可扩散至皮肤、黏膜、骨和内脏等，是一种条件致病性真菌。

新型隐球菌为圆球形的酵母菌，直径为 4 ～ 20μm，菌体外周有一层宽大肥厚的荚膜（图 12-6），荚膜比菌体大 1 ～ 3 倍，折光性强。一般染色不被着色，难以发现，故称隐球菌。用墨汁负染后镜检，可见黑色背景中有圆形或卵圆形的透亮菌体，内有一个较大与数个小的

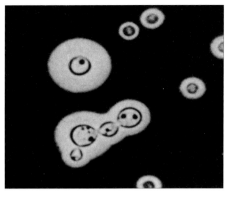

图 12-6　新型隐球菌

反光颗粒。本菌以芽生方式繁殖，但不产生假菌丝。

新型隐球菌的荚膜多糖是重要的致病物质，肺是主要的入侵途径。大多数肺隐球菌感染症状不明显，且能自愈。有的患者可引起支气管肺炎。近年来，抗生素、激素和免疫抑制药的广泛使用，也是新型隐菌病例增多的原因。

鸟类是动物和人类的主要传染源。减少鸽子数量，或用碱处理鸽粪，可控制此病的发生。治疗肺部或皮肤病变，用氟胞嘧啶、酮康唑等有效。中枢神经系统隐球菌病可选用两性霉素 B 静脉滴注或伊曲康唑口服。

2. 白假丝酵母菌　白假丝酵母菌是假丝酵母菌属最常见的致病菌，可引起皮肤、黏膜和内脏的急、慢性感染，即假丝酵母菌病。白假丝酵母菌俗称白色念珠菌，为条件致病菌。

菌体呈圆形或卵圆形，直径 3 ～ 6μm，革兰染色阳性，以芽生方式繁殖。在组织内易形成芽生孢子及假菌丝。

白假丝酵母菌存在于人体体表及与外界相通的腔道中，当正常菌群失调或抵抗力降低时可引起疾病。侵入的主要原因是抵抗力减弱。近年来由于抗生素、激素和免疫抑制药的大量使用，内分泌功能失调，白假丝酵母菌感染日益增多，血培养阳性仅次于大肠埃希菌和金黄色葡萄球菌。

（1）皮肤黏膜感染：白假丝酵母菌感染好发于皮肤皱褶处（腋窝、腹股沟等皮肤潮湿部位）。黏膜感染则可见有鹅口疮、口角糜烂、外阴炎与阴道炎等，最常见的是新生儿鹅口疮，多见于体质虚弱的初生婴儿，在口腔正常菌群建立后就很少见到。

（2）内脏感染：有肺炎、支气管炎、食管炎、肠炎、膀胱炎和肾盂肾炎等。

（3）中枢神经感染：有脑膜炎、脑膜脑炎、脑脓肿等，预后不良。对白色念珠菌过敏的人，在皮肤上可以发生变应性念珠菌疹，有的患者还表现有哮喘等症状。

目前对假丝酵母菌病的高危人群尚未建立有效预防措施。治疗白假丝酵母菌感染常用氟康唑。

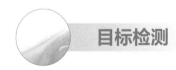

目标检测

选择题

1. 能够独立生活的最小微生物是（　　）

　　A. 细菌　　　　　　　B. 支原体

　　C. 衣原体　　　　　　D. 病毒

　　E. 立克次体

2. 下述哪种病原体不通过性接触传播（　　）

　　A. 沙眼衣原体　　　　B. 梅毒螺旋体

　　C. 淋球菌　　　　　　D. 钩端螺旋体

　　E. 人类免疫缺陷病毒

3. 以下病原体抵抗力最弱的是（　　）

　　A. 钩端螺旋体　　　　B. 梅毒螺旋体

　　C. 普氏立克次体　　　D. 恙虫病立克次体

　　E. 金黄色葡萄球菌

4. 检查钩端螺旋体常用的染色方法是（　　）

　　A. 革兰染色法　　　　B. 抗酸染色法

　　C. 亚甲蓝染色法　　　D. 镀银染色法

　　E. 墨汁负染法

5. 真菌与细菌的主要区别是（　　）

A. 有细胞壁   B. 有完整的核

C. 对抗生素不敏感   D. 菌落形态不同

E. 以上均不对

6. 鹅口疮是以下哪一种微生物引起的(   )

A. 皮肤癣菌   B. 白假丝酵母菌

C. 新生隐球菌   D. 毛霉菌

E. 马拉色菌

7. 患儿,女,10 岁。近期视力下降,畏光、流泪。检查发现其眼结膜充血并有滤泡增生,结膜刮片镜检观察到包涵体,患者有可能感染(   )

A. 肺炎支原体   B. 肺炎衣原体

C. 沙眼支原体   D. 人型支原体

E. 生殖支原体

8. 下述哪种疾病不是由沙眼衣原体引起(   )

A. 沙眼

B. 包涵体结膜炎

C. 泌尿生殖器官感染

D. 无菌性脑膜炎

E. 性病肉芽肿

9. 治疗梅毒可选用(   )

A. 青霉素   B. 四环素

C. 制霉菌素   D. 灰黄霉素

E. 二性霉素 B

10. 常见的念珠菌病为(   )

A. 脚癣

B. 甲癣

C. 鹅口疮、阴道炎、肠炎等

D. 体癣

E. 头癣

(唐正宇)

第13章 人体寄生虫学总论

人体寄生虫学（human parasitology）是一门研究与医学有关的寄生虫及其与宿主关系的学科。主要研究寄生虫的形态结构、生态规律；重点研究寄生虫与人体及外界因素的相互关系，揭示寄生虫病发病机制及流行规律，为控制、消灭与预防寄生虫病提供病原学的依据。

人体寄生虫学由医学原虫学、医学蠕虫学和医学节肢动物学三部分组成，研究对象包括线虫、吸虫、绦虫、原虫及医学节肢动物等。

第一节 寄生虫与宿主

一 寄生现象与寄生虫

（一）寄生现象

自然界中的生物在进化过程中逐步形成了自身的生活方式，有些生物种群间形成了相互依存的关系。

1. 共栖　两种不同的生物生活在一起，其中一方受益，另一方既不受益，也不受害，这种现象称为共栖。如寄生在肠腔内的结肠阿米巴以肠内细菌为食，对宿主既无利也无害，结肠阿米巴也不被宿主伤害。

2. 互利共生　两种不同的生物生活在一起，对双方都有益，称为互利共生。如牛、马以植物纤维为食物，在其胃内的纤毛虫能分泌消化酶类，以分解植物纤维，获得营养物质，有利于牛、马消化植物，纤毛虫的迅速繁殖和死亡也可为牛、马提供蛋白质，而牛、马的胃为纤毛虫提供了生存、繁殖所需的环境。

3. 寄生　指两种生物共同生活，其中一方受益，另一方受害，受益者从受害者处获得居住场所和营养物质，这种关系称为寄生。如有一些多细胞无脊椎低等动物和单细胞原生动物，它们以寄生的方式暂时或永久地生活在其它生物的体内或体表，从对方获取营养和居住场所，同时也给对方造成伤害。这种营寄生生活的多细胞无脊椎低等动物和单细胞原生动物称为寄生虫，被寄生的生物称宿主。寄生在人体的寄生虫称为人体寄生虫。

（二）寄生虫

根据寄生虫与宿主的关系不同，将寄生虫分为以下几种。

1. 专性寄生虫　生活史中每个阶段或某个阶段必须侵入宿主才能正常发育的寄生虫，如疟原虫必须在人体内和蚊体内寄生才能完成其生活史，离开人体或蚊体都不能正常发育。

2. 兼性寄生虫　既能营自生生活又能营寄生生活的寄生虫，如粪类圆线虫主要在土壤中营自生生活，有时也可侵入人体，在人体肠道内营寄生生活。

3. 偶然寄生虫　因偶然机会侵入非正常宿主体内寄生的寄生虫，如某些蝇蛆偶然寄生人体，引起蝇蛆病。

4. 机会致性病寄生虫　在宿主体内形成隐性感染，当宿主免疫力降低时，异常增殖而引起宿主致病的寄生虫，如刚地弓形虫。

5. 体内寄生虫和体外寄生虫　前者为寄生在宿主肠道、组织或细胞内的寄生虫，如蛔虫、丝虫和疟原虫等；后者为寄生在宿主体表的寄生虫，如虱子、跳蚤等。

 宿主

根据寄生虫不同阶段寄生的宿主不同，将宿主分为以下几种。

（一）中间宿主

寄生虫的幼虫期或无性繁殖阶段寄生的宿主。有的寄生虫有两种以上的中间宿主，按寄生先后分为第一、第二中间宿主等。如华支睾吸虫的第一中间宿主为淡水螺，第二中间宿主是淡水鱼。

（二）终宿主

寄生虫的成虫期或有性繁殖阶段寄生的宿主。如按蚊是疟原虫的终宿主。

（三）储存宿主或保虫宿主

有些寄生虫既可寄生在人体，也可寄生在其它的脊椎动物体内，是人类寄生虫病的重要传染源，称为储存宿主或保虫宿主。如日本血吸虫成虫可寄生在牛体内，牛可作为日本血吸虫的保虫宿主。

（四）转续宿主

某些寄生虫的幼虫侵入非正常宿主后不能发育至成虫，但能存活并长期维持幼虫状态，只有当该幼虫有机会侵入其正常宿主体内时，才能发育为成虫，此种非正常宿主称为转续宿主，如卫氏并殖吸虫的正常宿主是人和犬等动物，野猪是其非正常宿主，童虫侵入野猪体内后不能发育为成虫，仅维持在幼虫状态。如果人或犬生食或半生食含有此种幼虫的野猪肉，则童虫即可在二者体内发育为成虫，因此，野猪为该虫的转续宿主。

 寄生虫的生活史

寄生虫完成一代生长、发育和繁殖的全过程及其所需要的外界环境条件，称为寄生虫的生活史。不同的寄生虫生活史不同，有的生活史简单，只需要一个宿主，如蛔虫；有的复杂，需要多个宿主，如华支睾吸虫；有的只有无性繁殖阶段，如溶组织内阿米巴；有的只有有性繁殖阶段，如蛲虫；有的是无性繁殖和有性繁殖交替进行，如疟原虫。

第二节　寄生虫与宿主的相互关系

在寄生虫生活史的各个阶段中,只有某个特定的阶段能侵入人体,这个阶段称为感染阶段,如蛔虫的感染期虫卵、日本血吸虫的尾蚴等。寄生虫侵入宿主后,对宿主造成不同程度的损害,同时宿主对寄生虫也产生不同程度的防御性作用。

一　寄生虫对宿主的作用

（一）掠夺营养

寄生虫在宿主体内生长、发育及繁殖所需的营养物质均来自宿主。有些肠道寄生虫,不仅可直接吸收宿主的营养物质,还可妨碍宿主吸收营养,使宿主出现营养不良;有的寄生虫以宿主体内的消化或半消化的物质为食;有的寄生虫可直接吸取宿主血液;也有的寄生虫则可破坏红细胞或其他组织细胞,以血红蛋白、组织液等作为自己的食物。

（二）机械作用

寄生虫在宿主体内移行和定居均可造成宿主组织损伤或破坏。如布氏姜片吸虫以吸盘吸附在肠壁上,可造成肠壁损伤;并殖吸虫童虫在宿主体内移行可引起肝、肺等多个器官损伤;细粒棘球绦虫在宿主体内形成的棘球蚴除可破坏寄生的器官外还可压迫邻近组织;蛔虫在肠道内相互缠绕可堵塞肠腔,引起肠梗阻。有些虫体在人体内的移行或定居,会引起相应组织损伤。如寄生在脑、心、眼等重要器官,则预后相当严重,甚至致命。

（三）毒性作用和超敏反应

寄生虫的排泄物、分泌物、死亡崩解物、蠕虫的蜕皮液等可引起组织损害或诱导宿主产生超敏反应,如钩虫成虫分泌抗凝素,使肠壁组织伤口流血不止;寄生于胆管的华支睾吸虫,其分泌物、代谢产物可引起胆管上皮细胞增生,导致附近肝实质萎缩,胆管局限性扩张,管壁增厚,进一步发展可致上皮瘤样增生。寄生虫感染还可引发 I ～ IV 型超敏反应。

二　宿主对寄生虫的作用

宿主对寄生虫作用结果有 3 种情况。

1. 宿主防御能力强于寄生虫的致病力时,宿主将寄生虫清除、防御再感染。

2. 宿主防御能力与寄生虫致病能力处于相对平衡时,寄生虫不被清除,宿主也不出现相应病变,成为带虫者。

3. 宿主防御能力低于寄生虫致病能力时,宿主出现明显症状、体征,成为寄生虫病患者。

第三节　寄生虫病的流行与防治

一　流行的基本环节

寄生虫病在一个地区流行必须具备 3 个基本条件,即传染源、传播途径和易感人群。这 3 个条件通常称为寄生虫病流行的 3 个环节。当这 3 个环节在某一地区同时存在并相互联系时,就会构成寄生虫病的流行。

（一）传染源

人体寄生虫病的传染源是指有寄生虫寄生的人和动物，包括患者、带虫者和保虫宿主（家畜、家养动物及野生动物）。作为传染源，其体内存在并可排出寄生虫生活史中的某个发育阶段，且能在外界或另一宿主体内继续发育，如感染多种蠕虫的带虫者或患者从粪便排出蠕虫卵，溶组织阿米巴带虫者可排出包囊。

（二）传播途径

指寄生虫从传染源排出，借助于某些传播因素，进入另一宿主的全过程。人体寄生虫病常见的传播途径有以下几方面。

1. 经水传播　水源如被某些寄生虫的感染期虫卵或幼虫污染，人可因饮水或（和）接触疫水而感染，如接触含血吸虫尾蚴的疫水可感染血吸虫。经饮水传播的寄生虫病具有病例分布与供水范围一致，不同年龄、性别、职业均可发病等特点。

2. 经食物传播　粪便中的感染期虫卵污染蔬菜、水果等是常见的，因此，生食蔬菜或未洗净的水果常成为某些寄生虫病的传播方式；生食或半生食含感染期幼虫的猪肉可感染猪带绦虫、旋毛虫；生食或半生食含囊蚴的鱼、虾可感染肝吸虫等。经食物传播的寄生虫病有患者共同分享某一食物而发病，而未进食该食物者不发病的特点。

3. 经土壤传播　有些直接发育型的线虫，如蛔虫、鞭虫、钩虫等产的卵需在土壤中发育为感染性卵或幼虫，人体感染与接触土壤有关。

4. 经空气传播　有些寄生虫的感染期卵可借助空气或飞沫传播，如蛲虫卵可在空气中飘浮，并可随呼吸进入人体而引起感染。

5. 节肢动物传播　某些节肢动物在寄生虫病传播中起着特殊的作用，如蚊传播疟疾和丝虫病，白蛉传播黑热病等。经节肢动物传播的寄生虫病除具有一定的地区性和季节性等特点外，还具有病例分布与媒介昆虫分布一致的特点。

6. 经人体直接传播　有些寄生虫可通过人际之间的直接接触而传播，如阴道毛滴虫、疥螨。直接传播大多引起个别病例发生，病例的多少视接触的频繁程度而定。

（三）易感人群

人体对寄生虫感染的免疫力多属带虫免疫，未经感染的人因缺乏特异性免疫力而成为易感者。具有免疫力的人，当其体内的寄生虫被清除后，这种免疫力也会逐渐消失，重新处于易感状态。易感性还与年龄有关，在流行区，儿童的免疫力一般低于成年人，非流行区的人进入流行区后也会成为易感者。

知识链接

食源性寄生虫病

因饮食而感染的寄生虫病称之为食源性寄生虫病。多数是因食入了未煮熟的肉类而感染。常见有：华支睾吸虫病（肝吸虫病）、卫氏并殖吸虫病、猪带绦虫病（猪肉绦虫病）、牛带绦虫病（牛肉绦虫病）、旋毛形线虫病、弓形虫病、广州管圆线虫病等。近年来随着饮食方式的多元化，这类疾病有增多的趋势，应引起足够的重视。

流行因素与流行特点

（一）流行因素

1. 自然因素　地理环境和气候因素，如温度、湿度、雨量、光照等会影响中间宿主的孳生与分布。如肺吸虫的中间宿主溪蟹和蝲蛄只适合于生长在山区小溪，因此，肺吸虫病大多只在丘陵、山区流行；气候条件会影响到寄生虫在外界的生长发育及其中间宿主和媒介昆虫的孳生，如血吸虫毛蚴的孵化和尾蚴的逸出除需要水外，还与温度、光照等条件有关。

2. 生物因素　有些寄生虫在其生活史过程中需要中间宿主或节肢动物的存在，这些中间宿主或节肢动物的存在与否，决定了这些寄生虫病能否流行。如日本血吸虫的中间宿主钉螺在我国的分布不超过北纬33.7°。因此，我国北方地区一般无血吸虫病的流行。

3. 社会因素　包括社会制度、经济状况、科学水平、文化教育、医疗卫生以及人们的生产方式和生活习惯等。

（二）流行特点

1. 地方性　寄生虫病的流行常有明显的地方性，这种特点与当地气候条件、中间宿主或媒介节肢动物的地理分布，人群的生活习惯和生产方式有关。如钩虫病在我国淮河及黄河以南地区广泛流行，但在气候干寒的西北地区，则很少流行；血吸虫病的流行区与中间宿主钉螺的分布一致，具有明显的地方性。

2. 季节性　由于温度、湿度、雨量、光照等气候条件会对寄生虫及其中间宿主和媒介节肢动物种群数量的消长产生影响，因此，寄生虫病的流行往往呈现出季节性。温暖、潮湿的条件有利于钩虫卵及钩蚴在外界的发育，因此，钩虫感染多见于春、夏季节；疟疾和黑热病的传播需要媒介按蚊和白蛉，因此，疟疾和黑热病的传播和感染季节与其媒介节肢动物出现的季节一致。

3. 自然疫源性　有些人体寄生虫病可以在人和动物之间自然的传播，这些寄生虫病称为人兽共患寄生虫病。在人迹罕至的原始森林或荒漠地区，这些人兽共患寄生虫病可在脊椎动物之间相互传播，人进入该地区后，这些寄生虫病则可从脊椎动物传播给人，这种地区称为自然疫源地。这类不需要人的参与而存在于自然界的人兽共患寄生虫病具有明显的自然疫源性。寄生虫病的这种自然疫源性不仅反映了寄生于人类的寄生虫绝大多数是由动物寄生虫进化而来的，同时也说明某些寄生虫病在流行病学和防治方面的复杂性。

 寄生虫病的防治原则

（一）消灭传染源

在寄生虫病传播过程中，传染源是主要环节。在流行区对患者、带虫者及保虫宿主进行普查普治是控制传染源的重要手段。在非流行区，对来自流行区的人员进行监控也是必要手段。

（二）切断传播途径

不同的寄生虫病其传播途径不尽相同。通过加强粪便与水源管理、爱护环境卫生、消灭有关节肢动物和中间宿主等措施，可切断寄生虫的传播途径。

（三）保护易感人群

人类对各种人体寄生虫的感染大多缺乏先天的特异性免疫力，因此，对人群采取必要的保护措施是防止寄生虫感染的最直接方法。通过加强卫生宣教，改变不良生活习惯，必要时给予预防性用药，降低人群感染机会。

由于大多数人体寄生虫的生活史比较复杂，同时影响寄生虫病流行的因素较多，因此，采取单一的防治措施往往难以奏效。实践证明：将控制传染源、切断传播途径和保护易感人群有机结合进行综合防治，是目前控制寄生虫病流行的有效措施。

目标检测

选择题

1. 寄生虫成虫或有性生殖阶段寄生的宿主是（　　）
   A. 终宿主
   B. 保虫宿主
   C. 中间宿主
   D. 转续宿主
   E. 以上都是

2. 寄生虫幼虫或无性阶段寄生的宿主叫（　　）
   A. 终宿主
   B. 保虫宿主
   C. 中间宿主
   D. 延续宿主
   E. 以上都是

3. 寄生虫流行的特点，除地方性和季节性外，还具有（　　）
   A. 社会性
   B. 广泛性
   C. 自然疫源性
   D. 多样性
   E. 反复性

4. 控制寄生虫病流行的最有效措施是（　　）
   A. 控制传染源
   B. 切断传播途径
   C. 保护易感人群
   D. 接种疫苗
   E. 综合防治

5. 寄生虫病的流行环节是（　　）
   A. 传染源、中间宿主、传播媒介
   B. 传染源、传播途径、易感人群
   C. 自然因素、生物因素、社会因素
   D. 温度、湿度、地质
   E. 寄生虫的种类、数量、致病性

6. 作为人体寄生虫病传染来源的受染脊椎动物称（　　）

7. 寄生虫对宿主的致病作用主要指（　　）
   A. 机械作用、损伤性免疫、毒素作用
   B. 机械作用、夺取营养、毒素作用
   C. 机械作用、损伤性免疫、病理作用
   D. 机械作用、损伤性免疫、夺取营养
   E. 机械作用、夺取营养、病理作用

8. 下列哪项不属于寄生虫病防治的措施（　　）
   A. 控制传染源
   B. 早期治疗
   C. 切断传播途径
   D. 保护易感人群
   E. 大量应用抗生素治疗

9. 寄生虫的感染阶段是指（　　）
   A. 感染昆虫的阶段
   B. 感染中间宿主的阶段
   C. 感染终宿主的阶段
   D. 感染人体的阶段
   E. 感染媒介动物的阶段

10. 有关寄生生活的正确叙述是（　　）
   A. 两种生物在一起生活，双方均受益
   B. 两种生物在一起生活，双方均受害
   C. 两种生物在一起生活，双方无利也无害
   D. 两种生物生活在一起，互不影响
   E. 两种生物生活在一起，一方得利另一方受害

A. 保虫宿主
B. 终宿主
C. 中间宿主
D. 转续宿主
E. 带虫者

（钟伟华）

第14章 常见人体寄生虫和节肢动物

第一节 医学蠕虫

一 线虫

寄生人体并导致疾病的线虫（namatode）在我国有30多种，较常见的有蛔虫、钩虫、蛲虫和鞭虫等。成虫虫体多呈线形或圆柱形，两侧对称，体不分节。雌雄异体，雌虫一般大于雄虫，雌虫尾端较直，雄虫尾端或向腹面卷曲。生活史包括虫卵、幼虫和成虫3个发育阶段。根据其完成生活史是否需要中间宿主，可将线虫分为两种类型：一是土源性线虫，其发育过程不需要中间宿主，生活史为直接型，感染期卵或感染期幼虫直接进入人体发育为成虫；二是生物源性线虫，其发育过程需要中间宿主，生活史为间接型，幼虫需在中间宿主体内发育为感染阶段，然后再经一定方式进入人体内发育为成虫。幼虫侵入人体后，在体内移行可造成相应的组织或器官损害，成虫通过摄取营养、机械性损害、化学性刺激、免疫病理反应等可导致人体营养不良、局部组织损伤出血、炎症等病变。

（一）似蚓蛔线虫

似蚓蛔线虫（ascaris lumbricoides）简称人蛔虫或蛔虫，是人体最常见的寄生虫之一。成虫寄生于小肠，引起人体蛔虫病（ascariasis）。

● 案例14-1

患者，23岁，6个月来常感脐周隐痛，1d前突然发生剑突下阵发性钻顶样疼痛，疼痛向右肩放射，伴恶心、呕吐，曾吐出1条蛔虫，急诊住院。体检：痛苦病容，剑突下偏右轻压痛，腹软，可扪及条索状物，诊断为胆道蛔虫症，经解痉、镇痛、驱虫治疗后，排出10余条蛔虫。

问题：1. 蛔虫感染方式是什么？成虫寄生何处？

2. 为什么会出现上述表现？

1. 形态　成虫虫体长圆柱形，形似蚯蚓，头尾两端略细。活时呈粉红色或微黄色。位于虫体顶端的口孔，有3个呈"品"字形排列的唇瓣。雌虫长20～35cm，尾端不弯曲。雄虫较雌虫小、长 15 ～ 31cm，尾端向腹面弯曲（图 14-1）。

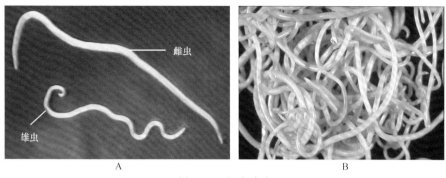

图 14-1　蛔虫成虫

虫卵包括受精卵和未受精卵。受精卵为宽椭圆形，大小为（45 ～ 75）μm×（35 ～ 50）μm，卵内含有一个大而圆的未分裂的卵细胞，卵细胞与卵壳之间有新月形的空隙。卵壳的外面有一层凹凸不平的蛋白质膜，被胆汁染成棕黄色。未受精卵呈长椭圆形，大小为（88 ～ 94）μm×（39 ～ 44）μm，蛋白质膜与卵壳较薄。无论受精卵还是未受精卵，其蛋白质膜均易脱落，称脱蛋白质膜卵（图 14-2）。

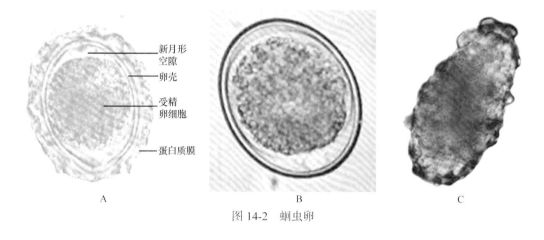

图 14-2　蛔虫卵

2. 生活史　成虫寄生于小肠，以肠内半消化的食物为营养。雌、雄虫交配后雌虫产卵，卵随粪便排出体外，受精卵在温暖、潮湿、氧气充足的外界环境（如土壤）中，约经 2 周，卵内的细胞即可发育为含蚴卵；再经 1 周，卵内幼虫经第一次蜕皮发育为感染期卵。感染期卵污染食物被人吞食后进入小肠，在小肠孵出幼虫，幼虫侵入肠壁小静脉，经肝、右心到肺，穿过肺泡壁毛细血管进入肺泡。幼虫也可通过小淋巴管进入体循环。幼虫在肺泡内停留约 10d，经第二次、第三次蜕皮后，沿支气管、气管移行至咽，被宿主吞咽入食管，经胃到小肠，第四次蜕皮后继续发育为成虫（图 14-3）。从感染期卵进入人体到雌虫成熟产卵需60 ～ 75d。成虫寿命约 1 年，每条雌虫日产卵量约 24 万个。

3. 致病性

（1）幼虫致病：幼虫移行所经过的组织均可受到损伤，并引起机体局部和全身超敏反应，主要表现为肺部感染，严重时可导致蛔蚴性肺炎，临床表现为发热、咳嗽、咳黏液痰或血痰、哮喘，血象检查可见嗜酸性粒细胞增多，血中 IgE、IgM 水平升高。

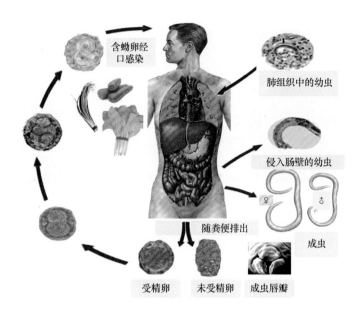

含蚴卵经口感染

肺组织中的幼虫

侵入肠壁的幼虫

成虫

随粪便排出

受精卵　未受精卵　成虫唇瓣

图 14-3　蛔虫生活史

（2）成虫致病：①损伤肠黏膜和夺取营养。成虫在小肠内以半消化的食物为营养，不但掠夺营养，而且由于损伤肠黏膜，可导致消化和吸收障碍。感染重的儿童可出现营养不良，甚至发育障碍。同时蛔虫在肠中损伤肠黏膜导致肠黏膜的炎性病变，而引起一系列消化道症状，患者可有腹部不适、阵发性脐周腹痛、消化不良、食欲缺乏、恶心、呕吐、腹泻或便秘等。②引起超敏反应。蛔虫病患者出现的荨麻疹、哮喘、血管神经性水肿及结膜炎等，这是 I 型超敏反应所致。③并发症。蛔虫具钻孔习性，可钻入胆管、胰腺、阑尾等处分别引起胆道蛔虫症、胰腺炎、阑尾炎等并发症。当发热、胃肠病变、食用辛辣食物及不适当的驱虫治疗，更容易引起上述并发症。胆道蛔虫症是最常见的并发症之一，也可因肠道病变引起肠穿孔，虫体多时可扭结成团致肠梗阻。

4. 实验室检查　根据临床症状，通过粪便检查获虫卵即可确诊。可采用粪便直接涂片法，也可采用加藤厚涂片法和饱和盐水浮聚法，检出率更高。患者呕出或粪中排出成虫均可确诊。

5. 流行　蛔虫感染极为普遍，呈世界性分布，根据第二次全国调查，我国平均感染率为12.72%。蛔虫感染普遍的原因主要有：①生活史简单，不需要中间宿主；②产卵量大；③虫卵抵抗力强，在适宜的土壤中可存活数月至 1 年，食用醋、酱油或腌菜、泡菜的盐水，亦不能杀死虫卵；④传播范围广，人们使用未经无害化处理的粪便施肥，儿童随地大便，鸡、犬、蝇等机械携带等均可造成虫卵的广泛播散。饭前不洗手，生吃不洁的瓜果、蔬菜或食物，喝生水等习惯均可增加虫卵感染的机会。

6. 防治　蛔虫病应采用综合性的防治措施。加强卫生宣传教育，注意个人和饮食卫生；改善环境卫生，粪便进行无害化处理；治疗患者和带虫者，控制传染源。常用的驱虫药有甲苯达唑、阿苯达唑等。

（二）十二指肠钩口线虫与美洲板口线虫

寄生于人体的钩虫主要有两种：十二指肠钩口线虫（ancylostoma duodenale），简称十二指肠钩虫；美洲板口线虫（necator americanus），简称美洲钩虫。钩虫成虫寄生于小肠，引起贫血，我国感染人数近 4000 万。

1. 形态 成虫虫体细长，1cm 左右，活时肉红色，死后灰白色。虫体前端略向背面仰曲（图 14-4）。顶部有一发达的口囊，口囊腹侧缘有钩齿或板齿，咽管较长，管壁肌肉发达，有利于吸取血液（图 14-5）。虫体前端有一对头腺，能分泌抗凝素和多种酶类。咽管壁内有咽腺 3 个，分泌乙酰胆碱酯酶、蛋白酶和胶原酶；雄虫末端膨大，由角皮延伸形成膜质交合伞。内有肌肉性的指状辐肋支持，交合伞内还有两根从泄殖腔伸出的细长可伸缩的交合刺（表 14-1，图 14-6）。雌虫比雄虫略大，末端呈圆锥形。

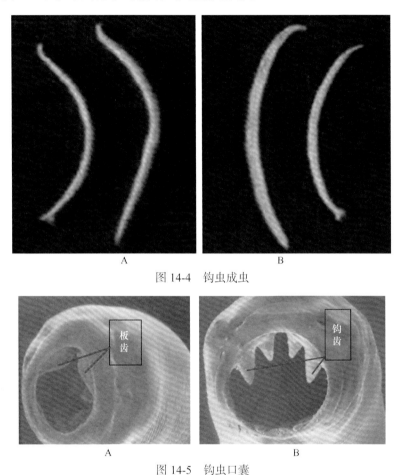

A　　　　　　　　　　　B

图 14-4　钩虫成虫

A　　　　　　　　　　　B

图 14-5　钩虫口囊

表 14-1　两种钩虫成虫主要形态鉴别

鉴别要点	十二指肠钩虫	美洲钩虫
大小	稍大，8～13mm	较小，7～11mm
体态	呈 "C" 形	呈 "S" 形
口囊	腹侧前缘有 2 对钩齿	腹侧有 1 对板齿
交合伞	展开为圆形	展开为扁圆形
背肋分支	远端分支 2×3	近端分支 2×2
交合刺	长鬃状，末端分开	末端合拢

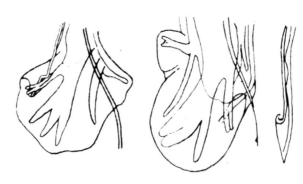

宽＞长、交合刺长鬃状、末端分开　　长＞宽、一刺末端形成倒钩，并
　　　　　　　　　　　　　　　　　　包于另一刺末端的膜内

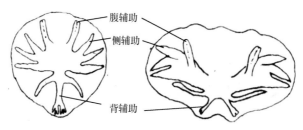

图 14-6　钩虫交合伞及交合刺

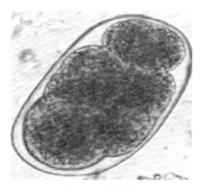

图 14-7　钩虫卵

虫卵椭圆形，无色透明，大小为（56～76）μm×（36～40）μm，卵壳极薄，随粪便排出时，卵内含有 4～8 个细胞，卵壳与细胞之间有明显的空隙。两种钩虫卵很相似，不易区分（图 14-7）。

幼虫通常称钩蚴，分杆状蚴和丝状蚴两个时期，蛇形，0.25～0.7mm，丝状蚴略大于杆状蚴。

2.生活史　两种钩虫的生活史基本相同。成虫寄生于人体小肠上段，雌雄虫交配后，虫卵随粪便排出体外，在温暖（25～30℃）、潮湿、荫蔽、含氧充足的疏松土壤中，卵内细胞不断分裂，经 24～48h，幼虫自卵内孵出，以土壤细菌及有机质为食，经 1 周发育为对人体具有感染性的丝状蚴，又称为感染期蚴。丝状蚴主要生存于 1～2cm 深的表层土壤中，常呈聚集性活动。此期幼虫还可借助覆盖体表水膜的表面张力，沿植物茎或草枝向上爬行，最高可达 22cm。丝状蚴具有明显的向温性，当与人体皮肤接触并受到体温刺激后，虫体活动力增强，依靠机械性穿刺和酶的作用，主动侵入人体。虫体进入皮肤后，在皮下组织移行并侵入小静脉或淋巴管，随血流经右心至肺，穿过毛细血管进入肺泡，并沿支气管、气管上行至喉、咽。随吞咽运动经食管、胃到达小肠，幼虫在小肠内经两次蜕皮后逐渐发育为成虫。自丝状蚴钻入皮肤至成虫交配产卵，一般需要 4～6 周（图 14-8）。已发现，部分幼虫在进入小肠前，可滞留于某些组织中 200 余天，然后到达肠腔，这种现象称为钩蚴的迁延移行现象。成虫寿命通常为 3 年左右。十二指肠钩虫日产卵量为 10 000～30 000 个，美洲钩虫为 5000～10 000 个。

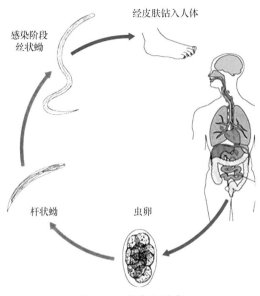

图 14-8 钩虫生活史

3. 致病性

（1）幼虫致病作用：①钩蚴性皮炎。俗称"粪毒"或"着土痒"等。丝状蚴侵入人体皮肤后数分钟至 1h，局部皮肤即有针刺、烧灼及奇痒，继而出现充血斑点或丘疹，1 ～ 2d 可表现为红肿及水疱，搔破后常继发感染而形成脓疱，最后结痂、蜕皮而愈。②肺部炎症。钩虫幼虫在肺部穿过肺毛细血管进入肺泡时，引起出血及炎症细胞浸润。患者可出现咳嗽、咯痰，常伴有畏寒、发热等全身症状。重者可导致肺出血、嗜酸性粒细胞增多性哮喘。

（2）成虫的致病作用：①消化道症状。成虫以口囊内的钩齿或板齿咬附在肠黏膜上（图 14-9），造成散在的出血点或小溃疡，病变可达黏膜下层甚至肌层，引起消化道出血。患者初期主要表现为上腹部不适和隐痛，继而出现恶心、呕吐、腹泻等消化道症状，并有食欲明显增加而消瘦等表现。有些患者表现为"异嗜症"，喜食生米、生豆、茶叶，甚至瓦片、泥土、煤渣、破布等异常现象。似乎与体内缺铁有关，患者经服用铁剂后，症状自行消失。②贫血。钩虫对

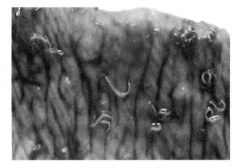

图 14-9 钩虫成虫咬附肠壁

人体的危害，主要表现为贫血。引起失血的原因包括：钩虫以吸血为食及吸入的血液很快从其消化道排出；吸血的同时，其咬附部位黏膜伤口不断渗血，渗血量与吸血量大致相当；虫体会不断更换吸血部位，而原伤口仍在渗血；虫体活动造成组织、血管的损伤，也可引起血液的流失。钩虫性贫血呈现低血色素小细胞型贫血。患者表现为皮肤蜡黄、黏膜苍白、眩晕、乏力，严重时有心悸、气促，甚至出现贫血性心脏病的表现，最后完全丧失劳动能力。③婴儿钩虫病。最突出的临床表现为急性便血性腹泻，发病最早为出生后 10d。常以柏油样黑便、腹泻、食欲缺乏症状为主。贫血严重患儿，将影响其生长发育，并发症多，预后差。

4. 实验室检查　从粪便中检出钩虫卵或孵化出钩蚴是确诊钩虫病的依据。①粪便检查虫

卵，常用饱和盐水浮聚法。②钩蚴培养法，检出率接近饱和盐水浮聚法，同时亦可鉴别虫种。但需 5～6d 才能孵出幼虫。

5. 流行　钩虫病呈全球性分布。我国除寒冷地区外，遍布各地。南方以十二指肠钩虫为主，北方则以美洲钩虫为主，而长江中下游地区是两种钩虫的混合流行区。钩虫病的传染源是钩虫病患者和带虫者。钩虫病的流行与下列因素密切相关：适宜虫卵和幼虫发育、存活的自然条件，粪便污染土壤的程度，人接触疫土的机会等。因此，农民的钩虫感染率较城市居民高。

6. 防治　①普查普治患者和带虫者：常用的药物有阿苯达唑、甲苯达唑、噻嘧啶、左旋咪唑等。患者严重贫血时需服用铁剂以矫正贫血。②加强粪便管理：使用经无害化处理的粪便作肥料。③加强个人防护：尽可能不赤手赤足下地耕作，用防护剂（1.5% 左旋咪唑、硼酸乙醇或 15% 噻嘧啶软膏）涂抹手足皮肤；不吃生的或未煮熟的蔬菜。

（三）蠕形住肠线虫

蠕形住肠线虫（enterobius vermicularis）又称蛲虫，寄生于人体回盲部，引起蛲虫病（enterobiasis），儿童感染多见。

● 案例 14-2

男孩，6 岁，常有肛门及会阴皮肤瘙痒，并伴有烦躁不安、失眠、食欲缺乏、夜惊等症状。家长肉眼下可见患儿肛门皱襞有细小白线虫蠕动。

问题：1. 应考虑是何种寄生虫病？

　　　2. 如何预防？

1. 形态　成虫细小，乳白色，线头状，前端的角皮膨大形成头翼，咽管末端膨大呈球状，称咽管球。雌虫较大，大小为（8～13）mm×（0.3～0.5）mm；雄虫较小，大小为（2～5）mm×（0.1～0.2）mm（图 14-10）。

虫卵无色透明，大小为（50～60）μm×（20～30）μm，外形为不对称椭圆形（又称柿核形），一侧较平，一侧稍凸，卵壳较厚。刚产出的卵内含一蝌蚪期幼虫，与空气接触数小时后发育为卷曲的幼虫（图 14-11）。

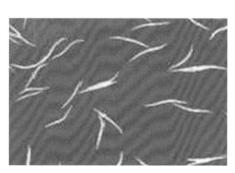

图 14-10　蛲虫成虫

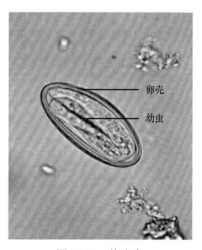

卵壳

幼虫

图 14-11　蛲虫卵

2. 生活史　成虫寄生于人体盲肠、阑尾、结肠、回肠下段，以肠道内容物、组织液、血液为食。雌雄虫交配后，雄虫多很快死亡，雌虫于晚间宿主熟睡后移行至肛门外产卵，并大多死亡，少数可再返回肠腔，部分可移行进入阴道、子宫、输卵管、尿道或腹腔、盆腔等处，导致异位寄生。虫卵黏附在肛周皱襞上，在适宜的温度（34～36℃）和相对湿度（90%～100%）及氧气充足的条件下，约 6h，发育为感染期虫卵。雌虫的产卵活动引起肛周皮肤发痒，当患儿用手搔抓时虫卵污染手指，再经口食入而造成自身感染。也可经污染的食物经口或随灰尘吸入进入体内。卵内幼虫在十二指肠内孵出，沿小肠下行，在结肠发育为成虫。从感染性虫卵到虫体发育成熟产卵约需 2～6 周，雌虫寿命一般不超过 2 个月（图 14-12）。

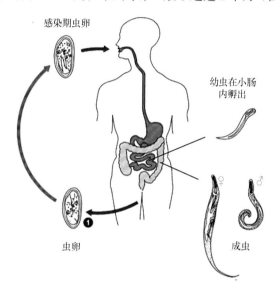

图 14-12 蛲虫生活史

3. 致病性　蛲虫病的主要危害是雌虫在肛门周围产卵刺激而引起的肛门及会阴部皮肤瘙痒。患者常表现为烦躁不安、易怒、失眠、食欲缺乏、消瘦、夜间磨牙及夜惊等症状。成虫附着于肠黏膜造成肠黏膜轻度损伤，导致消化功能紊乱，但一般症状不明显。蛲虫的异位寄生可导致异位损害，较为常见的是雌虫侵入阴道后，引起阴道炎、子宫内膜炎和输卵管炎等。

4. 实验室检查　①查虫卵：常用方法有透明胶纸法和棉签拭子法，检查时间最好在清晨排便前；②查成虫：可在患儿熟睡后检查肛周的成虫。

5. 流行　蛲虫的感染呈世界性分布，我国的感染亦较普遍，一般城市高于农村，儿童高于成年人，集居儿童高于散居儿童。患者和带虫者是唯一的传染源，感染方式主要通过肛门—手—口直接感染，这是儿童自体外反复感染的主要途径；此外接触感染和吸入感染，虫卵可污染衣裤、被褥、玩具、家具或地面，也可飞扬在尘土中，因而可接触污染物上的虫卵或吸入尘土中的虫卵，而引起传播流行。

6. 防治　①讲究环境卫生、家庭卫生和个人卫生：养成饭前便后洗手、不吸吮手指或玩具、勤剪指甲、勤洗手的良好卫生习惯。夜间睡眠时不穿开裆裤，定期清洗被褥和玩具。②普查普治：常用的治疗药物有阿苯达唑、甲苯达唑和噻嘧啶等，或用蛲虫膏、2% 白降汞软膏涂于肛周，有止痒和杀虫作用。

（四）毛首鞭形线虫

毛首鞭形线虫（trichuris trichiura）简称鞭虫，成虫寄生于人体盲肠，引起鞭虫病（trichurlasls）。

1. 形态 成虫外形似马鞭，前细后粗，细部约占体长的 3/5，粗部约占体长的 2/5。雌虫长 3.5～5.0cm，雄虫长 3.0～4.5cm，尾端向腹面卷曲（图 14-13）。

虫卵纺锤形或腰鼓状，黄褐色，大小为（50～54）μm×（22～23）μm。卵壳较厚，两端各有一透明的塞状突起，称盖塞（或透明栓），内含一卵细胞（图 14-14）。

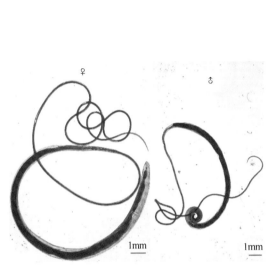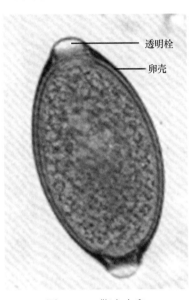

图 14-13 鞭虫成虫　　　　　图 14-14 鞭虫虫卵

2. 生活史与致病性 成虫主要寄生于盲肠内。雌雄虫交配后雌虫产卵，虫卵随粪便排出体外，在适宜的温度和湿度下，发育为感染期的虫卵。感染期卵随污染的食物、蔬菜或水经口食入，虫卵在小肠内孵出，移行至盲肠发育为成虫。从感染期虫卵进入人体至成虫发育成熟产卵，需 1～3 月。成虫寿命 3～5 年。

成虫以其纤细的头端侵入肠黏膜、黏膜下层甚至肌层，摄取血液和组织液为营养，造成机械性损伤，导致肠黏膜组织充血、水肿或出血等慢性炎症反应；感染重时可致慢性失血。

鞭虫的感染方式、实验室检查、流行情况及防治原则与蛔虫基本相同。

二 吸虫

寄生人体的吸虫（trematode）属于复殖目（order digenea），称为复殖吸虫（digenetic trematode）。吸虫的生活史需经历成虫期的有性世代和幼虫期的无性世代的交替。成虫寄生于人或其他脊椎动物（终宿主）。第一中间宿主多为软体动物的淡水螺类；多数吸虫还需淡水水生动物作为其第二中间宿主，或淡水水生植物作为其传播媒介。我国常见寄生人体复殖吸虫有华支睾吸虫、布氏姜片吸虫、卫氏并殖吸虫和日本血吸虫等，主要引起食源性吸虫病和血吸虫病。

（一）华支睾吸虫

华支睾吸虫（clonorchis sinensis）又称为肝吸虫，成虫寄生于肝的胆管内，引起华支睾吸虫病（肝吸虫病）。

1. 形态　成虫形似葵花籽仁状，半透明，背腹扁平，前端较尖细，后端钝圆。虫体长10～25mm，宽3～5mm。口吸盘略大于腹吸盘，前者在虫体的前端，后者在虫体前1/5处。消化道包括口、咽、食管及分叉的肠支。雌雄同体。睾丸两个，呈分支状前后排列。卵巢边缘分叶。卵黄腺为颗粒状，位于虫体的两侧。子宫内含有大量的虫卵（图 14-15）。

虫卵在低倍镜下似芝麻粒状，黄褐色，大小为29μm×17μm，虫卵前端有卵盖，盖的两侧有肩峰样突起，卵后端钝圆，有一结节样小突起（称小疣）。卵壳较厚，内含一成熟毛蚴（图 14-16）。

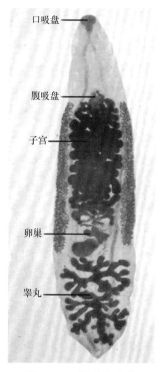
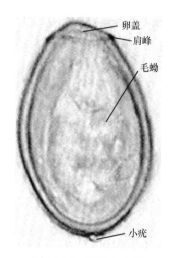

图 14-15　肝吸虫成虫　　　图 14-16　肝吸虫虫卵

2. 生活史　成虫寄生于人或哺乳动物（如猫）的肝胆管内。虫卵随胆汁进入消化道随粪便排出体外。当虫卵进入水中被第一中间宿主淡水螺（如豆螺）吞食后，在螺体内孵出毛蚴。毛蚴经胞蚴、雷蚴等无性生殖阶段发育成尾蚴。尾蚴从螺体内逸出在水中游动，如遇到第二中间宿主淡水鱼、虾，则侵入它们体内发育成囊蚴。当终宿主食入含活囊蚴的鱼、虾时，囊蚴在十二指肠内脱囊，脱囊后的幼虫发育为童虫，经胆总管移行至肝胆管发育为成虫。成虫寿命20～30年（图 14-17）。

3. 致病性　感染肝吸虫后病变主要发生在肝内胆管，由于虫体机械性刺激和阻塞作用，以及代谢产物和分泌物的影响，胆管上皮脱落、增生，管壁变厚，管腔变窄，加之大量虫体寄生造成胆管阻塞，引起阻塞性黄疸；其周围纤维组织增生，严重时可使附近的肝实质萎缩，甚至肝硬化。胆汁引流不畅，易于继发细菌感染，发生胆道炎症。虫卵、死亡的虫体及脱落胆管组织碎片可在胆道内构成结石的核心，发生胆石症。还有资料表明，华支睾吸虫感染与原发性胆管性肝癌有一定关系。

肝吸虫的致病及其病变程度因感染轻重而异。轻度感染者，绝大多数无明显的临床症状；

中度感染者，可有消化不良、食欲缺乏、疲劳乏力、肝区隐痛，肝大（尤以左叶为著）以及腹痛、腹泻、消瘦等；严重感染者在晚期可造成肝硬化腹水，甚至导致死亡。儿童严重感染引起发育不良，甚至引起侏儒症。

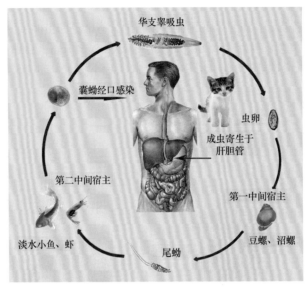

图 14-17　肝吸虫生活史

4. 实验室检查　①病原学检查。检获虫卵是确诊的依据。粪便检查：因虫卵小，直接涂片检查容易漏检，故采用各种集卵法，如加藤法、乙醚蚁醛法检出率更高。十二指肠引流液检查：取十二指肠引流液做直接涂片法检查，检出率高，但患者痛苦大，故不常用。②免疫学检查。可用于普查筛选和临床辅助诊断，如用成虫冷浸抗原做皮内试验。阳性率可达97.9%，且与日本血吸虫无交叉反应。

5. 流行　肝吸虫主要分布在亚洲，如中国、日本、朝鲜、越南和东南亚国家。目前已知我国除西北各省区外，各地均有不同程度的流行，但在华南、东北等地区较严重。感染率最高的是广东。肝吸虫病的流行，除需要适宜的第一中间宿主、第二中间宿主、终宿主外，更重要的还与流行区居民饮食习惯密切相关，如食入半生的淡水鱼或"鱼生粥"。粪便处理不当也是造成本病流行的一个重要原因。

6. 防治　①开展卫生宣传教育。本病的预防关键应抓住经口感染这个环节，做好卫生宣传教育工作，提高群众对本病传播的认识，自觉不吃生的或不熟的鱼、虾；使群众了解本病的传播途径及危害性，分开使用生、熟食的刀具和盛器等用品。不用生鱼喂食猫、狗等。②加强粪便、水源的管理。搞好农村改水改厕，加强无害化粪便管理，改变用粪便养鱼的习惯。结合渔业生产清理泥塘或灭螺。③查治患者。开展流行病学调查，对流行区居民定期普查，积极治疗患者和带虫者，并注意对猫、犬等保虫宿主的管理。首选药为吡喹酮，亦可选用阿苯达唑。

（二）布氏姜片吸虫

布氏姜片吸虫（fasciolopsis buski），简称姜片虫。成虫寄生于人体小肠内，引起姜片虫病。

1. 形态　成虫虫体肥厚，长椭圆形，背腹扁平，前窄后宽，肉红色，死后灰白色。大小为：长 20～75mm，宽 8～20mm，厚 0.5～3mm。口吸盘小，腹吸盘大，漏斗状，肌肉发达，肉眼可见（图 14-18）。

虫卵椭圆形，大小为（130 ～ 140）μm×（80 ～ 85）μm，淡黄色，卵壳薄，前端有一不明显的卵盖，卵内含卵细胞 1 个，卵黄细胞 30 ～ 50 个（图 14-19）。

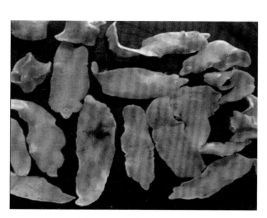

图 14-18　姜片虫成虫

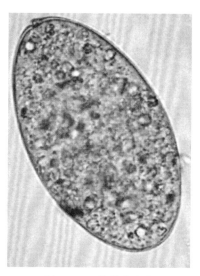

图 14-19　姜片虫虫卵

2. 生活史　成虫寄生在终宿主的小肠上段，产出的虫卵随粪便排出体外，落入水中，在适宜的水温（26 ～ 32℃）下，经 3 ～ 7 周，毛蚴从卵内孵出，遇到中间宿主扁卷螺，即侵入螺体，经 1 ～ 2 个月完成胞蚴、母雷蚴、子雷蚴与尾蚴阶段的发育繁殖。尾蚴从螺体逸出，附着在水生植物（如菱角、荸荠等）及其他物体的表面、甚至在水面上，形成囊蚴。当人或猪食入囊蚴。囊蚴在小肠脱囊而出，虫体吸附在肠黏膜，以肠内营养物为食，经 1 ～ 3 个月发育为成虫（图 14-20）。

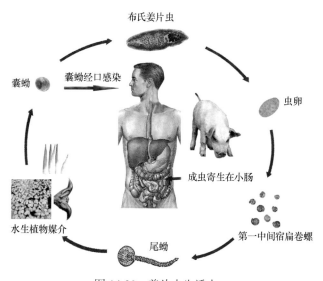

图 14-20　姜片虫生活史

3. 致病性　姜片虫成虫虫体大，吸盘吸附力强，被吸附的肠黏膜可发生炎症、点状出血、水肿，甚至形成溃疡或脓肿。虫体数量多时可遮盖肠壁，妨碍消化和吸收。虫体的代谢产物被吸收后可引起变态反应，血中嗜酸性粒细胞明显增多。感染轻者可无明显症状，虫体数量较多时可引起消化道功能紊乱而出现全身乏力、腹痛和腹泻，并表现消化不良、排便量多、稀薄而臭，或腹泻与便秘交替出现，甚至发生肠梗阻。儿童可出现智力减退和发育障碍，甚至出现侏儒症。

4. 实验诊断　①病原学检查：粪便检查检获虫卵是确诊姜片虫感染的依据，可用直接涂片法和厚涂片法查虫卵；②免疫学检查：采用纯化成虫或排泄分泌抗原作皮内试验或ELISA。

5. 流行与防治　姜片虫病主要流行于亚洲温带和亚热带地区。我国除东北、西北地区外，大部分地区均有本病的报道。

本病的感染与人们生食水生植物和饮用生水关系密切。所以，开展卫生宣教，不生食未经刷洗及沸水烫过的菱角等水生果品，不喝生水，不用生青饲料喂猪，加强粪便管理，不使人、猪粪污染水体，都能有效地切断传播途径。首选药物为吡喹酮。

（三）卫氏并殖吸虫

卫氏并殖吸虫（paragonimus westermani），又称肺吸虫。成虫主要寄生于人体肺部，引起卫氏并殖吸虫病，简称肺吸虫病。

1. 形态　成虫椭圆形，肥厚，腹面扁平，背面隆起，活时红褐色。体长 7.5～12mm 宽4～6mm，厚3.5～5mm。有大小相近的口、腹吸盘，消化器官有口、咽、食管及两肠支，肠支末端为盲端。雌雄同体。雄性生殖器官有一对分支状睾丸，左右并列于虫体后 1/3 处的两肠支之间。雌性生殖器官有卵巢一个，分5～6叶，子宫盘曲成团与卵巢左右并列于睾丸之前。卵黄腺分布于虫体两侧（图 14-21）。

虫卵呈椭圆形，金黄色，大小为（80～118）μm×（48～60）μm，一端有一较大的卵盖，稍倾斜。卵壳厚薄不均。卵内含一个卵细胞和十几个卵黄细胞（图 14-22）。

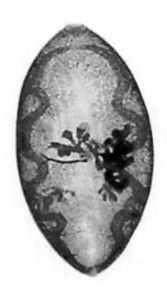

图 14-21　肺吸虫成虫

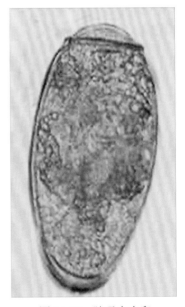

图 14-22　肺吸虫虫卵

2. 生活史　肺吸虫的终宿主是人，保虫宿主是食肉性哺乳动物，如犬科、猫科动物。野猪、野鼠等可成为本虫的转续宿主。

肺吸虫成虫主要寄生在终宿主肺，虫卵经气管随痰或被咽下而随粪便排出体外。虫卵入水在适宜条件下经 2 ～ 3 周发育成熟并孵出毛蚴，遇到适宜的第一中间宿主淡水螺（主要为川卷螺）则侵入螺体内，经胞蚴、母雷蚴、子雷蚴的发育增殖阶段，发育为尾蚴。成熟的尾蚴侵入第二中间宿主（淡水蟹或蝲蛄）形成囊蚴。囊蚴若进入终宿主消化道，幼虫脱囊而出，穿过肠壁进入腹腔，通常经 1 ～ 3 周移行窜扰后，穿过横膈经胸腔入肺，发育为成虫并产卵。从囊蚴进入终宿主到发育成熟产卵，通常需 2 ～ 3 个月，成虫寿命 5 ～ 6 年（图 14-23）。幼虫还可侵入肺以外的器官引起异位寄生。

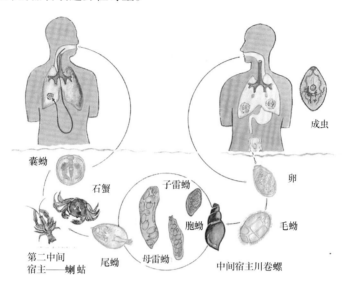

图 14-23　肺吸虫生活史

3. 致病性　肺吸虫的致病，主要是童虫或成虫在人体组织与脏器中移行和寄生所造成的机械性损伤及其分泌代谢产物引起的免疫病理反应，一般的病理变化过程可分为 3 期。①脓肿期：为早期病变，主要是虫体移行引起组织破坏和出血，以中性和嗜酸性粒细胞为主的炎性渗出，以及病灶四周肉芽组织出现而形成薄膜状脓肿。②囊肿期：脓肿边缘肉芽组织增生，纤维包膜出现，囊肿形成。囊内细胞死亡，崩解液化，逐渐变成赤褐色黏稠性液体。③纤维瘢痕期：囊肿内容物或吸收或排出，肉芽组织填充愈合，最后纤维化形成瘢痕组织。

肺吸虫主要寄生于肺，部分虫体可异位寄生于脑、腹腔、皮下、肝、脊髓、眼眶等组织器官，引起异位损害。

4. 实验室检查　①病原学检查：痰或粪便若检获本虫虫卵即可确诊，皮下包块或结节手术摘除找到虫体也可确诊；②免疫学检查：普查筛选用皮内试验，ELISA 的敏感性高，是目前普遍使用的检测方法。

5. 流行　肺吸虫分布广泛。我国 23 个省、市、自治区有本虫存在，2004 年全国重要寄生虫病调查结果显示，肺吸虫病血清学阳性率为 1.71%。

肺吸虫病是一种兽主人次的人兽共患病。本虫的保虫宿主动物是主要传染源。此外，痰卵或粪卵阳性的病人也是本病的传染源。保虫宿主动物包括家畜（犬、猫）和一些野生食肉性哺乳动物（虎、豹、狮、狼、狐、猫、黄鼬等）。保虫宿主因捕食有囊蚴的第二中间宿主而感染，或捕食体内带有滞育童虫的转续宿主（如野猪）而感染，即转续传播。人类的感染则主要由于不良的习俗，或饮食习惯，如生吃或半生吃溪蟹、蝲蛄所致。若生饮含活囊蚴的水，也可导致感染。

6. 防治　对于本病关键是防，重点是注意饮食卫生，防止病从口入。自觉改变不良习俗和饮食习惯，不生吃或不吃半生不熟的溪蟹、蝲蛄以及虾、螺等，不生饮疫区溪水。治疗要及时，首选药物为吡喹酮。

（四）日本血吸虫

寄生在人体的血吸虫主要有6种，我国仅有日本血吸虫（schistosoma japonicum）寄生于人和动物的静脉血管内，引起血吸虫病。

1. 形态　成虫雌雄异体。虫体圆柱形，前端有发达的口、腹吸盘。雌虫大小为（20～25）mm×（0.1～0.3）mm，前细后粗，因肠管内充满消化或半消化的血液，故虫体常呈黑褐色。常与雄虫合抱而居留于雄虫的抱雌沟内，雌虫发育成熟必须有雄虫的存在与合抱。雄虫乳白色，短粗，大小为（10～20）mm×（0.5～0.55）mm，自腹吸盘后虫体两侧略向腹面卷曲形成抱雌沟（图14-24）。

虫卵淡黄色，椭圆形，大小为（70～105）μm×（50～80）μm，卵壳厚薄均匀、无盖，一侧有一小棘，虫卵表面常附有宿主的组织残留物和肠内容物。成熟虫卵内含一毛蚴（图14-25）。

毛蚴灰白色，梨形，大小为99μm×35μm，全身披满纤毛。毛蚴有钻孔腺、顶腺和头腺（侧腺），可分泌可溶性虫卵抗原。

尾蚴属叉尾型，大小为（280～360）μm×（60～95）μm，由体部和尾部组成。体部有一个头腺和5对钻腺。尾部分尾干和尾叉（图14-26）。

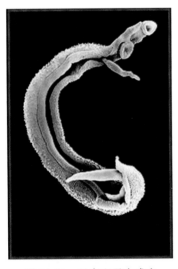 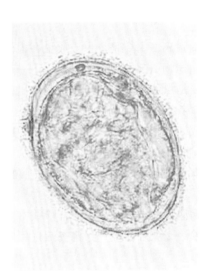 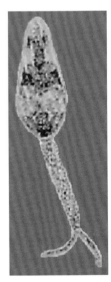

图 14-24　日本血吸虫成虫　　图 14-25　日本血吸虫虫卵　　图 14-26　日本血
吸虫尾蚴

2. 生活史　日本血吸虫的生长需经历虫卵、毛蚴、母胞蚴、子胞蚴、尾蚴、童虫和成虫7个阶段。

成虫寄生在人和哺乳动物门静脉－肠系膜静脉系统，主要在肠系膜下静脉。雌雄交配后，雌虫在肠系膜下层静脉末梢内产卵。大部分虫卵随血流到肝，部分在肠壁沉积，约11d发育为成熟卵。由于成熟虫卵内毛蚴分泌溶细胞性物质，致肠壁组织坏死，形成嗜酸性脓肿，加上肠蠕动、腹内压力和血管内压力的增加，一部分虫卵连同坏死组织脱落进入肠腔，随粪便排出宿主体外。

虫卵随粪便进入水中，在适宜温度等条件下孵出毛蚴。毛蚴在水体表层游动，侵入中间宿主——钉螺体内，经过母胞蚴、子胞蚴的无性繁殖，最后发育为成千上万条尾蚴从螺体逸出。含血吸虫尾蚴的水体称为疫水。当人或哺乳动物接触含有尾蚴的疫水时，尾蚴即用吸盘黏附在皮肤表面，依靠头腺和穿刺腺分泌酶的作用，借助尾部的摆动，钻入皮内，脱去尾部成为童虫。童虫进入毛细血管和淋巴管，随血液经右心到肺，再由左心入体循环，到达肠系膜上下动脉，穿过毛细血管进入门静脉，待发育到一定程度，雌雄成虫合抱，再移行到肠系膜下静脉，交配、产卵。自尾蚴侵入宿主至成虫成熟并开始产卵约需 24d，每条雌虫每日产卵 1000～3500 个。成虫平均寿命约 4.5 年，最长可活 40 年（图 14-27）。

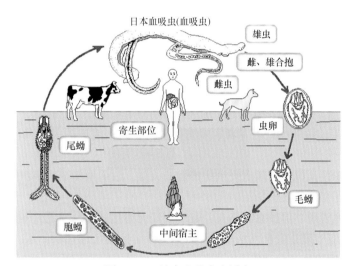

图 14-27　日本血吸虫生活史

3. 致病性　血吸虫尾蚴、童虫、成虫和虫卵均有致病作用，其中以虫卵致病作用最为严重。

（1）虫卵所致损害：成熟虫卵是血吸虫病的主要致病阶段。致病机制为 T 细胞介导的 IV 型超敏反应。卵内毛蚴不断释放可溶性抗原，致敏 T 细胞。当相同抗原再次刺激时，致敏 T 细胞产生各种细胞因子，吸引嗜酸性粒细胞、浆细胞、巨噬细胞、中性粒细胞等至虫卵周围，形成肉芽肿，肉芽肿的急性期易液化出现嗜酸性脓肿。随着虫卵内毛蚴死亡，组织修复，纤维组织增生，虫卵肉芽肿最后纤维化。

（2）尾蚴所致损害：尾蚴侵入人皮肤后可致尾蚴性皮炎，使局部出现丘疹、红斑和瘙痒。尾蚴性皮炎是一种 I 型和 IV 超敏反应。

（3）童虫所致损害：童虫在体内移行可致血管炎，特别是肺部。童虫穿过毛细血管，可致出血。童虫代谢产物可致超敏反应。

（4）成虫所致损害：成虫寄生在门静脉系统，可致静脉内膜炎和静脉周围炎。成虫代谢产物、分泌物、排泄物、蜕皮（更新脱落的表膜）等，可形成免疫复合物，沉积在肾毛细血管基底膜，造成肾损害（III 型超敏反应）。

临床表现：血吸虫病根据病变程度及临床表现分急性、慢性和晚期 3 个不同的病期。①急性血吸虫病：多见于儿童及青壮年，表现为发热、咳嗽、腹泻、肝脾大、嗜酸性粒细胞增多等；②慢性血吸虫病：可无症状，部分表现为腹泻、黏液脓血便、肝脾大、贫血和消瘦等；③晚期血吸虫病：分巨脾型、腹水型、结肠增殖型和侏儒型。

血吸虫成虫或虫卵，在门静脉系统以外的器官组织引起的病变称为异位血吸虫病，多见于脑和肺。

4. 实验室检查　①病原学检查：取粪便直接涂片、自然沉淀、尼龙袋集卵查虫卵，也可毛蚴孵化查毛蚴、直肠黏膜活检查虫卵等；②免疫学检查：免疫学检查是血吸虫病重要的辅助检查方法，常用的是环卵沉淀试验。

5. 流行

（1）分布：日本血吸虫病流行于亚洲的中国、日本、菲律宾和印度尼西亚。我国分布于长江流域及其以南的湖北、湖南、江西、安徽、江苏、云南、四川、浙江、广东、广西、上海、福建 12 个省、市、自治区。中国台湾至今没有发现人患日本血吸虫病。

（2）流行因素：①传染源。血吸虫患者和保虫宿主。保虫宿主是家畜和野生动物，我国自然感染动物最少有 40 种，主要有牛、犬、猪、鼠等。②传播途径。包括含有血吸虫卵的粪便污染水源、水体中存在中间宿主（钉螺）和人群接触疫水 3 个重要环节。③易感者。人类对日本血吸虫均易感，在多数流行区，年龄通常在 11 ～ 20 岁。

6. 防治　目前，我国防治血吸虫病的基本方针是"积极治疗、综合措施、因时因地制宜"，即主要通过治疗患者、病畜及消灭钉螺、加强粪便管理和做好个人防护等方面进行综合防治。

（1）查治患者、病畜：查出患者、病畜要及时治疗。吡喹酮是目前治疗血吸虫病的首选药。

（2）消灭钉螺：灭螺是切断血吸虫病传播的关键。目前世界卫生组织推荐使用的化学灭螺药为氯硝柳胺。

（3）加强粪便管理、保护水源：人、畜粪便经无害化处理后使用，不随地大便，防止虫卵污染水源。因地制宜建立安全供水设施，减少传播血吸虫病的危险性。

（4）做好个人防护、避免感染：加强健康教育，引导人们改变不良习惯和生产、生活方式，对预防血吸虫感染具有十分重要的意义。

三　绦虫

绦虫（cestode）又称带虫（tapeworm），成虫背腹扁平、长如带状，无口及消化道、无体腔、雌雄同体。整个虫体由头节、颈部、链体组成。头节细小，有吸盘或吸槽，有的绦虫有顶突和小钩。链体由若干节片组成，根据内部生殖器官的发育程度将节片分为幼节、成节和孕节。成虫寄生于脊椎动物的消化道，夺取宿主大量营养，通过机械性损伤、化学性刺激等引起消化不良、腹泻；在中间宿主体内发育的幼虫称中绦期幼虫，其造成的危害远较成虫严重。如猪带绦虫的幼虫囊尾蚴寄生于皮下和肌肉引起结节和游走性包块，若侵入眼、脑等可造成严重危害。

 案例 14-3

患者，女性，50 岁，内蒙古赤峰市农民。1996 年 4 月因走路不稳，时有空踩感，来医院就诊。颅脑 MRI 检查发现脑内多发高密度大小不等病变，疑脑转移瘤而收入院。检查：囊虫 ELISA 阳性，诊断为脑囊虫病。有过食"米猪肉"史。

问题：请分析该患者是怎样得囊虫病的？

（一）链状带绦虫

链状带绦虫（taenia solium）又称猪带绦虫、猪肉绦虫或有钩绦虫。成虫寄生在人的小肠内，引起猪带绦虫病。幼虫称猪囊尾蚴（cysticercus cellulosae），寄生于人或猪的肌肉等组织，引起囊尾蚴病，亦称囊虫病。

1. 形态　成虫背腹扁平带状，前端较细，向后渐扁阔，乳白色，略透明，长 2～4m，由 700～1000 节片组成。头节呈球形，直径 0.6～1mm，有 4 个吸盘，顶端具有顶突，其上有大小相间排列的两圈小钩，内圈较大，外圈稍小，25～50 个。颈部纤细。幼节短而宽，生殖器官尚未发育成熟。成节略呈方形，具有成熟的雌雄性生殖器官各一套。有睾丸 150～200 个，分布于节片的两侧。卵巢位于节片后 1/3 的中央，分 3 叶，左右侧叶较大，1 中央小叶。卵黄腺位于节片后部中央。孕节中充满虫卵的子宫向两侧分支，每侧 7～13 支，呈不规则的树枝状。每一孕节内含虫卵 3 万～5 万个。

虫卵近圆形，卵壳薄而透明，易破碎。一般粪便检查时查到的虫卵为近圆球形，直径 31～43μm，胚膜较厚，棕黄色，具放射状条纹，内含 1 个有 3 对小钩的六钩蚴。

幼虫亦称猪囊尾蚴，大小 5mm×（8～10）mm，为椭圆形白色半透明的囊泡，其内充满囊液。囊壁凹入囊内部分形成一米粒大小的白点，为翻卷收缩的头节，其构造与成虫头节相同（图 14-28）。

2. 生活史　人是猪带绦虫的终宿主，猪是中间宿主。人也可作为猪带绦虫的中间宿主。

成虫寄生于人的小肠上段，以头节上的吸盘和小钩附着肠壁。虫体末端的孕节脱落，或孕节挤压破裂后散出的虫卵随粪便排出。孕节或虫卵被猪食入，1～3d 后胚膜破裂，六钩蚴逸出，钻入肠壁进入血管或淋巴管，随血流至猪的全身各处，约经 10 周发育为成熟的囊尾蚴。其在猪体的寄生部位以股内侧肌最为多见，其次为深腰肌、肩胛肌、膈肌和心肌等。含囊尾蚴的猪肉，称为"米猪肉"。猪囊尾蚴在猪体内可存活数年。人若误食入含有活囊尾蚴的猪肉，囊尾蚴在小肠消化液及胆汁刺激下翻出头节，附着在肠壁上，经 2～3 个月发育为成虫，并可排孕节或虫卵。成虫寿命可达 25 年（图 14-29）。

人如误食虫卵，六钩蚴也可在人体组织中发育为囊尾蚴。其感染方式有 3 种：①自体内感染，由于肠道的逆蠕动，将脱落在小肠中的孕节反流到胃中，经消化液作用，释放出大量虫卵，造成严重感染；②自体外感染，由于自身有成虫寄生，较易受到自己排出虫卵的污染而感染；③异体感染，食入外界虫卵污染的食物而感染。

3. 致病性

（1）成虫致病：成虫寄生人体常为 1 条，也可以有多条寄生。成虫除摄取营养外，主要是其吸盘、小钩对肠黏膜的机械性损伤，虫体毒素、代谢产物的刺激，引起腹痛、腹泻、消化不良、消瘦等消化道症状和头痛、头晕等神经系统症状，称绦虫病。偶有肠梗阻及因头节穿破肠壁而致腹膜炎等并发症。

（2）幼虫致病：幼虫寄生引起囊尾蚴病或囊虫病，危害甚为严重。囊尾蚴在人体的寄生部位，依常见的顺序分别为皮下组织、肌肉、脑、眼、心、舌、肝和肺等。人囊尾蚴病按寄生部位分为 3 类：①皮下及肌肉囊尾蚴病。此类最常见。囊尾蚴寄生皮下形成圆形或椭圆形结节，蚕豆大小，硬如软骨，无压痛，常出现在头部及躯干部。寄生在肌肉时，可引起局部肌肉酸痛、发胀。②脑囊尾蚴病。危害最严重。其症状复杂多样，可终生无任何症状，也可极为严重或突然死亡。通常病程缓慢，以癫痫、颅内压增高、精神障碍为临床三大症状，以癫痫发作最为常见。③眼囊尾蚴病。囊尾蚴多数寄生于眼球深部玻璃体及视网膜下，症状轻微者仅出现视力障碍。若囊尾蚴死亡崩解，则产生强烈刺激，引起视网膜炎、脉络膜炎或细菌性眼内炎、视网膜剥离等，甚至失明。

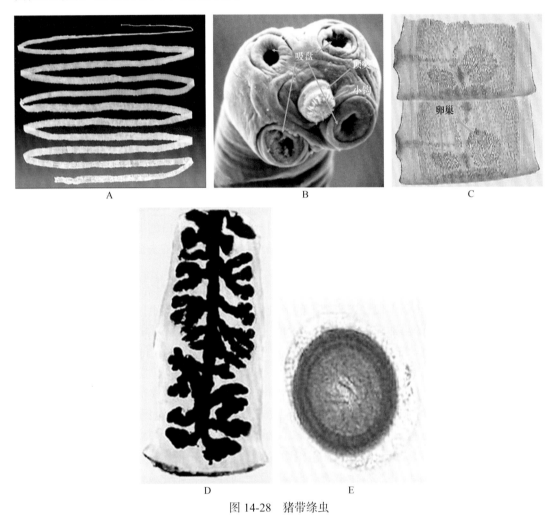

图 14-28　猪带绦虫

4. 实验室检查

（1）猪带绦虫病的诊断：用直接观察法、压片法或注射法观察孕节子宫分支数即可确诊；各种粪便检查方法查虫卵，但只能诊断为带绦虫卵，不能确定虫种。

（2）囊尾蚴病的诊断：检查方法视囊尾蚴寄生部位不同而异。皮下及浅表部位的囊尾蚴结节，可采用手术活检；眼囊尾蚴可用眼底镜检查；脑和深部组织的囊尾蚴，可用 X 线、CT、磁共振等影像技术检查。囊尾蚴病患者产生的抗体与从猪囊尾蚴取得的无菌囊液制成抗原进行免疫血清学试验，也有助于囊尾蚴病的诊断。

5. 流行与防治

（1）流行：猪带绦虫病在全世界分布很广，主要流行于欧洲、中美洲及印度等。我国主要分布于东北、西北和南方（广西、云南）等省、自治区，其感染率有上升趋势。造成流行的因素有：散放养猪，人随地大便，均增加了猪吃人粪的机会，造成猪的感染；其次是食肉习惯及烹调方法不良，如某些地区食生肉或半生肉的习俗；烹炒不够，生熟砧板不分，造成传播。

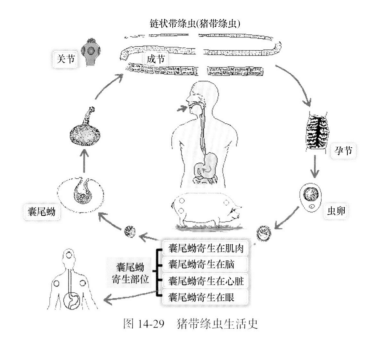

图 14-29 猪带绦虫生活史

（2）防治：防治猪带绦虫病和囊尾蚴病，应采取驱、管、检的综合性防治措施。①加强卫生宣传。不吃生肉或半生肉。切生肉、熟肉或蔬菜的刀和砧板要分开。注意个人卫生和饮食卫生，饭前便后要洗手。如有节片排出，应尽早驱虫，防止自体感染囊尾蚴病。②改善养猪方法。改进养猪方法与条件，将厕所与猪圈分开，建圈养猪。③加强肉食检疫和处理。严格肉类检验，严禁出售"米猪肉"。④治疗患者。吡喹酮、阿苯达唑对绦虫病和囊尾蚴病均有较好疗效。槟榔、南瓜子驱虫，在泻药硫酸镁协同下，可驱除绦虫。

（二）肥胖带绦虫

肥胖带绦虫(taenia saginata)亦称牛带绦虫、牛肉绦虫或无钩绦虫。成虫寄生在人体小肠内，可引起牛带绦虫病。

1. 形态 与猪带绦虫相似（图 14-30），主要区别点见表 14-2。

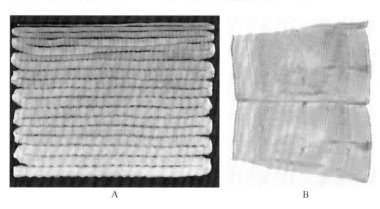

A   B

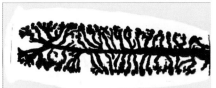
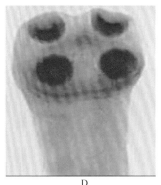

C   D

图 14-30   牛带绦虫

表 14-2   两种带绦虫主要形态区别

区别点	猪带绦虫	牛带绦虫
体长	2～4m	4～8m
节片	700～1000 节，较薄，较透明	1000～2000 节，较肥厚，不透明
头节	球形，具顶突和 2 圈小钩 20～50 个	略呈方形，无顶突和小钩
成节	卵巢分 3 叶	卵巢分 2 叶
孕节	子宫分支不整齐，每侧 7～13 支	子宫分支整齐，每侧 15～30 支
囊尾蚴	头节具有顶突和小钩	头节无顶突和小钩

虫卵与猪带绦虫卵形态相似，不易鉴别，统称带绦虫卵。

2. 生活史   人是牛带绦虫的唯一终宿主。成虫寄生在人体小肠中，以吸盘吸附于小肠黏膜上，虫体末端孕节脱落，随粪便排出体外。脱落的孕节具有明显的活动能力，也可主动从肛门逸出。孕节和虫卵污染草地和水源，如被牛食入，卵内六钩蚴在小肠内孵出，钻入肠壁，随血循环到牛体各部，经 60～70d 发育为牛囊尾蚴。人吃了生的或半生的含囊尾蚴的牛肉而感染，经 8～10 周发育为成虫。成虫寿命可达 20 年以上。

3. 致病性   人对牛囊尾蚴有自然免疫力，几乎没有牛带绦虫致人体囊尾蚴病的报道。

寄生人体的成虫多为 1 条，严重感染者可达 7～8 条或更多。患者一般无明显症状，有时出现腹部不适、消化不良、腹泻等症状。由于孕节常主动逸出肛门，能引起患者肛门及会阴部的瘙痒感。偶有肠梗阻或阑尾炎等并发症。

4. 实验室检查   根据"排虫史"，检查孕节子宫分支即可确诊；采用肛门拭子法或透明胶纸法，可提高检获虫卵率。

5. 流行与防治   牛带绦虫呈世界性分布，以牧区或以牛肉为主要肉食的民族地区为主。在我国新疆、内蒙古、西藏、云南、四川、广西、贵州、甘肃及台湾的一些地区有地方性流行。主要与当地居民生食牛肉的习惯有关。

防治与猪带绦虫基本相同。

第二节 医学原虫

溶组织内阿米巴

溶组织内阿米巴（entamoeba histolytica）又称痢疾阿米巴（amoeba dysenteriae），寄生于人体结肠，损伤肠壁组织，引起肠内阿米巴病，也可侵入其他组织，引起肠外阿米巴病。

（一）形态

溶组织内阿米巴生活史中有滋养体或包囊两个时期。

1.滋养体 滋养体根据其大小、致病性和寄生部位的不同分为大滋养体和小滋养体。

（1）大滋养体：又称组织型滋养体。寄生于结肠黏膜、黏膜下层及肠外组织器官中，具有致病性，直径20～60μm。内、外质分界明显，外质无色透明，约占虫体的1/3，常伸出一叶状或舌状伪足，进行定向阿米巴运动；内质呈颗粒状，内有胞核、食物泡及吞噬的红细胞，有时也可见白细胞和细菌。有无被吞噬的红细胞，是溶组织内阿米巴大滋养体与小滋养体及其他肠道阿米巴滋养体的重要鉴别特征之一。具有一个泡状核，直径4～7μm，核膜内缘有均匀分布、大小一致的核周染色质粒。

（2）小滋养体：又称肠腔型或共栖型滋养体。寄生于肠腔中，无致病性。虫体呈圆形或椭圆形，直径12～30μm，伪足短小，内、外质分界不明显，内质中含有许多细菌而无红细胞。

2.包囊 包囊呈圆球形，直径10～20μm，外有光滑透明的囊壁，内含1～4个胞核。单核和双核包囊均为未成熟包囊，内含两端钝圆的棒状拟染色体和糖原泡。四核包囊为成熟包囊，具有感染性，其内拟染色体和糖原泡均消失（图14-31）。

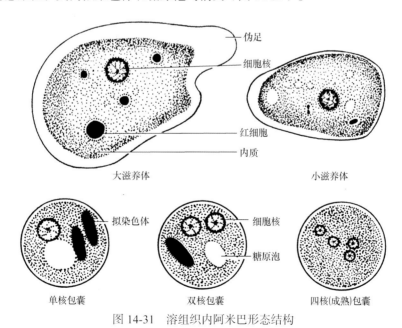

图 14-31 溶组织内阿米巴形态结构

（二）生活史

溶组织内阿米巴生活史简单，其感染阶段为四核包囊，通过粪便污染食品和水源，经口感染。通过胃和小肠，行至回肠末端及结肠，在中性或碱性环境中，包囊中的虫体运动，受肠内酶的作用，虫体逸出，形成 4 个核的囊后滋养体，核迅速分裂后形成 8 个小滋养体。主要寄生于结肠内，以细菌和肠内容物为营养，以二分裂方式繁殖，形成大量小滋养体。当小滋养体行至结肠下段时，受脱水或环境变化等因素的刺激，虫体团缩，分泌囊壁，形成包囊，随粪便排出。未成熟包囊排除后，可继续发育至成熟包囊。如宿主肠蠕动加快，小滋养体可随粪便排出，在外界很快死亡。包囊对外界环境的抵抗力较强，在潮湿环境中可存活并保持传染性数日至 1 个月，但在干燥环境中易死亡。

当人体免疫力下降、肠壁受损伤或肠功能紊乱时，肠腔内的小滋养体借伪足运动和分泌物的作用侵入肠壁组织，吞噬红细胞和组织细胞后转变为大滋养体，进行二分裂繁殖、破坏、溶解肠壁组织，形成溃烂。部分大滋养体可随溃烂组织落入肠腔，随粪便排出体外，但不能存活。部分大滋养体可经肠壁侵入血流，随血流至肝、肺、脑等组织寄生，引起肠外病变。当宿主免疫力增强时，大滋养体落入肠腔可转变为小滋养体，随肠蠕动从粪便排出或形成包囊排出（图 14-32）。

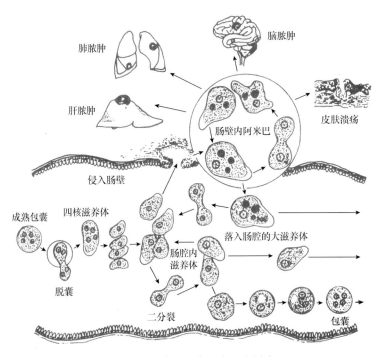

图 14-32 溶组织内阿米巴生活史

（三）致病性

潜伏期 2 ～ 26d，以 2 周多见，起病突然或隐匿，可呈暴发或迁延性，表现为肠内阿米巴病和肠外阿米巴病。

（1）肠内阿米巴病：即阿米巴痢疾，临床过程可分急性和慢性。急性期的患者呈典型的阿米巴痢疾的症状，表现为腹泻，一日数次或数 10 次，粪便呈果酱状，有特殊腥臭味，并带血和黏液，80% 的患者有局限性的腹痛、胃肠胀气、厌食等。大滋养体随变性坏死的肠黏膜组织脱入肠腔，从粪便排出。慢性阿米巴痢疾则长期表现为间歇性的腹泻、腹痛、胃肠胀气和体重下降，可持续 1 年以上。

（2）肠外阿米巴病：是侵入结肠黏膜下层或肌层的滋养体进入静脉、经血播散至其他器官引起的阿米巴病，以阿米巴性肝脓肿最常见，好发于肝右叶，患者可有右上腹疼痛，发热、寒战、肝大等，也可侵犯肺、大脑和皮肤等，引起阿米巴脓肿。

二 鞭毛虫

（一）杜氏利什曼原虫

杜氏利什曼原虫（leishmania donovani）主要寄生在肝、脾、骨髓、淋巴结等器官的巨噬细胞内，常引起全身症状，如发热、肝脾大、贫血、鼻衄等。在印度，患者皮肤上常有暗的色素沉着，并有发热，故又称 Kala-Azar，即黑热的意思。

1. 形态　杜氏利什曼原虫生活史中有无鞭毛体和前鞭毛体两种形态。

（1）无鞭毛体（利杜体）：利杜体寄生于人和其它哺乳动物的单核巨噬细胞内。虫体很小，呈卵圆形，大小为（2.9～5.7）μm×（1.8～4.0）μm；经瑞氏染色后，细胞质呈蓝色，内有一个较大的圆形核，呈红色或淡紫色。

（2）前鞭毛体（鞭毛体）：鞭毛体寄生于白蛉的消化道。成熟的虫体呈梭形，大小为（14.3～20）μm×（1.5～1.8）μm，核位于虫体中部，动基体在前部。前鞭毛体运动活泼（图 14-33）。

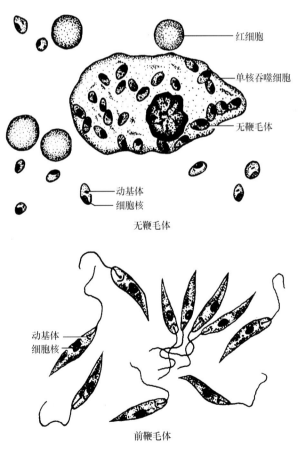

无鞭毛体

前鞭毛体

图 14-33　杜氏利什曼原虫

2. 生活史

（1）在白蛉体内发育：当雌性白蛉（传播媒介）叮刺患者或被感染的动物时，血液或皮肤内含利杜体的巨噬细胞被吸入白蛉胃内，利杜体逐渐发育为前鞭毛体。并以纵二分裂法繁殖。在数量剧增的同时，逐渐向白蛉前胃、食管和咽部移动。一周后具感染力的前鞭毛体大量聚集在白蛉的口腔及喙。

（2）在人体内发育：口腔及喙内含有前鞭毛体的雌性白蛉叮刺人体或哺乳类动物吸血时，前鞭毛体随白蛉唾液进入人体的皮下组织。部分前鞭毛体被中性粒细胞吞噬消灭，另一部分被单核巨噬细胞吞噬。前鞭毛体进入巨噬细胞后逐渐变圆，失去鞭毛，成为无鞭毛体。无鞭毛体在巨噬细胞内分裂繁殖，最终导致巨噬细胞破裂。释放的无鞭毛体又侵入其它巨噬细胞，重复上述增殖过程（图 14-34）。

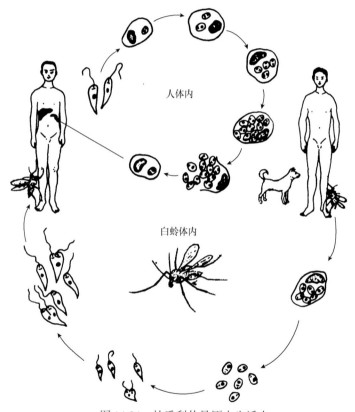

图 14-34　杜氏利什曼原虫生活史

3. 致病性　利什曼原虫病，临床上以脾大为最主要的体征。无鞭毛体在巨噬细胞内繁殖，使巨噬细胞大量破坏和增生，是脾大的主要原因。巨噬细胞增生主要见于脾、肝、淋巴结、骨髓等器官，浆细胞也大量增生。细胞增生是脾、肝、淋巴结肿大的基本原因，其中脾大最为常见，出现率在 95% 以上。贫血是黑热病的重要症状，表现为全血细胞减少。贫血主要由脾功能亢进引起，免疫性溶血也是产生贫血的重要原因。由于血小板减少，患者常发生鼻衄、牙龈出血等症状。急性粒细胞缺乏症是黑热病的另一严重并发症。浆细胞增生及肝功能受损，而导致白 / 球蛋白的比例倒置。蛋白尿和血尿的出现可能与患者发生肾小球淀粉样变性，以及肾小球内有免疫复合物的沉积有关。

（二）阴道毛滴虫

阴道毛滴虫（trichomonas vaginalis）是寄生在人体阴道和泌尿道的鞭毛虫，主要引起滴虫性阴道炎和泌尿道炎，是以性传播为主的一种传染病。

1. 形态和生活史　阴道毛滴虫的生活史仅有滋养体阶段而无包囊阶段。活体无色透明，有折光性，体态多变，活动力强。固定染色后呈梨形，体长 7 ～ 23μm，宽为 10 ～ 15μm，前端有一个泡状核，有 4 根前鞭毛和 1 根后鞭毛。1 根轴柱纵贯虫体，自后端伸出体外。体外侧前 1/2 处有一波动膜，其外缘与向后延伸的后鞭毛相连。虫体借助鞭毛摆动前进，以波动膜的波动作旋转式运动（图 14-35）。

生活史简单。滋养体主要寄生于女性阴道，尤以后穹窿部多见，偶可侵入尿道。男性感染者一般寄生于尿道、前列腺，也可侵犯睾丸、附睾等处。虫体以纵二分裂法繁殖。滋养体既是繁殖阶段，也是感染和致病阶段。通过直接或间接接触方式在人群中传播。

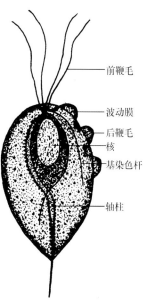

前鞭毛

波动膜
后鞭毛
核

基染色杆

轴柱

图 14-35　阴道毛滴虫形态

2. 致病性　阴道毛滴虫的致病力随虫株毒力及宿主生理状态而变化。健康妇女阴道的内环境不利于阴道毛滴虫的生长，乳酸杆菌通过酵解糖原而维持阴道的酸性（pH 3.8 ～ 4.4）环境，可抑制虫体及细菌生长繁殖，为阴道的自净作用。滴虫寄生于阴道时，消耗利用阴道内的糖原，妨碍了乳酸杆菌对糖原的酵解作用而使乳酸减少，从而使阴道的 pH 变为中性或碱性，滴虫得以大量繁殖，促进继发性的细菌感染，加重炎症反应。

患者最常见的主诉为阴部搔痒或烧灼感，白带增多，呈灰黄色，泡沫状，有臭味，也有呈乳白色的液状分泌物，当伴有细菌感染时，白带呈脓液状或粉红状。当滴虫侵及尿道时，可有尿频、尿急和尿痛等症状。男性感染还可引起尿痛、夜尿、前列腺肿大及触痛和附睾炎等症状。有的学者认为，阴道毛滴虫可吞噬精子，分泌物影响精子活力，导致男性不育症。

（三）蓝氏贾第鞭毛虫

蓝氏贾第鞭毛虫（giardia lamblia stile，1915），主要寄生于人和某些哺乳动物的小肠，引起腹泻和消化不良，现贾第虫病已被列为全世界危害人类健康的 10 种主要寄生虫病之一。

1. 形态

（1）滋养体：虫体呈纵切为半的倒置梨形，一对细胞核位于虫体前端 1/2 的吸盘部位，核内无核仁。有前、后侧、腹侧和尾鞭毛 4 对，虫体借助鞭毛摆动作活泼的翻滚运动。1 对平行的轴柱沿中线由前向后连接尾鞭毛，将虫体分为均等的两半。

（2）包囊：包囊呈椭圆形，囊壁较厚，与虫体间有明显的间隙。成熟的包囊含 4 个细胞核。胞质内可见虫体和鞭毛的早期结构（图 14-36）。

2. 生活史　生活史包括滋养体和包囊两个阶段。滋养体为营养繁殖阶段，四核包囊为感染阶段和传播阶段。人或动物摄入被四核包囊污染的饮水或食物而被感染。包囊在十二指肠脱囊形成两个滋养体，滋养体主要寄生于十二指肠或小肠上段，借助吸盘吸附于小肠绒毛表面，以二分裂方式进行繁殖。落入肠腔的滋养体分泌囊壁形成包囊，随粪便排出体外。包囊在水中和凉爽环境中可存活数天至月余。

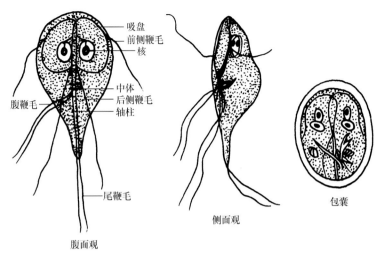

图 14-36 蓝氏贾第鞭毛虫形态结构

3. 致病性 贾第虫的致病机制目前尚不十分明了。主要病理变化为肠黏膜充血、水肿，甚至溃疡，妨碍小肠的消化吸收功能。人体感染贾第虫后多为无症状带虫者，少数表现为急、慢性腹泻，后者常伴有吸收不良综合征。急性期主要表现为突发性恶臭水样泻。慢性期患者比较多见，表现为周期性排稀便，甚臭，病程可达数年而不愈。贾第虫偶可侵入胆道系统，引起胆囊炎或胆管炎。

三 孢子虫

（一）疟原虫

1. 形态与生活史 寄生人体的疟原虫，都需经在人体内和雌性按蚊体内的发育过程，需经历无性生殖和有性生殖两个世代的交替。人体 4 种疟原虫的生活史基本相同。现以间日疟原虫为例叙述如下。

（1）在人体内发育：疟原虫进入人体内先在肝细胞后在红细胞内发育。在肝细胞内裂体增殖的过程，称红细胞外期；在红细胞内的发育过程，包括红细胞内裂体增殖期和配子体形成的有性生殖期的开始。

①红细胞外期：唾液腺内含有疟原虫子孢子的雌性按蚊刺吸人血时，子孢子随蚊的唾液进入人体，约 30min 子孢子侵入肝细胞。在肝细胞内，虫体发育为滋养体，开始进行裂体增殖，在虫体内形成许多裂殖子，发育成裂殖体。被寄生的肝细胞破裂，裂殖子散出，进入肝血窦，一部分裂殖子被吞噬细胞吞噬而消失，一部分则侵入红细胞内发育。

②红细胞内期：由肝细胞释放出的裂殖子侵入红细胞内进行裂体增殖，称为红细胞内期。疟原虫在红细胞内增殖的主要阶段和形态有以下几方面。

滋养体：是疟原虫在红细胞内摄取营养和发育的阶段。当裂殖子侵入红细胞后，虫体较小，胞质较少，称小滋养体或环状体。环状体继续发育，虫体增大，胞质增多，称大滋养体。受染的红细胞胀大，颜色变浅，胞质中出现染成淡红色的薛氏小点。

裂殖体：大滋养体变圆，胞质内空泡消失，核开始分裂，发育成未成熟裂殖体。之后核继续分裂，胞质亦随之分裂，形成含 12～24 个裂殖子的成熟裂殖体。间日疟原虫在红细胞受染后48h左右形成成熟裂殖体。由于裂殖子的运动，导致红细胞破裂，裂殖子释出进入血浆，一部分被吞噬细胞吞噬，一部分侵入健康的红细胞，重复红细胞内的裂体增殖过程。

配子体：疟原虫经过几次红细胞内裂体增殖，部分裂殖子侵入红细胞后不再进行裂体增殖，而发育为雌、雄配子体，这是疟原虫有性生殖的开始。成熟的雌、雄配子体如被按蚊叮刺人体吸血时进入蚊胃后，即可继续发育。否则经一定时间后即变性，而被吞噬细胞吞噬。

疟原虫完成一代红细胞内期裂体增殖，间日疟原虫约需48h，恶性疟原虫需36~48h，三日疟原虫约需72h，卵形疟原虫约需48h。

（2）在蚊体内发育：包括在蚊胃腔内进行有性生殖，即配子生殖和在蚊胃壁进行的孢子增殖两个阶段。

①配子生殖：疟原虫随蚊叮刺吸血进入蚊胃后，仅雌、雄配子体能存活并继续进行配子生殖。雌配子体逸出红细胞外，发育为不活动的圆形或椭圆形的雌配子或称大配子；与此同时，雄配子体也在几分钟内发育成熟为雄配子或称小配子。在1~2h，雌、雄配子结合受精，形成圆球形的合子。在12~24h，可从蚊胃壁上皮细胞或穿过上皮细胞，停留在蚊胃弹性纤维膜下形成卵囊。

②孢子增殖：卵囊形成后即进入孢子增殖阶段，经8~10d，形成子孢子并游离于卵囊内，此时为成熟卵囊。一个卵囊内可含有1000~10 000个子孢子。子孢子随卵囊破裂释出或由囊壁钻出，经血淋巴集中于按蚊的唾液腺，当雌蚊再度刺吸入血时，子孢子即可经蚊喙随唾液进入人体（图14-37）。

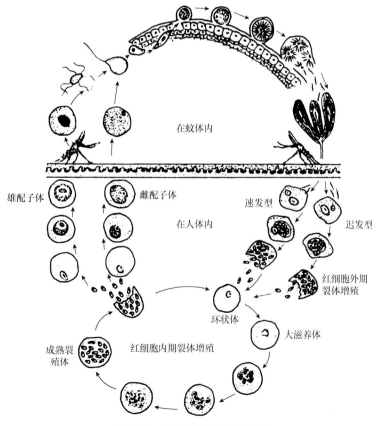

图14-37　间日疟原虫的生活史

2. 致病性 疟原虫的主要致病阶段是红细胞内期的裂体增殖期。致病力强弱与侵入的虫种、虫株、数量和人体免疫状态有关。

（1）潜伏期：指疟原虫侵入人体到临床症状出现前的一段时间。包括红细胞外期发育的时间和红细胞内期裂体增殖达一定数量所需时间的总和。

（2）发作：典型的疟疾发作表现为周期性的寒战、发热和出汗退热3个连续阶段。发作的原因是红细胞内期疟原虫裂殖子胀破红细胞，裂殖子和疟原虫的代谢产物、残余和变性的血红蛋白及红细胞的残渣碎片等一并进入血流；其中一部分被巨噬细胞、中性粒细胞吞噬，刺激这些细胞释放内源性致热物质，与疟原虫代谢产物共同作用于下丘脑的体温调节中枢引起发热。

发作周期与疟原虫红细胞内期裂体增殖周期一致。典型的间日疟和卵形疟隔日发作1次，三日疟为隔2d发作1次，恶性疟隔36～48h发作1次。发作的次数主要取决于治疗适当与否以及人体免疫力增长的速度。随着机体对疟原虫产生的免疫力逐渐增强，大部分原虫被消灭，发作可自行停止。

（3）再燃与复发：疟疾初发停止后，患者若无再感染，仅由体内残存的少量红内期疟原虫在一定条件下重新大量增殖又引起的疟疾发作，称为再燃。疟疾的复发是指疟疾初发患者红细胞内疟原虫已被消灭，未经蚊媒传播感染，经过数周至年余，由迟发型子孢子引起疟疾症状的再现，称复发。

（4）贫血：疟疾发作几次后，可出现贫血症状。发作次数越多，病程越长，贫血越重。贫血的原因：①红细胞内期疟原虫直接破坏红细胞；②脾功能亢进，吞噬大量正常的红细胞；③免疫病理因素，免疫溶血导致的；④骨髓造血功能受到抑制。

（5）脾大：初发患者多在发作3～4d后，脾开始肿大，长期不愈或反复感染者，脾大十分明显，主要原因是脾充血与单核-吞噬细胞增生所致。

（6）凶险型疟疾：多发生在流行区儿童、无免疫力的旅游者和流动人口，由于延误诊治或治疗不当而致。所谓凶险型疟疾是指血液中查见疟原虫又排除了其他疾病的可能性而表现典型临床症状者，常见的有脑型疟和超高热型，可表现为持续性高热、全身衰竭、意识障碍、惊厥、昏迷、肺水肿、黄疸、肾衰竭等，凶险型疟来势凶猛，若不能及时治疗，病死率很高。

（7）疟性肾病：主要表现为全身性水肿、腹水、蛋白尿和高血压，最后可导致肾衰竭。

┃知识链接┃

疟原虫的发现

疟原虫是人体疟疾的病原体。在公元前10—11世纪商殷时代，甲骨刻辞中就有象形"疟"的文字，表明3000多年前，我国已认识疟疾。在隋代《诸病源候论》及以后国内外均认为疟疾是由于遇到一种称之为"瘴气"所引起的。直至1880年法国医生L.A. Laveran看到疟疾患者的红细胞里有一种微小生物存在，他坚信这个微小生物（即疟原虫）就是引起疟疾的病原，因此，获得1907年诺贝尔生理学和医学奖。

┃知识链接┃

青蒿素的发现

2011年，美国拉斯克奖将其临床研究奖授予了中国科学家屠呦呦，以表彰她发现了治疗疟疾的药物——青蒿素，挽救了全世界数百万人的生命。2015年她又获诺贝尔生理学或医学奖，也成为首位获得诺贝尔奖科学类奖项的中国人。

疟疾是严重危害人类生命健康的世界性流行病。据世界卫生组织（WHO）报告，全世界有数十亿人口生活在疟疾流行区，每年约有2亿多人感染疟疾，百余万人死于疟疾。20世纪六七十年代，在极为艰苦的条件下，屠呦呦经过艰苦的努力并从葛洪《肘后备急方》等中医药古典文献中获取灵感，先驱性地发现了青蒿素，开创了疟疾治疗新方法，全球数亿人因这种"中国神药"而受益。

（二）刚地弓形虫

刚地弓形虫（gondii Nicolle & Manceaux, 1908）是猫科动物的肠道球虫，该虫呈世界性分布，广泛寄生于人和多种动物的有核细胞内，是一种机会致病性原虫，可造成多脏器和组织损害，引起弓形虫病。

1. 形态 弓形虫发育的全过程，可有5种不同形态阶段；即滋养体、包囊、裂殖体、配子体和卵囊（图14-38）。其中滋养体、包囊和卵囊与传播和致病有关，卵囊常见于猫粪内。

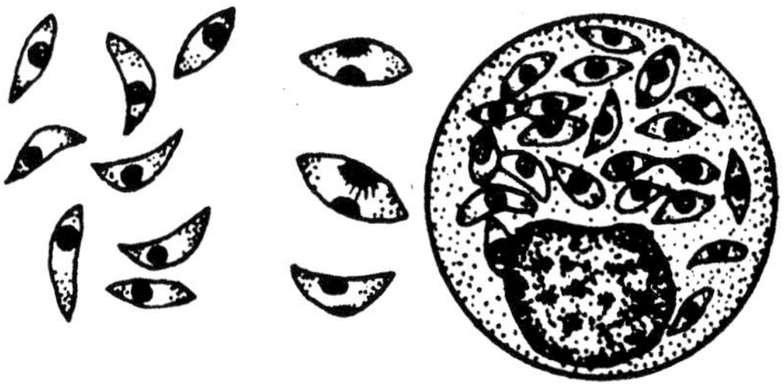

2. 生活史 弓形虫生活史比较复杂，完成生活史需有两种以上的脊椎动物宿主。

（1）在终宿主体内的发育：终宿主为猫科动物。猫或猫科动物捕食时，将带有弓形虫

游离于体液　在分裂中　寄生于细胞内

图 14-38　刚地弓形虫形态结构

包囊或假包囊的动物内脏或肉类组织吞入消化道而感染。经过裂殖体形成雌、雄配子体，雌雄配子结合成为合子，再发育为卵囊。卵囊破出上皮细胞进入肠腔，随粪便排出体外，通过污染食物，感染中间宿主，或再感染终宿主。卵囊排出量大，对外界抵抗力较强，成熟的卵囊在适宜环境可存活1年以上，是主要传播阶段。

（2）在中间宿主体内的发育：猫粪中的成熟卵囊或动物肉中的包囊或假包囊被中间宿主，如人、羊、猪、牛等吞食后，在肠内逸出子孢子、缓殖子或速殖子，随即侵入肠壁经血或淋巴扩散至全身各器官组织，如脑、淋巴结、肝、心、肺、肌肉等，进入细胞内进行无性繁殖，因以宿主细胞膜包裹而称其为假包囊（图14-39）。

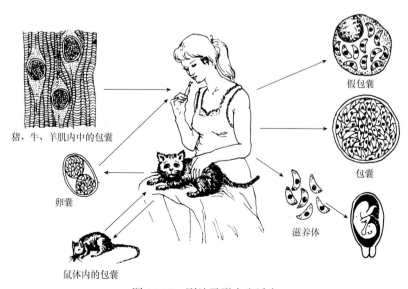

图 14-39　刚地弓形虫生活史

3. 致病性　弓形虫毒力和宿主的免疫状态是影响致病与否及其严重程度的重要因素。弓形虫可引起宿主组织的炎症和水肿，包囊挤压组织器官引起功能障碍、包囊破裂，虫体刺激机体产生迟发型变态反应，并形成肉芽肿病变。

弓形虫病有先天性和获得性两类。先天性弓形虫病只发生于初孕妇女，经胎盘血流传播。在妊娠的前 3 个月感染，可造成流产、早产、畸胎或死胎。若孕妇于妊娠后期感染，受染胎儿多数表现为隐性感染，有的出生后数月甚至数年才出现症状。获得性弓形虫病可因虫体侵袭部位和机体反应性而呈现不同的临床表现。因而无特异症状与体征，须与有关疾病相鉴别。淋巴结肿大是获得性弓形虫病最常见的临床表现，多见于颌下和颈后淋巴结；其次弓形虫常累及脑、眼部，引起中枢神经系统异常表现，在免疫功能低下者，常表现为脑炎、脑膜脑炎、癫痫和精神异常。

（三）隐孢子虫

隐孢子虫广泛存在于多种脊椎动物体内。寄生人体的主要是微小隐孢子虫，引起隐孢子虫病，该虫属机会致病性原虫，是一种以腹泻为主要临床表现的人畜共患性原虫病。

隐孢子虫主要寄生于小肠上皮细胞内，空肠近端是虫体最常见的寄生部位，严重者可扩散到整个消化道。虫体寄生于肠黏膜，破坏肠绒毛的正常功能，影响消化吸收而发生腹泻。主要表现为急性水样腹泻，常伴有腹痛、腹胀、恶心、呕吐、食欲缺乏或厌食、口渴和发热。病程多为自限性。

（包兆胜）

第三节　医学节肢动物

 概述

医学节肢动物属无脊椎动物，种类繁多，分布广泛。凡以骚扰、刺螫、吸血、寄生、传病等方式危害人类健康的节肢动物称为医学节肢动物。研究医学节肢动物的目的在于了解和掌握其形态特征、生态习性和与人类疾病的关系，并利用其生活史过程中的薄弱环节，有效地控制医学节肢动物及由其而引起的人类疾病。

医学节肢动物(medical arthropoda)，分属 4 个纲，即昆虫纲(insecta)、蛛形纲(arachnida)、唇足纲 chilopoda) 和甲壳纲（ crustacea ）。其中以昆虫纲和蛛形纲与人类疾病关系密切。①昆虫纲：虫体分头、胸、腹 3 部分，与人类疾病有关的主要是蚊、蝇、白蛉等；②蛛形纲：虫体分头胸部和腹部两部分，与人类关系密切的主要有蜱、螨等。

医学节肢动物对人体的危害

医学节肢动物对人体的危害是多方面的，大致可归纳为直接危害和间接危害两类。

1. 直接危害

（1）骚扰和吸血：如蝇的骚扰及蚊、蚤、虱、螨等叮刺吸血，被叮刺处有痒感，使人不安，影响工作和睡眠。

（2）螫刺和毒害：某些节肢动物有毒腺，螫刺时分泌毒液注入人体而使人受害，毒液进入受螫者体内，引起局部红肿疼痛，如蜂类等；有的有毒毛，如毒蛾幼虫经毒毛管腔释放出毒素而引起皮炎。

（3）过敏反应：节肢动物的分泌物、排泄物、唾液和脱落的表皮都是异种蛋白，可引起过敏反应性疾病，如尘螨引起的哮喘、鼻炎，蜂类螫刺时分泌毒液注入人体，重者出现心悸、出汗、血压下降等过敏休克症状。

（4）寄生：蝇类幼虫寄生引起蝇蛆病，疥螨寄生于皮下引起疥疮等。

2. 间接危害　凡能传播病原体的节肢动物称为病媒节肢动物，由其传播的疾病称为虫媒病。其传播方式有以下两种。

（1）机械性传播：病原体在医学节肢动物的体表或体内的形态和数量均不发生变化，虫媒对这些病原体只起运载、传递作用，如蝇类携带病原体传播肠道传染病。

（2）生物性传播：病原体必须在一定种类的节肢动物体内经过生长、发育或繁殖后，才能传播给宿主。根据病原体在节肢动物体内发育或增殖的情况，有以下4种类型。①发育式：如丝虫在蚊体内的发育；②增殖式：如鼠疫耶尔森菌在蚤体内的增殖；③发育增殖式：如疟原虫必须在按蚊体内发育和繁殖成为子孢子后才能感染人；④经卵传递式：如恙虫病立克次体必须经恙螨卵传递至下一代才能传播给人。节肢动物不但能在人与人之间传播疾病，也能在动物与动物之间及动物与人之间传播。所传播的病原体包括病毒、细菌、立克次体、原虫及蠕虫等。因此，医学节肢动物既是某些疾病的传播媒介，又是病原体的长期保虫宿主，成为自然疫源性疾病长期存在的重要流行因素，在流行病学上具有十分重要的意义。

 三 常见的医学节肢动物

（一）昆虫纲

昆虫纲常见的医学节肢动物有蚊、蝇、白蛉、蚤和虱等。

（二）蛛形纲

蛛形纲常见的医学节肢动物有蜱、螨（革螨、恙螨、蠕形螨、疥螨、尘螨）等。

 目标检测

选择题

1. 生物源性蠕虫（　　　）

  A. 必须在外界发育

  B. 必须经口感染

  C. 生活史中必须有中间宿主

  D. 生活史中无中间宿主

  E. 以上说法都不对

2. 蛔虫成虫寄生在人体的（　　　）

  A. 小肠　　B. 盲肠　　C. 结肠

  D. 肺部　　E. 肠系膜下静脉

3. 蛔虫有钻孔的习性，最常见可引起的并发

症是（　　　）

  A. 胆道蛔虫症　　　B. 阑尾炎

  C. 肠梗阻　　　　　D. 肠穿孔

  E. 胰腺炎

4. 成虫阶段具有诊断意义的蠕虫是（　　　）

  A. 丝虫　　　　　　B. 蛲虫

  C. 华支睾吸虫　　　D. 日本血吸虫

  E. 肺吸虫

5. 肉眼鉴别美洲钩虫和十二指肠钩虫的主要依据是（　　　）

  A. 虫体大小　　　　B. 口囊中的口齿

C. 体形　　　　　　　　D. 口囊和交合伞

E. 阴门的位置

6. 钩虫和蛔虫的幼虫在人体移行的共同途径是（　　）

A. 都经过门静脉

B. 都经过上腔静脉

C. 都经过下腔静脉

D. 都经过皮下血管

E. 都经过肺部微血管

7. 鞭虫主要寄生部位是（　　）

A. 回肠　　　B. 盲肠　　　　C. 阑尾

D. 乙状结肠　E. 直肠

8. 钩虫的感染阶段是（　　）

A. 微丝蚴　　B. 尾蚴　　　　C. 丝状蚴

D. 含蚴卵　　E. 多细胞期卵

9. 钩虫的感染方式是（　　）

A. 感染性卵经口感染

B. 丝状蚴经皮肤感染

C. 尾蚴经皮肤感染

D. 接触了污染有钩虫卵的泥土

E. 误食了污染有杆状蚴的蔬菜

10. 钩虫对宿主的主要危害是（　　）

A. 钩蚴性皮炎　　　　B. 钩蚴性肺炎

C. 消化道症状　　　　D. 贫血

E. 异嗜症

11. 幼虫经皮肤侵入，成虫寄生肠道的寄生虫是（　　）

A. 血吸虫　B. 蛔虫　　　　C. 蛲虫

D. 丝虫　　E. 钩虫

12. 通过"肛门—手—口"感染的线虫是（　　）

A. 蛔虫　　B. 钩虫　　　　C. 蛲虫

D. 鞭虫　　E. 旋毛虫

13. 蛲虫最主要的致病作用是（　　）

A. 摄取大量营养

B. 喜欢钻孔的习性

C. 特殊的产卵习性

D. 成虫固着造成肠壁的损伤

E. 虫体代谢产物的刺激

14. 在集体生活的儿童中，容易传播的寄生虫是（　　）

A. 蛔虫　　B. 钩虫　　　　C. 鞭虫

D. 蛲虫　　E. 丝虫

15. 下列吸虫中属于雌雄异体的寄生虫是（　　）

A. 日本血吸虫　　　　B. 卫氏并殖吸虫

C. 布氏姜片吸虫　　　D. 华支睾吸虫

E. 异形吸虫

16. 血吸虫的感染期是（　　）

A. 虫卵　　B. 毛蚴　　　　C. 尾蚴

D. 童虫　　E. 成虫

17. 日本血吸虫病的基本病变主要是由哪项引起的（　　）

A. 尾蚴的侵入

B. 童虫在宿主体内移行

C. 虫卵沉积在器官组织内

D. 成虫寄生的机械刺激

E. 虫体的代谢产物

18. 日本血吸虫对人体致病性最严重的是哪个阶段（　　）

A. 成虫　　B. 虫卵　　　　C. 毛蚴

D. 尾蚴　　E. 童虫

19. 血吸虫病的传播途径必须具备3个条件（　　）

A. 传染源、钉螺、易感者

B. 含虫卵的粪便入水、钉螺存在、接触疫水

C. 传染源、钉螺、疫水

D. 含虫卵的粪便入水、疫水、易感者

E. 易感者、钉螺、疫水

20. 华支睾吸虫的感染期是（　　）

A. 虫卵　　　B. 感染性虫卵

C. 毛蚴　　　D. 尾蚴

E. 囊蚴

21. 感染华支睾吸虫是由于进食了生的或未熟的含有囊蚴的（　　）

A. 水红菱　　　　　　B. 荸荠

C. 溪蟹　　　　　　　D. 淡水鱼、虾

E. 蝲蛄

22. 华支睾吸虫在人体的寄生部位是（　　）

A. 门静脉　　　　　　B. 肝小血管

C. 肝胆管　　　　D. 肠系膜静脉

E. 小肠

23. 华支睾吸虫病的有效预防措施是（　　）

A. 不让粪便污染水源

B. 普查普治病人

C. 不吃未煮熟的淡水鱼、虾

D. 对猫犬等家畜加以管理

E. 捕杀野生动物

24. 姜片吸虫在人体主要寄生部位是（　　）

A. 小肠　　B. 结肠　　　C. 肝

D. 肝胆管　　E. 肠系膜静脉

25. 姜片吸虫病的主要传播媒介是（　　）

A. 淡水螺—扁卷螺　B. 淡水鱼、虾

C. 水红菱、荸荠　　D. 溪蟹、蝲蛄

E. 川卷螺

26. 人体感染肺吸虫是通过（　　）

A. 吃了污染有肺吸虫卵的食物

B. 肺吸虫尾蚴经皮肤感染

C. 生吃或半生吃含有肺吸虫蚴的淡水螺

D. 生吃或半生吃含有肺吸虫囊蚴的溪蟹
　　或蝲蛄

E. 生吃或半生吃淡水鱼、虾

27. 肺吸虫病的主要传染源与保虫宿主是
　　（　　）

A. 淡水蟹、虾　　B. 食肉动物

C. 淡水鱼、虾　　D. 淡水螺

E. 昆虫

28. 人可作为终宿主又可作为中间宿主的寄生
　　虫是（　　）

A. 丝虫　　　　　B. 华支睾吸虫

C. 肺吸虫　　　　D. 猪带绦虫

E. 牛带绦虫

29. 人体感染猪囊虫病是由于误食了（　　）

A. 囊尾蚴　　　　B. 似囊尾蚴

C. 裂头蚴　　　　D. 原尾蚴

E. 虫卵

30. 囊尾蚴寄生人体最常见的寄生部位是
　　（　　）

A. 肝　　　B. 脑　　　　C. 眼

D. 心、肺　　E. 皮下组织和肌肉

31. 人若生吃了"米猪肉"后可得（　　）

A. 猪囊虫病　　　B. 猪带绦虫病

C. 曼氏迷宫绦虫病　D. 旋毛虫病

E. 不得病

32. 溶组织内阿米巴的感染阶段为（　　）

A. 单核包囊　　　B. 滋养体

C. 双核包囊　　　D. 四核包囊

E. 滋养体和包囊

33. 溶组织内阿米巴的感染方式为（　　）

A. 经皮肤　　　　B. 经口

C. 经媒介昆虫　　D. 接触

E. 经胎盘

34. 疟疾在人群之间传播是通过（　　）

A. 雄库蚊　　　　B. 雌库蚊

C. 雄按蚊　　　　D. 雌按蚊

E. 所有蚊种

35. 一儿童常有肛门及会阴皮肤瘙痒，并伴有
　　烦躁不安、失眠、食欲缺乏、夜惊等症状。
　　家长肉眼可见患儿肛门皱襞有细小白线虫
　　蠕动。应考虑是何种寄生虫病（　　）

A. 丝虫病　　　　B. 蛔虫病

C. 蛲虫病　　　　D. 鞭虫病

E. 旋毛虫病

36. 华支睾吸虫成虫寄生在人体什么部位
　　（　　）

A. 肝血管中　　　B. 肝胆管内

C. 门静脉　　　　D. 胆囊内

E. 小肠内

37. 肺吸虫的一般寄居部位是（　　）

A. 皮肤　　B. 肺部　　　C. 小肠

D. 脑组织　　E. 肝胆管

38. 下列哪项不属于肺吸虫病的预防原则
　　（　　）

A. 不食生或未熟的蟹或醉蟹

B. 加强卫生宣传

C. 积极治疗患者

D. 消灭保虫宿主

E. 不接触疫水

（杨　乐）

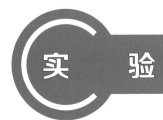

实　验

实验1　抗原抗体反应

 豚鼠过敏性休克试验

【实验目的】

掌握 I 型超敏反应的发生机制。

【实验原理】

豚鼠过敏性休克属于 I 型超敏反应。先给动物注射少量异种动物血清，经过一定时间致敏后，当第二次注射较大剂量相同的异种动物血清时，激活肥大细胞或嗜碱性粒细胞释放多种生物活性介质，使动物迅速产生严重的过敏反应甚至发生过敏性休克或死亡。

【实验材料】

1. 体重 200g 左右的健康豚鼠 2 只。

2. 马血清，新鲜鸡蛋清。

3. 无菌生理盐水，无菌注射器，碘酊棉球等。

【实验步骤】

1. 取健康豚鼠 2 只，标记为甲、乙。

2. 两只豚鼠分别皮下注射生理盐水稀释后的 1 : 10 马血清 0.1ml，使之致敏。

3. 2 周后，甲、乙两只豚鼠分别心内注射马血清原液和鸡蛋清，各 1 ml。

4. 注射后数分钟内密切观察两只豚鼠的反应。

【实验结果】

甲豚鼠在注射后数分钟开始出现兴奋、烦躁、不安、抓鼻、耸毛、打喷嚏、咳嗽等现象，继而发生气急及呼吸困难，痉挛性跳跃，大、小便失禁，倒地挣扎而死。将死亡豚鼠解剖可见肺极度气肿，胀满整个胸腔。

乙豚鼠不出现任何反应。

【注意事项】

1. 心内注射时，需固定好动物，以免划破动物心脏导致死亡。

2. 当看到无菌注射器内有回血时再心内注射变应原。

【实验作业】

1. 分析上述两只豚鼠为什么会出现完全不同的反应现象？

2. 阐述Ⅰ型超敏反应的发生机制。

 二 **玻片直接凝集反应——细菌血清学鉴定**

本方法是用于验证抗原抗体特异性结合的经典实验，可用已知的抗体（或抗原）检测未知的抗原（或抗体）。临床上常用于血型抗原和细菌的鉴定。

【实验目的】

1. 掌握直接凝集试验的原理、操作步骤和结果观察。

2. 熟悉直接凝集试验的临床意义。

【实验原理】

颗粒性抗原（细菌、红细胞等）与相应的抗体结合，在适量电解质（通常是 0.85% NaCl）存在的条件下出现凝集现象，称为凝集反应。在玻片上将细菌等颗粒性抗原与其相应抗体混合，如出现凝集块者为阳性反应。混合后均匀浑浊，无凝集块出现者为阴性反应。本试验可应用于已知抗体（免疫血清）检测未知抗原，是定性试验，如细菌鉴定和人类 ABO 血型鉴定等。

【实验材料】

1. 1：20 痢疾免疫血清，1：20 伤寒免疫血清。

2. 伤寒沙门菌菌液，痢疾志贺菌菌液。

3. 生理盐水，玻片，微量移液器，消毒缸等。

【实验步骤】

1. 取洁净玻片 2 张，各用记号笔划分三等份，如下图所示。

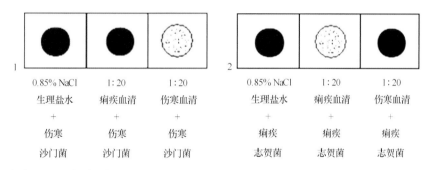

2. 在玻片的左下角分别标记 1 和 2。

3. 用微量移液器分别吸取生理盐水、1：20 伤寒免疫血清、1：20 痢疾免疫血清各 20μl 按上图位置放在玻片上，注意在换取另一种血清时要更换移液器的吸头，以免混乱血清产生错误结果。使用过的吸头放入消毒缸内。

4. 用微量移液器分别吸取伤寒沙门菌菌液 20μl 加入 1 号玻片的生理盐水、伤寒免疫血清和痢疾免疫血清中，混匀。如前述，每次更换移液器吸头。

5. 同法分别吸取痢疾志贺菌菌液 20μl 加入 2 号玻片上的生理盐水、伤寒免疫血清和痢疾免疫血清中，使用过的吸头放入消毒缸内。

6.轻轻摇动玻片，1 ～ 2min 后观察结果。

【实验结果】

上述混合悬液由均匀浑浊状变为出现大小不等的乳白色凝集块者即为阳性（＋）；如混合物仍呈均匀浑浊状则为阴性（－）。如肉眼观察不够清楚，可将玻片置于显微镜下用低倍镜观察。

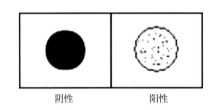

阴性　　　　　　阳性

【注意事项】

1. 伤寒沙门菌和痢疾志贺菌均为肠道致病菌，实验过程中应严格无菌操作。使用过的微量移液器吸头必须放入消毒缸内。结果观察后，将玻片放入盛有消毒液的容器内，切忌任意存放或冲洗。

2. 诊断血清与菌液必须充分混匀，混匀摇动玻片时，需注意不能污染桌面。

3. 诊断血清须保存于 4℃冰箱中，使用时应注意用微量移液器，不能以瓶盖直接沾取于玻片上，以免污染和造成效价降低。诊断血清若超过使用期限则不宜再使用，以免造成误诊。

4. 在换取另一种血清或菌液时要更换移液器的吸头，以免混乱血清或菌液产生错误结果。

【实验作业】

1. 记录实验结果。

2. 解释以上结果出现的现象。

 胶体金免疫层析试验

【实验目的】

熟悉胶体金免疫层析试验的原理、操作步骤和结果观察。

【实验原理】

以硝酸纤维素膜（NC 膜）为载体，并利用微孔滤膜的毛细管作用，使加于膜条一端的液体标本向另一端渗移，标本抗原 HCG 在移动过程中与试纸条干片区的金标记抗 -HCG 结合形成抗原抗体复合物，并继续向上渗移至 NC 测试区，被此处的固相抗体捕获形成抗 HCG-HCG- 金标记抗 HCG 复合物，出现红色反应线条。剩余游离的金标记抗 HCG 继续渗移至质控区，与该处的抗小鼠 IgG 结合而出现红色质控线条。若标本中无 HCG，则只在质控区出现红色线条。

【实验材料】

1. 孕妇待检尿液。

2. 胶体金 HCG 早孕试纸条。

3. 尿液收集杯。

【实验步骤】

手持试纸条将箭头标识的一端插入尿液标本中，注意不要让尿液超过箭头所指的 Max 线，

10s 左右后取出平放，1～5min 内观察结果。

【实验结果】

若测试区和质控区同时出现 2 条红线，判读为 HCG 阳性；若仅质控出现 1 条红线，判读为 HCG 阴性；若测试区和质控区均无红线，表明试纸条失效。

【注意事项】

1. 使用前不要浸湿试纸条或触摸反应膜。

2. 试纸条插入标本液的深度应严格掌控，不能超过箭头所指的 Max 线。

【实验作业】

1. 记录实验结果。

2. 尿液 HCG 检测呈阳性时有何临床意义？

四　常用生物制品示教

【实验目的】

认识常用的生物制品并熟悉其用途。

【实验物品】

陈列用于疾病预防、治疗和诊断的生物制品。

1. 灭活疫苗　甲肝疫苗、百日咳疫苗、狂犬病疫苗。

2. 减毒活疫苗　卡介苗、麻疹疫苗、脊髓灰质炎疫苗。

3. 类毒素　破伤风类毒素。

4. 抗毒素　破伤风抗毒素。

5. 诊断血清　痢疾免疫血清、伤寒免疫血清、血型试剂（抗 A、抗 B 血清）。

实验 2　细菌的形态与结构观察

显微镜油镜的使用与细菌形态结构观察

【目的和要求】

1. 熟悉微生物实验室规则并自觉遵守。

2. 掌握细菌基本形态和特殊结构的观察方法。

3. 掌握光学显微镜油镜的使用和维护方法，了解荧光显微镜和暗视野显微镜的构造和使用方法。

【试剂与器材】

1. 示教片　各种球菌、杆菌、弧菌、荚膜、鞭毛、芽孢的示教片。

2. 器材及其他　光学显微镜、载玻片、擦镜纸、香柏油、脱油剂等。

【实验内容】

（一）光学显微镜油镜的使用

1. 光学显微镜的构造　光学显微镜是观察细菌形态最常用的一种仪器，其构造分为机械部分和光学部分，机械部分包括镜座、镜臂、载物台、镜筒、镜头转换器、调焦装置等；光学部分包括接物镜、接目镜、反光镜、聚光器、光圈等（实验图 1）。

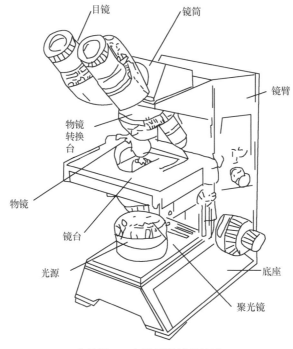

实验图 1　光学显微镜的构造

显微镜的接物镜有低倍镜、高倍镜、油镜三种，放大倍数依次增高，其识别方法包括以下几种。

（1）低倍镜：镜头标志为 10× 或 10/0.25，镜头最短，其上常刻有黄色环圈。

（2）高倍镜：镜头标志为 40× 或 40/0.65，镜头较长，其上常刻有蓝色环圈。

（3）油镜：镜头标志为 100× 或 100/1.30，镜头最长，其上常刻有白色环圈或 "oil" 字样。

2. 使用方法

（1）采光：使用显微镜时必须端坐，将显微镜放在胸前适当位置。将低倍镜转到中央并对准下面的聚光器，打开光圈，转动反光镜，使光线集中于聚光器（以灯光为光源时，使用凹面反光镜，以自然光为光源时用平面反光镜）。根据所观察的标本，通过升降聚光器和缩放光圈以获得最佳光度。当用低倍镜或高倍镜观察时，应适当缩小光圈，下降聚光器；当用油镜观察时，光线宜强，应把光圈完全打开，并将聚光器上升到最高位置。

（2）低倍镜调焦：将欲观察的标本置载物台上，用弹簧夹和推进器固定，将待检部位移至视野正中央，上升载物台至不能升高为止。用左眼观察接目镜，缓慢调节粗调节器，使载物台下降，待看到模糊的图像时，再调节细调节器，直至看到清晰的图像为止。

（3）油镜的使用：低倍镜找到物象并调至清晰之后，转开物镜头，在玻片的标本上滴加 1 滴香柏油，将油镜头转换至中央，缓慢调节粗调节器，使镜头浸入油中，当油镜头几乎接触玻片时停止转动（从侧面观察），边观察接目镜边轻轻转动粗调节器（此时只能上升镜头，不能下降，防止压坏玻片及损坏物镜），待看到模糊物象时改调细调节器，直至找到清晰物象。

镜检时应将标本按一定方向呈 "弓" 形移动，直至整个标本观察完毕，以防漏检。观察时应将两只眼睛同时睁开，左眼观察，右眼用于绘图或记录。标本观察完毕后，先将物镜头移开，再转动粗调节器使载物台下降，取下载玻片，立即用擦镜纸将镜头上的香柏油擦净。

3.注意事项

（1）显微镜是精密光学仪器，在搬放时应右手紧握镜臂，左手稳托镜座，平端在胸前，轻拿轻放。

（2）显微镜放到实验台上时，先放镜座的一端，再将镜座全部放稳，切不可使镜座同时全面与台面接触，这样震动过大，透镜和微调节器的装置易损坏。

（3）避免强酸、强碱、氯仿、乙醚、乙醇等化学药品与显微镜接触，避免日光直射，显微镜须保持清洁，勿使油污和灰尘附着。

（4）接目镜和接物镜不要随便卸下，必须抽取接目镜时，需将镜筒上口用布遮盖，避免灰尘落入镜筒内。更换接物镜时，卸下后应倒置在清洁的台面上，并随即装入木箱中放置接物镜的管内。

（5）细调节器是显微镜最精细而脆弱的部分，不要向一个方向连续转动数周，应轻微地来回旋转。

（6）镜头必须保持清洁，油镜使用完后应立即用擦镜纸拭去香柏油。若油镜镜头上的油迹未擦干净，应先将1∶1醇醚混合液或二甲苯滴在擦镜纸上擦拭镜头，再用干净擦镜纸将镜头上残留的醇醚混合液或二甲苯擦净。

（7）显微镜擦净后，取下标本片，下降聚光器，再将物镜转成"品"字形，送至显微镜室放入镜箱内。

（二）细菌基本形态和特殊构造的观察

1.细菌的基本形态（各种球菌、杆菌、弧菌等）　观察要点：注意细菌的染色性、相对大小、形状及排列方式。

2.特殊结构的观察（荚膜、芽孢、鞭毛）　观察要点：注意这些特殊结构的大小、形状及其在菌体中的位置，均有助于细菌的鉴定。

【结果记录和报告】

（杨　鹏）

实验 3　革兰染色法

【实验目的】

1.学会细菌涂片标本的制作方法。

2.掌握革兰染色的原理、方法、结果观察及意义。

【试剂与器材】

1.菌种　葡萄球菌、大肠埃希菌普通琼脂平板18～24h培养物。

2.试剂　革兰染色液、香柏油、二甲苯及生理盐水等。

3.其他　显微镜、载玻片、接种环、酒精灯、玻片夹、吸水纸、擦镜纸等。

【实验内容与方法】

细菌染色法分为单染色法和复染法。单染色法是只用一种染料使细菌着色以显示其形态，但不能辨别细菌细胞的构造；复染法是使用多种染料将细菌进行染色，使不同细菌染成不同颜色。

 细菌涂片标本的制备

大多数细菌涂片标本制作程序相同，即：涂片→干燥→固定。

1. 涂片　取一块洁净的载玻片，于玻片两端各滴一小滴生理盐水，用接种环以无菌操作分别从培养 18 ～ 24h 的葡萄球菌和大肠埃希菌的平板上各挑取少量菌苔均匀混合于玻片两端的水滴中，涂成薄膜。

2. 干燥　将涂片置于室温自然干燥。

3. 固定　手执玻片一端，迅速通过酒精灯外焰 2 ～ 3 次，以玻片背面接触手背皮肤，以不烫手为宜。火焰固定可使细菌细胞质凝固，以达到固定其形态，并使之牢固附着在载玻片上。

 革兰染色

1. 染色原理　不同细菌的细胞壁肽聚糖层厚度和结构不同，此外，细胞壁对乙醇的通透性和抗脱色能力也有所差异，这就决定了细菌在染色特性方面的差异。用革兰结晶紫初染和碘液媒染后，细胞壁内形成不溶于水的复合物，而乙醇可使其溶解。但在革兰阳性菌中，乙醇可使较厚的肽聚糖层脱水，导致孔隙变小，大分子的结晶紫和碘的复合物被牢牢留在细胞壁内，细菌呈蓝紫色。在革兰阴性菌中，由于细胞壁肽聚糖含量少，脂类含量高，所以乙醇不仅破坏细胞壁外膜，还可损坏肽聚糖层和细胞质膜，导致结晶紫和碘的复合物被乙醇溶解并从细胞中渗出。再用复红染色液复染时，细菌呈红色。

2. 染色方法

（1）初染：在细菌涂片上加 1 滴革兰结晶紫染液，染色 1min，水洗。

（2）媒染：加卢戈碘液 1 ～ 2 滴，作用时间 1min，水洗。

（3）脱色：滴加 95% 乙醇数滴，晃动玻片使其均匀脱色，作用时间 0.5 ～ 1min，水洗。

（4）复染：滴加稀释的复红染液 1 ～ 2 滴，染色 1min，水洗。用吸水纸将标本片上的水吸干。

（5）镜检：置于油镜下观察。

【实验结果】

革兰阳性菌呈蓝紫色，革兰阴性菌呈红色。

【注意事项】

（1）脱色时间是革兰染色成败的关键，脱色时间过长，革兰阳性菌可能被脱色而被误认为革兰阴性菌。脱色时间过短，革兰阴性菌也可能被误认为是革兰阳性菌。

（2）防止卢戈碘液久存或受光作用后失去媒染作用。

（3）应选择 18 ～ 24h 菌龄的细菌培养物染色结果最好。

【实验报告】

记录革兰染色的结果，并说明其在医学方面的意义。

实验 4　细菌的分布与人工培养

 细菌的分布

细菌在自然界及人体的分布非常广泛，在人体的皮肤及与外界相通的腔道中、空气、土壤、水、物体表面等都有细菌的存在。

【实验目的】

1. 了解细菌广泛分布于自然界及正常人体，树立"有菌观念"，从而认识无菌操作对于微生物学及医学实践的重要性。

2. 掌握机体常见部位及环境中的细菌采样、培养。

【实验原理】

细菌在自然界及正常人体中分布极广，且种类甚多，本次实验应用简单方法证明空气、污水、皮肤、咽喉均有大量细菌存在。以树立严格消毒及无菌观念。

【实验材料】

普通琼脂平板、无菌吸管、无菌空平皿、营养琼脂、三角烧瓶、高压蒸汽灭菌器、培养箱、无菌棉签、生理盐水、试管。

【实验步骤】

1. 空气中细菌的检查培养　取普通琼脂平板一个，打开盖暴露于空气中约 15min，然后盖好，放 37℃培养箱孵育 24h 后观察结果。

2. 水中细菌的检查培养　用无菌吸管吸取样水 1ml 放入无菌的空平皿中。如是污染严重的污水，须用无菌生理盐水适当稀释后进行检查。将已溶化并已冷至 50℃左右的琼脂倾注入平皿，轻轻摇动，使其与水混合均匀，静置桌面，待琼脂凝固后，置 37℃培养箱孵育 24h 后，取出结果观察。

3. 皮肤（手指）中细菌的检查培养　用手指轻轻接触于普通琼指平板上，放 37℃培养箱孵育，24h 后观察结果。

4. 咽喉中细菌的检查培养　用无菌棉拭子在咽喉部涂抹后，涂在血平板上，并作划线分离，37℃培养 24h，观察结果。

5. 物体表面细菌的检查培养　用浸有无菌生理盐水的棉拭子在 5cm×5cm 的面积内横竖往返各涂抹 5 次，并随之转动棉拭子，将棉拭子放入装有 10ml 采样液的试管中送检。取 1ml 采样液放入灭菌平皿内，将已溶化并已冷至 50℃左右的琼脂倾注入平皿，轻轻摇动，使其与采样液混合均匀，静置桌面，待琼脂凝固后，置 37℃培养箱孵育 24h 后，取出结果观察。

【实验结果】

1. 空气中细菌的检查培养　数出有多少个菌落。

2. 水中细菌的检查培养　计算出每毫升水的菌落数。

3. 皮肤（手指）中细菌的检查培养　记录有多少种不同特征的菌落。

4. 咽喉中细菌的检查培养　注意平板上菌落种类及是否溶血，进行革兰染色后镜检。

5. 物体表面细菌的检查培养　计算出每平方米的菌落数。

【注意事项】

1. 所用物品都要无菌。

2. 琼脂必须冷却至 50℃以下。

【实验作业】

1. 记录并计算实验结果。

2. 解释以上结果出现的现象。

细菌的人工培养

为了鉴定病原菌及确定其毒力和对治疗药物的敏感性，需要对细菌进行培养。培养时必须从外界环境中摄取营养物质和提供细菌生长繁殖所需要的最适宜的生长环境（如温度、pH、湿度和气体等）。细菌能够进行新陈代谢与生长繁殖，在代谢过程中，细菌可产生多种对人类生活及医学实践有重要意义的产物。

【实验目的】

1. 了解基础培养基的制备过程。

2. 掌握培养基的配制、分装方法。

3. 熟悉培养基的种类。

4. 掌握细菌的生长现象及代谢产物观察。

【实验原理】

细菌个体虽小，也是独立的生命体，也要进行生命活动，必须从外界环境中摄取营养物质，进行新陈代谢、生长繁殖与发育，在其生长过程中，有多种生长现象，可产生许多代谢产物。

【实验材料】

天平、氯化钠、牛肉膏、蛋白胨、三角烧瓶、蒸馏水、量筒、漏斗、电炉、精密 pH 试纸、纱布、脱脂棉、试管、培养皿、高压蒸汽灭菌器、电热恒温培养箱等。

【实验步骤】

1. 培养基的种类　按培养基的物理性状分为液体培养基、半固体培养基和固体培养基三类。按培养基的用途分为基础培养基、营养培养基、鉴别培养基、选择培养基和特殊培养基五类。

2. 基础培养基的制备过程

（1）调配：准确称量氯化钠 2.5g、牛肉膏 2.5g、蛋白胨 5g，置于盛有蒸馏水 500ml 的三角烧瓶中，充分混匀。

（2）溶化：培养基的各成分混匀后，在电炉上加热溶解。

（3）矫正 pH：用精密 pH 试纸测定培养基的 pH。一般将培养基的 pH 矫正至 7.4～7.6。

（4）过滤澄清：培养基配成后若有沉渣或混浊，则需过滤使之澄清透明。

（5）分装：一般分装于三角烧瓶中，灭菌后备用。如现用分装于平板或试管内。

（6）灭菌：普通基础培养基一般选用高压蒸汽灭菌，用 103.4kPa 的压力灭菌 15min 即可。

（7）检定：培养基制备后是否符合要求，必须进行质量检查，包括无菌试验和效果检测。

（8）保存：制备好的培养基标记清楚后，置于 4℃冰箱环境保存。

3. 细菌的接种方法　接种程序为灭菌接种环、冷却、沾取标本、接种、灭菌接种环。

（1）分区划线接种法：此法适用于杂菌量较多的标本。用已灭菌并冷却的接种环挑取少量细菌标本，在平板培养基表面任一边缘处涂抹，再以"Z"字形不重叠连续划线作为第一区，其范围不超过平板的 1/4。旋转平板，灭菌接种环冷却后同理划第二区，与第一区的划线相交 3～4 次。同理划出第三和第四区。接种完毕后，灭菌接种环并放回原处。在平板底部做好标记，将平板培养基置于 37℃培养箱中培养 18～24h。

（2）液体培养基接种法：右手持接种环灭菌后冷却，左手握持菌种管和液体培养基管。用接种环挑取适量细菌标本，用右手掌与小指、小指与环指分别夹取两管的硅胶塞，然后将试管口迅速通过火焰灭菌，接种环伸进倾斜的液体培养基管内，在接近液面的内管壁上轻轻研磨。取出接种环，两试管口再次通过火焰灭菌塞上硅胶塞，放于试管架，灭菌接种环并放回原处。标记，培养基置于 37℃培养箱中培养 18～24h。

（3）斜面培养基接种法：左手握持菌种管和斜面培养基管，培养基斜面朝上。用灭菌的接种环挑取适量细菌标本，取下试管塞，管口经火焰灭菌后，已经取细菌的接种环，迅速伸进斜面培养基管内，先从斜面的底端轻轻向上划一直线，然后再从斜面底端以蛇形轻轻连续向上划线。接种完成后，培养基管口灭菌、盖好试管塞放于试管架，灭菌接种环并放回原处。标记，培养基置于 37℃培养箱中培养 18～24h。

（4）穿刺接种法：左手握持半固体培养基，右手持接种针，用灭菌的接种针挑取适量细菌标本，取下试管塞，管口经火焰灭菌后，已经取细菌的接种针，迅速伸进半固体培养基管内，将接种针从培养基正中央垂直刺入近管底部（但不要触及管底），再沿原穿刺线路退出。接种完成后，培养基管口灭菌、盖好试管塞放于试管架，灭菌接种环并放回原处。标记，培养基置于 37℃培养箱中培养 18～24h。

【实验结果】

1. 细菌在固体培养基上的生长现象　细菌经分离培养后在固体平板上生长并形成菌落或菌苔。菌落是由单一细菌繁殖形成的肉眼可见的细菌集团。多个菌落融合在一起则形成菌苔。不同的细菌其菌落特征也不相同，表现在菌落大小、形态、边缘整齐与否、表面特性光滑或粗糙、湿润或干燥、隆起度凹凸、颜色、透明度、气味、质地、是否溶血（α 溶血、β 溶血、γ 溶血）等方面各有差异。

2. 细菌在液体培养基中的生长现象　有浑浊、沉淀和菌膜。细菌在液体培养基中生长后，大多数出现肉眼可见的均匀浑浊生长现象。少数呈链状生长的细菌生长后，在液体培养基的底部形成沉淀。需氧菌生长时常形成肉眼可见的膜状物。

3. 细菌在半固体培养基中的生长现象　有动力（有鞭毛）的细菌在半固体培养基中，不但沿穿刺线扩散生长，还向四周扩散，穿刺线模糊或消失，周围培养基浑浊呈羽毛状。无鞭毛的细菌只沿穿刺线生长，穿刺线清晰，周围培养基透明澄清。

【注意事项】

1. 细菌接种过程中必须严格执行无菌操作。

2. 接种环（针）使用前后都必须灭菌，灭菌后挑取细菌前须冷却。

3. 平板接种时，平皿盖不能打开角度太大，只能使接种环与接种平板面呈 30°～40° 角。接种划线时应运用腕力，不能用力过大更不能划破培养基。

4. 接种（或挑取细菌）前后，试管口都应在火焰上灭菌。

【实验作业】

记录并解释实验结果。

实验 5　理化因素对细菌的影响

【实验目的】

1. 掌握常用物理消毒灭菌方法；掌握常用化学消毒剂浓度及其应用范围。

2. 熟悉抗菌药物敏感试验纸片扩散法及结果分析，并理解其临床意义。

3. 了解微生物实验室常用的消毒灭菌设备。

【实验原理】

消毒灭菌是指用物理或化学方法来抑制或杀死外环境中及机体体表的微生物，以防止微生物污染或病原微生物传播的方法。细菌极易受到外界环境的影响，故可利用对细菌不利的因素，进行抑制或杀灭细菌，以达到消毒灭菌。

【实验材料】

1. 器材　仪器：高压蒸汽灭菌器、干热灭菌器、超净工作台、培养箱等；材料：黑色灭菌纸片、无菌棉签、镊子、卡尺、记号笔、抗生素药敏纸片等。

2. 培养基　普通琼脂平板。

3. 菌种　大肠埃希菌、葡萄球菌。

4. 消毒剂　2.5% 碘酊棉球、75% 乙醇棉球。

【实验步骤】

1. 常用消毒灭菌器的介绍（示教）

（1）高压蒸汽灭菌器：高压蒸汽灭菌器是目前医院和实验室常用的灭菌器。高压蒸汽灭菌法是一种迅速、有效、可杀灭包括芽孢在内的所有微生物的灭菌方法。①种类：有手提式、直立式和横卧式等，它们的构造及灭菌原理基本相同。②构造及原理：高压蒸汽灭菌器是一个密闭的耐高温和耐高压的双层金属圆筒，两层之间盛水。外壁坚厚，其上方或前方有金属厚盖，盖有螺栓，借以紧闭盖门，使蒸汽不能外溢。高压蒸汽灭菌器上还装有排气阀、安全阀、压力表及温度计。加热后，灭菌器内蒸汽压力升高，温度也随之升高，压力越大，温度越高。③用法：使用高压蒸汽灭菌器时，需加一定容量的水于灭菌器内，放入待灭菌物品后，盖好气盖并将螺旋拧紧加热，待压力升至 34.47kPa 时，打开排气阀，排出器内冷空气，再关闭排气阀。待蒸汽压力升至所需压力（一般为 103.4kPa）时，持续 15～20min 即可达到灭菌的目的。灭菌完毕，停止加热，缓缓排气，待其压力下降至零时，开盖取物。④用途及注意事项：适用于耐高温、高压及不怕潮湿的物品的灭菌，如手术衣、手术器械、辅料、生理盐水、培养基等都可应用。灭菌时必须加足量的水；盛物桶内的物品勿放置过挤；冷空气必须排尽；切不可突然打开排气阀门排气减压，以免因压力骤然下降而使器内液体外冲。

（2）干热灭菌器：干热灭菌器是利用干燥环境进行灭菌。一般有火焰灭菌法和高温干热空气灭菌法。高温干热空气灭菌法常用的仪器是干烤箱。①构造：干烤箱是由双层铁板制成的方形金属箱。外壁内层装有石棉板，箱底或箱壁中装置电热线圈，内壁上有通气孔，门前有铁门及玻璃门。干烤箱上附有温度计和温度调节器。干燥箱包括电热干燥箱（自然对流式）、电热鼓风干燥箱（强制对流式）和电热真空干燥箱。②使用方法：灭菌时打开通气口，加热至 160～170℃（超过 180℃，棉塞、包装纸会被烧焦），保持 2h。待温度自然下降至 60℃以下时再开箱取物，以防玻璃器皿因温度骤变而爆裂或热空气冲出引起灼伤。③应用：适用于在高温下不变质、不损坏、不蒸发的物品，如玻璃器皿、瓷器、某些粉剂药物等的灭菌。

2. 紫外线杀菌实验（操作）

（1）接种：取普通琼脂平板1个，用接种环密集划线接种大肠埃希菌。

（2）贴纸片：用无菌镊子把经灭菌的黑色纸片贴于平板中央。

（3）照射：打开平皿盖的2/3，置于超净工作台中央，放在紫外线灯下20～30cm处照射30min。

（4）培养观察：用无菌镊子除去纸片（置于消毒液中或烧掉，勿乱丢），盖好平皿盖，置37℃温箱培养18～24h后观察结果。

3. 皮肤消毒实验（操作）

（1）标记实验区：取普通琼脂平板培养基一个，用记号笔在平板底部分5个区，并标记好1、2、3、4、5。第5区作为空白对照。注明每人消毒前与消毒后所涂区号、班级、组别。

（2）未消毒手指涂抹培养基：每两位同学为一组，两人分别用未消毒手指在琼脂平板培养基表面相应区域轻轻涂抹。

（3）消毒手指涂抹培养基：用2.5%碘酊棉球或75%乙醇棉球对各自所用手指进行消毒，待干后，在对应区域表面轻轻涂抹。

（4）培养与观察：盖好平皿盖，置37℃温箱培养18～24h后观察结果。

4. 抗菌药物敏感实验（纸片法）

（1）涂布：取普通琼脂平板1个，用记号笔在平板底部标记药敏纸片的位置。用接种环取大肠埃希菌或葡萄球菌液体培养物，在培养基表面密集均匀涂布3次，每次将平板旋转60°，最后沿平板内缘涂抹1周，保证涂布均匀。

（2）贴药敏纸片：待平板上菌液稍干后，用镊子蘸取95%乙醇在酒精灯上烧灼灭菌，待冷却后分别夹取各种抗生素药敏纸片，按标记位置贴于已接种好细菌的平板培养基表面，一次贴成，不得移动。每取一种药敏纸片前，均须先灭菌镊子并冷却。每张药敏纸片中心间距应不少于24mm，纸片中心距平板边缘不少于15mm，直径为90mm的平板最多贴6张纸片。

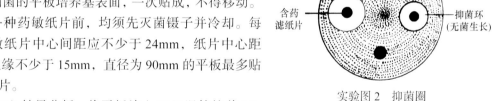

含药滤纸片　　　　　抑菌环（无菌生长）

实验图2　抑菌圈

（3）结果分析：将平板放入37℃温箱培养24h后观察结果。若细菌对某种抗生素敏感，则在药敏纸片周围有一圈无细菌生长的区域，称抑菌圈（实验图2）。通过测量抑菌圈直径的大小，判断药物的敏感度，一般以敏感、中介、耐药3个等级报告结果。

【实验结果】

1. 列出高压蒸汽灭菌器种类、说明其使用方法、用途及注意事项

2. 记录并分析紫外线灭菌实验的结果，同时说明其灭菌原理及用途

3. 记录皮肤消毒实验结果，并分析其实际意义。

4. 记录药物敏感实验（纸片法）的方法和结果，并分析其实际意义。

【注意事项】

1. 注意操作安全，不可直接接触细菌。

2. 需要无菌操作的应严格执行。

【实验作业】

1. 书写实验报告，记录实验结果。

2. 说明消毒、灭菌在临床工作中的意义。

（吴凤爱）

实验6　常见病原菌感染的检查

【实验目的】

1. 学会血浆凝固酶试验、抗链球菌溶血素O试验、肥达试验、结核患者痰标本涂片及抗酸染色的操作。

2. 掌握血浆凝固酶试验、抗链球菌溶血素O试验、肥达试验、结核患者痰标本涂片及抗酸染色的结果报告。

【实验原理】

1. 血浆凝固酶试验　金黄色葡萄球菌能产生血浆凝固酶，使血浆中纤维蛋白原转变为不溶性纤维蛋白。凝固酶有两种，一种是结合型凝固酶，在细菌细胞壁上，可用玻片法检测，另一种是游离型凝固酶，分泌到菌体外，可用试管法检测。

2. 抗链球菌溶血素O（ASO）试验　ASO高滴度的患者血清被适量的溶血素O中和后，失去了正常水平量的抗体，多余抗O抗体与ASO胶乳试剂反应，出现清晰、均匀的凝集颗粒。

3. 肥达试验　用已知伤寒沙门菌O、H抗原和甲型副伤寒沙门菌、乙型副伤寒沙门菌、丙型副伤寒沙门菌H抗原与患者血清作半定量凝集试验，以测定受检血清中有无相应抗体及其效价。协助诊断肠热症（伤寒与副伤寒）。

4. 抗酸染色　分枝杆菌的细胞壁内含有大量的脂质，使其一般不易着色，经过加热和延长染色时间可促使其着色。但分枝杆菌中的分枝菌酸与染料结合后，很难被酸性乙醇脱色剂脱色，再加碱性亚甲蓝复染后，分枝杆菌仍然为红色，而其他细菌及背景为蓝色，故名抗酸染色。

【实验材料】

玻片、接种环、兔血浆、金黄色葡萄球菌菌液、一次性吸管、试管、生理盐水、抗链球菌溶血素O阳性血清、抗链球菌溶血素O阴性血清、溶血素O溶液、ASO胶乳试剂、真空管、试管架、伤寒沙门菌O抗原、伤寒沙门菌H抗原、甲型副伤寒沙门菌H抗原和乙型副伤寒沙门菌H抗原、2ml刻度吸管、水浴箱、冰箱、无菌竹签、5%石炭酸复红染液、酒精灯、洗瓶、吕氏亚甲蓝染液、显微镜、香柏油、二甲苯、擦镜纸。

【实验步骤】

1. 血浆凝固酶试验

（1）玻片法：在1张洁净玻片加1滴生理盐水，用接种环取待检菌与其混合制成菌悬液（需做阳性对照及阴性对照），若经10～20s内无自凝现象发生，则加入兔新鲜血浆1环，与菌悬液混合，立即观察结果。

（2）试管法：试管中加入0.5 ml 1∶4稀释的新鲜兔血浆，再加入0.5ml待检菌液（需做阳性对照及阴性对照），混匀后置37℃水浴中，3～4h观察结果。

2. 抗链球菌溶血素O试验　在反应板各孔内分别滴加血清、阳性和阴性对照血清1滴，于各孔内滴加 1 滴溶血素 O 溶液，轻摇 1min 混匀，最后在各孔内分别滴加 1 滴 ASO 胶乳试剂，轻摇 3min 后观察结果。

3. 肥达试验

（1）抽取静脉血约 3ml 于真空管中，3000r/min 离心 5min 分离血清。

（2）取小试管 28 支放于试管架上，共 4 排 7 列，于第 1 列 4 支小试管自上而下依次标明 O、H、PA、PB，分别代表伤寒沙门菌 O 抗原、伤寒沙门菌 H 抗原、甲型副伤寒沙门菌 H 抗原和乙型副伤寒沙门菌 H 抗原。每管加生理盐水 0.5ml。

（3）取中试管一支，加生理盐水 3.6ml 和血清 0.4ml，混匀，即为 1∶10 稀释血清。分别取中试管 1∶10 稀释血清 0.5ml 加入第 1 列的 4 支小试管中，混匀，即为 1∶20 稀释血清。分别取第 1 列的小试管中 0.5ml，移入第 2 列小试管中，混匀，即为 1∶40 稀释血清。同理，第 3～6 列，第 6 列弃掉 0.5ml，第 7 列只有生理盐水 0.5ml 为对照管。

（4）在第 1～7 列的小试管中再分别加入诊断抗原 0.5ml，第 1～4 排的 1～7 支小试管中分别加入伤寒沙门菌 O 抗原、伤寒沙门菌 H 抗原、甲型副伤寒沙门菌 H 抗原 PA、乙型副伤寒沙门菌 H 抗原 PB。

（5）振荡片刻充分混匀后，将试管架放于 37℃ 水浴箱 4h，取出后不要振荡，尽快观察；或放 4℃ 冰箱内过夜，第 2 天观察并记录结果。

（6）结果判断方法是先观察对照管，应无凝集反应，再观察其他小试管的凝集情况，并与对照管比较。根据凝集块多少和液体透明度，判断结果。

4. 结核患者痰标本涂片及抗酸染色

（1）用无菌竹签（或灭菌的接种环）挑取干酪样、脓样、带血痰液置于洁净载玻片上均匀制成 10mm×10mm 范围的薄涂片，自然干燥，经火焰固定。

（2）初染：用玻片夹夹住载玻片，滴加 5% 石炭酸复红染液，盖满标本，在酒精灯火焰外缓缓加温，切勿沸腾，待染液微冒蒸气即暂时离开，并不断滴加染液，保持染液不干，如此反复数次，约维持 5min。待标本片冷却后用水冲洗多余的染液。

（3）脱色：用 3% 盐酸乙醇脱色，直至涂片无红色染液流下为止，约 1min，水洗。

（4）复染：用吕氏亚甲蓝染液复染 1min，水洗。

（5）镜检：用吸水纸吸干，用油镜检查。

【实验结果】

1. 血浆凝固酶试验

（1）玻片法：5～10s 内出现凝集者为阳性。

（2）试管法：3h 内出现凝固为阳性，4h 后如不凝固，则放置过夜后再观察。

2. 抗链球菌溶血素 O 试验　出现清晰凝集为阳性，不凝集为阴性。

3. 肥达试验

（++++）上清液完全透明，细菌全部凝集成块沉于管底。

（+++）上清液透明度达 75%，大部分细菌凝集成块沉于管底。

（++）上清液透明度达 50%，50% 细菌凝集成块沉于管底。

（+）上清液透明度达 25%，小部分细菌凝集成块沉于管底。

（-）液体均匀浑浊，无凝集块，有部分细菌因重力作用沉于管底，轻摇后细菌如云烟状升起，但很快消失。

效价：呈现（++）凝集的血清最高稀释倍数作为该血清的凝集效价。

4.抗酸染色　抗酸菌染成红色，非抗酸菌和细胞背景染成蓝色。

【注意事项】

1.做 ASO 胶乳凝集试验时，当加入 ASO 胶乳后，轻摇 3min 立即记录结果，超过 3min 才出现的凝集不作为阳性。如标本发生溶血、高胆红素、高脂、高胆固醇血液、类风湿因子及标本被细菌污染都会影响试验结果。

2.痰标本检验应为脓性和血性痰，不要混入唾液、鼻涕或漱口水；立即送检，不能立即送检的，室温保存不超过 2h，也可放入冰箱中保存。

3.肥达试验时，应在发病早期及恢复期分别采集血清标本进行检查，若恢复期比初次效价高出 4 倍者有诊断价值。

【实验作业】

1.报告血浆凝固酶试验、抗链球菌溶血素 O 试验的结果。

2.报告肥达试验效价。

3.描述结核分枝杆菌的抗酸染色结果。

4.绘出结核分枝杆菌油镜下的形态图。

实验 7　病毒及其他微生物感染的检查

 狂犬病毒和乙肝病毒标志物的检测

【实验目的】

1.掌握狂犬病毒内基氏小体的形态特点。

2.掌握乙型肝炎病毒抗原抗体系统的检测方法及其应用。

【实验内容】

（一）狂犬病毒内基氏小体的观察

观察狂犬病毒包涵体苏木素伊红染色病理组织切片，在神经细胞浆内，可见到圆形或椭圆形一个或数个狂犬病毒包涵体（内基小体），呈红色，神经细胞核为蓝色。

（二）ELISA 双抗体夹心法检测 HBsAg

1.原理

将纯化抗 HBs 分别吸附于固相载体表面，加入受检血清，如其中含有 HBsAg，则与载体上的抗 HBs 结合，形成抗 HBs-HBsAg 复合物。再加入酶标记抗 HBs，使之与上述复合物中的 HBsAg 结合，再与底物作用而显色。底物颜色的改变与 HBsAg 量成正比。

2.材料

（1）待检血清样本。

（2）定量移液器，光度计。

（3）HBsAg 检测试剂盒。

3.方法（以试剂盒的操作说明书为准）

（1）在已包被有抗 -HBs 聚苯乙烯反应板的小孔内加待测标本血清及对照血清，每孔 100μl 置 43℃ 1h 或 37℃ 2h，用洗涤液洗三次，空干（每块板设阳性及阴性对照各 1 孔）。

（2）加酶标抗体：将酶标记抗 -HBs 加入各孔，每孔 1 滴（50μl），置 43℃ 1h，用洗涤液洗四次，空干。

（3）加底物：各孔加入底物溶液 A、B 各 1 滴（50μl），将反应板置 37℃或室温，15～30min 显色。

（4）每孔加入硫酸终止液 1 滴，终止反应。

4. 结果判断

目测法：阳性标本显黄色，阴性标本不显色。

比色法：选波长 492nm，用空白孔（该孔不加血清及酶标记物）校正零点，读取各孔 OD 值。

$\dfrac{待测样本OD}{阴性对照孔OD} \geqslant 2.1$ 为阳性；< 2.1 为阴性。

（三）ELISA 双抗原夹心法检测抗 HBs

1. 原理　将纯化 HBsAg 吸附于固相载体表面，加入受检血清，如其中含有抗 HBs，则于固相载体上的 HBsAg 结合，形成 HBsAg- 抗 HBs 复合物。再与酶标记 HBsAg 结合，在底物中显色。

2. 材料

（1）待检血清样本。

（2）定量移液器，光度计。

（3）抗 HBs 检测试剂盒。

3. 方法

（1）在已包被有 HBsAg 聚苯乙烯反应板的小孔内加待测标本血清及对照血清，每孔 100μl，置 43℃ 1h 或 37℃ 2h，用洗涤液洗三次，空干（每块板设阳性及阴性对照）。

（2）加酶标记抗原：将酶标记 HBsAg 加入各孔，每孔 100μl，置 43℃ 1h，用洗涤液洗四次，空干。

（3）加底物：各孔加入底物溶液 A、B 各 1 滴（50μl），将反应板置 37℃或室温，15～30min 显色。

（4）每孔加入硫酸终止液 1 滴，终止反应。

4. 结果判断

目测法：阳性标本显黄色，阴性标本不显色

比色法：波长 492nm，用空白孔校正零点，读取各孔 OD 值。

$\dfrac{待测样本OD}{阴性对照孔OD} \geqslant 2.1$ 为阳性；< 2.1 为阴性

（四）胶体金法检测 HBsAg 或抗 HBs

1. 原理　试剂条上以胶体金为指示标记包被特异的抗原 / 抗体，应用免疫层析原理检测样本中的 HBsAg、抗 HBs。HBsAg 的检测采用双抗体夹心法，胶体金标记抗 HBs（鼠单抗）与样品中的 HBsAg 结合形成复合物，再借助毛细渗透作用，复合物沿层析条向前移动，与检测线区预包被的抗 HBs 形成 "Au- 抗 HBs-HBsAg Au- 抗 HBs- 固相材料" 夹心物而凝聚显色。游离胶体金标记抗 HBs（鼠单抗）则在对照线处与羊抗鼠 IgG 抗体结合而富集显色。阴性标本则仅在对照线处显色。而 HBsAb 检测是采用双抗原夹心法。

2. 材料

（1）受检血清，阴性血清，阳性血清。

（2）乙肝表面抗原、表面抗体测条，吸管。

（3）检测试纸卡盒。

3. 方法（按照操作说明书操作）

（1）沿铝箔袋切口部位撕开，取出胶体金测试卡平放于台面上并做好标记。

（2）吸取血清/血浆标本垂直加入 3～4 滴（约 80μl）于每个加样孔中。

（3）15min 左右观察显示结果。

4. 结果判断

阳性：两条红色线，即在检测区（T）及对照区（C）各出现一条红色反应线。

阴性：一条红色线，即仅在对照区（C）出现一条红色反应线。

无效：对照区（C）无红色线出现。检测无效，建议此时用新试卡重测，尤其注意加样量是否足够。

【实验作业】

记录实验结果并分析其临床意义。

 真菌和螺旋体的检查

【实验目的】

1. 掌握皮肤丝状菌的检查方法。

2. 掌握梅毒螺旋体的血清学筛选试验。

3. 熟悉常见病原性真菌和螺旋体的形态特点和真菌菌落特点。

【实验材料】

皮肤丝状菌（病发、皮屑等）、白念珠菌标本片、新生隐球菌标本片、青霉菌标本片、曲霉菌标本片、钩端螺旋体标本片、梅毒螺旋体标本片等；100g/L KOH、乳酸酚棉蓝染色液、清洁载玻片、盖玻片、光学显微镜、RPR 试剂盒、ELISA 试剂盒等。

【实验内容】

（一）显微镜下观察真菌和螺旋体形态

（二）真菌菌落观察

酵母型菌落：为单细胞真菌的菌落，形态与一般细菌菌落相似，以出芽形式繁殖，如新型隐珠菌。

类酵母型菌落：外观似酵母菌落，但可见伸入培养基中的假菌丝，它是由伸长的芽生孢子形成，如白念珠菌。

丝状菌落：为多细胞真菌的菌落，由许多菌丝体组成。丝状菌落呈棉絮状、绒球状、粉末状或石膏粉样。

（三）浅部感染真菌检查

方法：取剪碎的病发或皮屑，置于清洁的玻片上，滴加 100g/L KOH 溶液数滴，用酒精灯微微加温，至毛发或皮屑透明，再加一盖玻片（注意不可产生气泡），用镊子轻轻压实，置于低倍镜下找到菌丝或孢子，再换用高倍镜观察，根据菌丝及孢子形态初步确定真菌的种属。

如果标本不好观察，可在透明后沿盖玻片四周滴加下列其中一种染色液（如乳酸酚棉蓝染液、结晶紫液、复红液、亚甲蓝液）效果会更好。

结果判断：镜下找到菌丝或孢子（细胞内或发内者临床价值更大）。

（四）梅毒螺旋体血清学诊断

人体感染梅毒螺旋体（TP）后，血清中可出现两种"抗体"：其一是抗类脂质抗体（非特异性反应素），其二是抗梅毒螺旋体的特异性抗体（抗 TP 抗体）。检测这两类"抗体"，是诊断梅毒的重要手段。

1. 快速血浆反应素环状卡片试验（RPR）

原理：RPR 抗原是吸附于活性炭颗粒上的类脂质抗原（由从牛心肌中提取的心磷脂、胆固醇和卵磷脂组成），可与患者血清中的反应素结合，出现凝集现象。

方法：

（1）取待检血清、阳性控制血清、阴性控制血清各 50μl，分别加入到卡片的三个圆圈内，并使血清补满整个圆圈。

（2）在每份血清上滴加 1 滴 RPR 抗原。

（3）旋动卡片 8min（约 100r/min），观察结果。

结果判断：在 RPR 白色卡片上观察有无黑色凝集颗粒或絮片。无凝集为阴性结果，出现明显黑色凝集颗粒或絮片为阳性。

若血清标本呈阳性，可将血清以 1：2 ～ 1：32 的倍比稀释，然后按上述方法进行半定量试验。

2. 酶联免疫吸附试验（ELISA）

原理：采用双抗原夹心法。将高度纯化的 TP 抗原包被反应板之后加入待测血清，若待测血清中存在 TP 抗体，则与 TP 抗原特异性结合。再加入酶标记的高纯度 TP 抗原，即在固相载体上形成"TP 抗原 - 抗 TP 抗体 - 酶标记 TP 抗原"夹心复合物，当加入酶底物后，可呈现颜色反应。颜色深浅与血清中抗 TP 抗体成正比。

方法：

（1）分别取待测血清、阴性及阳性对照血清各 50μl，加于反应板相应凹孔中；每孔再加入酶标记 TP 抗原各 50μl。混匀，放 37℃ 30min。

（2）取出反应板，弃尽孔中液体。用洗涤液洗板 6 次，拍干液体。

（3）于每孔加酶底物各 100μl，放 37℃ 15min 后，加终止液 50μl。

（4）用酶联仪于 450nm 波长处读取吸光度值（A），以空白校零。分别测定阴性、阳性对照及待测血清的 A 值。

结果判断：待测血清 A 值≥ CO 值，为阳性；待测血清 A 值< CO 值，为阴性。CO=0.20 + 阴性对照平均 A 值。阴性对照 A 值应≤ 0.12，阳性对照 A 值应≥ 0.30；阴性对照< 0.03 时按 0.03 计算。

【注意事项】

1. 真菌标本直接镜检时，加盖玻片一定不能产生气泡，否则会误认为是孢子。皮屑组织较大或较厚，可用 200g/L KOH 消化、透明。一次检查未检出菌丝或孢子，不能排除真菌感染的可能，对表皮癣菌菌种的鉴定，必须加做培养、生化反应和血清学试验（必要时），并综合临床资料具体分析。

2. RPR　试剂盒勿冰冻，于 2 ～ 8℃保存，使用前恢复至室温；RPR 抗原用时应充分摇匀后垂直滴加；在规定时间内及时观察结果。本试验仅为过筛试验，阴性结果不能排除梅毒感染，阳性结果需进一步做抗梅毒螺旋体抗体试验确认。

3.ELISA 血清标本应新鲜、无污染；加入试剂力求准确，一般用微量加样器加样；反应板洗涤必须充分、彻底，以免影响判定结果；结果测定应以酶联仪读数为准。

4.试验所用标本、试剂及废弃物应按生物危险品进行处理。

5.由于各种梅毒血清学检测方法，并非都能在梅毒的不同病期检测出抗类脂质抗体或抗梅毒螺旋体抗体，为提高检出率，最好每次用2种以上的方法。

【实验作业】

记录白念珠菌、新生隐球菌、青霉菌、曲霉菌、钩端螺旋体、梅毒螺旋体的镜下形态特点。

实验8　人体寄生虫学实验

 医学蠕虫实验

（一）线虫

【实验目的】

掌握蛔虫、钩虫、蛲虫、鞭虫成虫及虫卵的形态特征，两种钩虫的成虫及两种丝虫微丝蚴的形态鉴别要点，旋毛虫幼虫囊包的形态特征。

【实验材料】

1.大体标本　蛔虫、鞭虫、蛲虫、钩虫及丝虫的虫体。

2.玻片标本　蛔虫、鞭虫、蛲虫、钩虫的虫卵及微丝蚴玻片标本；旋毛虫幼虫囊包染色标本。

【实验步骤】

1.肉眼观察示教的成虫标本

（1）蛔虫：观察虫体外形、大小、颜色、侧线，雌雄虫尾端。

（2）钩虫：观察十二指肠钩虫和美洲钩虫的体态，注意雌、雄虫的区别。

（3）蛲虫：观察虫体大小、颜色。

（4）鞭虫：观察虫体外形、大小、颜色，注意雌、雄虫的区别。

2.镜下观察虫卵及幼虫囊包

（1）蛔虫卵

①受精卵：虫卵呈宽椭圆形，大小为（45～75）μm×（35～50）μm，表面有一层凹凸不平的蛋白质膜，棕黄色，卵壳厚，内含一个大而圆的卵细胞，卵细胞与卵壳之间有半月形间隙。

②未受精：虫卵呈长椭圆形，大小为（88～94）μm×（39～44）μm，棕黄色，卵壳较受精卵薄，卵内充满折光性强的卵黄颗粒。

③脱蛋白质膜卵：卵壳无色透明，外表光滑。

（2）钩虫卵：用低倍镜观察，光线不宜太强。虫卵无色透明，椭圆形，大小为（56～76）μm×（36～40）μm，卵壳薄，卵内有4～8个细胞，或发育到桑椹期。卵细胞与卵壳之间有一圈明显间隙。

（3）蛲虫卵：用低倍镜观察，光线不宜太强。虫卵无色透明，大小为（50～60）μm×（20～30）μm，为两侧不对称的椭圆形，一侧较平，一侧稍凸。卵壳较厚，初产卵内含一蝌蚪期胚胎。

（4）鞭虫卵：虫卵纺锤形，大小（50～54）μm×（22～23）μm，棕黄色，卵壳厚，两端各有一透明栓，卵内含一个受精的卵细胞。

（5）两种丝虫微丝蚴：先用低倍镜观察。微丝蚴染色后为紫蓝色，形状为细小弯曲的线形虫体。转高倍镜后，可比较观察两种微丝蚴的体态、头间隙、体核的区别以及有无尾核等（实验表1）。

实验表1　班氏微丝蚴与马来微丝蚴鉴别点

	班氏微丝蚴	马来微丝蚴
体态	柔和，弯曲自然	弯曲僵硬，大弯中有小弯
头间隙	长：宽（1:1）	长：宽（2:1）
体核	圆或椭圆形，排列整齐，清晰可数	形状不规则，大小不等，排列紧密，不易分清
尾核	无	2个，前后排列

（6）旋毛虫幼虫囊包：在低倍镜下可见旋毛虫囊包寄生在横纹肌纤维内，呈梭状，囊包与肌纤维平行排列，囊内1～2条幼虫卷曲其中。

【实验结果】　低倍镜下观察，可见蛔虫卵、钩虫卵、蛲虫卵和鞭虫卵，绘出四种虫卵的形态图。

（二）吸虫

【实验目的】　掌握血吸虫、肝吸虫、肺吸虫、姜片虫的虫卵及成虫的形态特征，并识别各吸虫的中间宿主。熟悉各吸虫所致的病理损害。

【实验材料】

1.浸制标本　血吸虫、肝吸虫、肺吸虫、姜片虫的虫体；各吸虫的中间宿主；吸虫寄生的病理标本。

2.玻片标本　血吸虫、肝吸虫、肺吸虫、姜片虫的虫卵。

【实验方法】

1.肉眼观察示教的成虫标本及病理标本

（1）血吸虫：虫体圆柱形，形似线状，雌雄异体。注意观察雄虫的抱雌沟及雌雄虫口、腹吸盘。

（2）肝吸虫：虫体较小，狭长，大小为（10～25）mm×（3～5）mm。背腹扁平，前端尖细，后端钝圆。体壁较薄，半透明。

（3）肺吸虫：外形似半粒黄豆，口、腹吸盘大小相似，口吸盘位于虫体前端，腹吸盘约在虫体腹面中部。

（4）姜片虫：灰白色似姜片状。虫体较大、背腹扁平，呈椭圆形。口吸盘近体前端，较小，直径约0.5mm。腹吸盘紧靠口吸盘后方，较大，肉眼可见形如漏斗状，肌肉发达。

（5）血吸虫中间宿主：钉螺。

（6）肝吸虫中间宿主：第一中间宿主—豆螺、纹沼螺。

（7）肺吸虫中间宿主：第一中间宿主—川卷螺；第二中间宿主—溪蟹、蝲蛄。

（8）姜片虫中间宿主：第一中间宿主—扁卷螺；第二中间宿主—菱角、荸荠。

（9）血吸虫寄生的兔肠系膜病理标本：观察病兔肠系膜中灰色或白色的虫体。

（10）狗肺吸虫病肺标本：肉眼可见肺表面结节隆起。

【实验结果】　低倍镜下观察，可见肝吸虫卵、姜片虫卵、肺吸虫卵和血吸虫卵，绘出四种虫卵的形态图。比较四种吸虫卵的形态特征（形状、大小、颜色、卵盖、小棘和内含物）。

（三）绦虫

【实验目的】　掌握绦虫卵、棘球蚴砂、猪带绦虫成虫与牛带绦虫成虫的形态特征；熟悉猪囊尾蚴、牛囊尾蚴形态结构及其成虫的头节、成熟节片及妊娠节片。了解囊虫、棘球蚴寄生的病理标本。

【实验步骤】

1. 观察标本

（1）绦虫卵（玻片标本）：镜下观察虫卵呈圆球形，直径 31 ～ 43μm，卵壳薄，卵壳内为胚膜，虫卵自孕节散出后，卵壳多已脱落，称不完整卵。胚膜较厚，棕黄色，上有放射状条纹。胚膜内含球形六钩蚴，有 6 个小钩。

（2）头节（玻片标本）低倍镜下观察猪带绦虫头节，牛带绦虫头节，注意头节的形状、大小、吸盘、顶突和小钩等结构并加以区别。

（3）棘球蚴砂（玻片标本）：低倍镜下观察原头节的形态特征。

（4）包生绦虫成虫（玻片标本）：注意观察虫体形态、大小及分节。

2. 示教标本

（1）成节（玻片标本）：注意观察猪带绦虫成节和牛带绦虫成节的大小及生殖器官的形态，并加以区别。

（2）孕节（玻片标本）：用肉眼或放大镜观察节片的形状、大小和子宫的侧支数目，计算时从基部数起。孕节中充满虫卵的子宫向两侧分支，猪带绦虫子宫侧支数为 7 ～ 13 支，牛带绦虫子宫侧支数为 15 ～ 31 支。每支又继续分支，呈不规则的树枝状。

（3）囊尾蚴（浸制标本）：肉眼观察可见囊尾蚴呈卵圆形，大小约 5 mm×10mm，白色半透明的囊泡，囊内充满透明的囊液。头节缩在囊内呈白色点状，其构造与成虫的头节相似。

（4）成虫（浸制标本）：注意观察其形态、大小、颜色及分节情况。

（5）病理标本（浸制大体标本）：注意观察囊虫寄生于心肌，脑组织及肌肉里的状态，囊虫的大小、形状及颜色。

 医学原虫实验

【实验目的】　熟悉阴道毛滴虫、溶组织内阿米巴、蓝氏贾第鞭毛虫的滋养体，溶组织内阿米巴、蓝氏贾第鞭毛虫包囊，杜氏利什曼原虫无鞭毛体、前鞭毛体，疟原虫红内期各阶段及配子体的形态特征。

【实验步骤】

（一）观察标本

1. 溶组织内阿米巴

（1）滋养体（铁苏木素染色玻片标本）：虫体为椭圆形或圆形，较生活时偏小。虫体外质较透明、内质颗粒状。滋养体的内质中往往可见到被吞噬的红细胞（染成深蓝黑色），细胞核一个，圆形，泡状；核周染粒大小均匀，排列整齐；核仁细小，位于中央；核仁与核膜之间有网状核丝相连。

HE 染色肠组织切片标本：先低倍镜下检查见到肠粘膜一缺损处，再换高倍镜于粘膜下层或溃疡边缘查滋养体。

（2）溶组织内阿米巴包囊（铁苏木素染色标本）：圆球形，直径 10～20μm，囊壁不着色，但可见包囊与周围粪渣间有空隙。核 1～4 个。核仁细小，多位于中央。一核、二核包囊内可见空泡状糖原泡及两端钝圆的拟染色体。

2. 蓝氏贾第鞭毛虫

（1）滋养体（染色玻片标本）：倒梨形，细胞核 2 个，呈泡状，内有 1 个较大的核仁（象 1 对鸡眼）；有鞭毛 4 对、轴柱 1 对及 2 个半月形的中体。

（2）包囊（染色玻片标本）：椭圆形，大小（10～14）μm×（7～10）μm，囊壁较厚，核 4 个，成对地分布在虫体的前端；内可见轴柱及鞭毛。

3. 阴道毛滴虫：滋养体（染色标本）为梨形，前端有鞭毛 4 根，一侧有波动膜，其长度不超过虫体的一半，膜的外缘为后鞭毛；细胞核 1 个，椭圆形；虫体中央有轴柱穿过并向后端伸出。

4. 杜氏利什曼原虫

（1）无鞭毛体：在低倍镜下找到涂片效果较好的部位，再换油镜观察。一个巨噬细胞内一般可见 20～100 个虫体。圆形或椭圆形，大小（2.9～5.7）μm×（1.8～4.0）μm；内有一个较大的球形核，呈红色或紫红色；杆状动基体位于核旁，着色较深。有时可见紧靠动基体旁有一点状基体，由此发出 1 条根丝体。

（2）前鞭毛体：虫体呈梭形，核位于中部，动基体在前端较宽部位；基体在动基体之前，由此发出 1 根鞭毛游离于虫体外，常聚集成簇，排列呈菊花状。

5. 间日疟原虫

（1）环状体：呈环状，细胞质蓝色环形，中间有空泡，核红色点状，位于环之一侧，约点红细胞直径的 1/3。

（2）大滋养体：形状多不规则，细胞质增多，出现黄褐色疟色素。核增大，但未分裂。

（3）未成熟裂殖体：细胞质不分裂，虫体渐呈圆形，空泡消失。细胞质内疟色素仍较多开始集中，核开始分裂，数目在 2 个以上。

（4）成熟裂殖体：裂殖子为 12～24 个，排列不规则，疟色素集中成堆，虫体占满胀大的红细胞。

（5）配子体：体积较大，圆形或椭圆形。细胞质规则，没有空泡。核 1 个，坚实或疏松。疟色素颗粒较多，分布均匀。

6. 恶性疟原虫：注意观察形态较为典型的环状体及雌、雄配子体。

（包兆胜）

参考文献

曹雪涛 . 2013. 医学免疫学 . 第 6 版 . 北京：人民卫生出版社

曹元应，曹德明 . 2016. 病原生物与免疫学 . 北京：人民卫生出版社

陈芳梅，夏金华 . 2013. 病原生物与免疫学 . 北京：人民卫生出版社

陈淑增 . 2015. 病原生物学与免疫学 . 武汉：华中科技大学出版社

龚非力 . 2014. 医学免疫学 . 北京：科学出版社

胡圣尧，孟凡云 . 2012. 医学免疫学 . 第 3 版 . 北京：科学出版社

黄敏 . 2015. 医学微生物学与寄生虫学 . 第 3 版 . 北京：人民卫生出版社

金伯泉 . 2013. 医学免疫学 . 第 6 版 . 北京：人民卫生出版社

李凡，徐志凯 . 2013. 医学微生物学 . 第 8 版 . 北京：人民卫生出版社

李剑平，刘雪梅 . 2013. 医学免疫学与病原生物学 . 北京：科学出版社

林逢春 . 2015. 免疫学检验 . 第 4 版 . 北京：人民卫生出版社

吕世静 . 2010. 临床免疫学检验 . 第 2 版 . 北京：人民卫生出版社

潘丽红，高江原 . 2016. 医学免疫学与病原生物学 . 第 2 版 . 北京：科学出版社

潘丽红 . 2014. 医学免疫学与病原生物学 . 第 2 版 . 北京：科学出版社

司传平 . 2014. 医学免疫学 . 北京：高等教育出版社

万巧凤 . 2010. 病原生物与免疫学 . 西安：第四军医大学出版社

王承明 . 2015. 病原生物与免疫学基础 . 北京：高等教育出版出版社

夏金华，舒文 . 2016. 免疫检验技术（案例版）. 北京：科学出版社

夏金华，吴松泉，陆予云 . 2012. 病原生物与免疫学 . 武汉：华中科技大学出版社

夏穗生 . 2011. 现代器官移植学 . 北京：人民卫生出版社

张金来 . 2016. 病原生物学与免疫学基础 . 北京：科学出版社

祖淑梅，潘丽红 . 2012. 医学免疫学（案例版）. 北京：科学出版社

祖淑梅，潘丽红 . 2010. 医学免疫学与病原生物学 . 北京：科学出版社

《病原生物学与免疫学》教学大纲

 课程性质和课程任务

《病原生物学与免疫学》是连接基础医学、临床医学与护理学的桥梁课程，是护理专业必修的专业基础课，对培养学生职业能力和职业素养起重要支撑及促进作用，且为学习后续专业课程打基础。

本课程包括病原生物学与免疫学基础两部分。其主要任务是通过本课程的学习，掌握医学免疫学基本理论与应用；掌握病原生物的致病机制、致病特点与防治原则，运用所学知识控制和消灭传染性疾病，为进一步学习临床各科的感染性疾病、免疫性疾病和肿瘤等相关知识奠定基础。

 课程教学目标

（一）职业素养目标

1. 具有勤学善思的学习习惯、细心严谨的工作态度和作风、较强的适应能力，具有团队合作精神。

2. 具有良好的职业道德和伦理观念，树立护理专业人员良好的行为规范。

3. 具有健康的心理和认真负责的职业态度，能予服务对象以人文关怀。

4. 具有终身学习的理念，在学习和实践中不断地思考问题、研究问题、解决问题。

（二）专业知识和技能目标

1. 掌握免疫学基础理论，免疫的功能；各型超敏反应的特点、发生机制、常见疾病；免疫预防及免疫治疗知识。

2. 掌握正常菌群及其意义；消毒与灭菌、医院感染、细菌耐药性等现象。

3. 掌握常见病原微生物的致病作用和防治原则。

4. 能应用所学的免疫学知识，分析、解释机体抗感染免疫和免疫性疾病的发生机理。

5. 具有无菌观念，能应用微生物学理论与技术进行消毒、灭菌、隔离、无菌操作，预防医院感染。

病原生物学与免疫学

三 教学内容和要求

教学内容	教学要求			教学活动参考
	了解	熟悉	掌握	
绪论				
（一）病原生物学概述		√		理论讲授
（二）免疫学概述		√		多媒体
（三）病原生物学与免疫学的关系	√			
一、免疫系统				
（一）免疫器官			√	理论讲授
（二）免疫细胞		√		多媒体
（三）免疫分子	√			
二、抗原				
（一）抗原的概念、特性与分类	√			
（二）决定抗原免疫原性的因素	√			理论讲授
（三）抗原的特异性与交叉反应	√			多媒体
（四）医学上重要的抗原物质			√	
三、免疫球蛋白与抗体				
（一）免疫球蛋白的结构与类型		√		理论讲授
（二）各类抗体的主要特性与功能			√	多媒体
（三）抗体的制备及其应用	√			
四、补体系统				
（一）概述		√		
（二）补体系统的激活与调节	√			理论讲授
（三）补体系统的主要生物学作用		√		多媒体
（四）血清补体异常与疾病		√		
五、主要组织相容性复合体及其编码分子				
（一）概述	√			理论讲授
（二）HLA 的结构、分布与功能	√			多媒体
（三）HLA 在医学上的意义	√			
六、免疫应答				
（一）概述	√			
（二）固有免疫	√			理论讲授
（三）适应性免疫——B 细胞介导的体液免疫应答		√		多媒体
（四）适应性免疫——T 细胞介导的细胞免疫应答		√		
（五）免疫耐受与免疫调节	√			
七、免疫与临床				理论讲授
（一）抗感染免疫	√			多媒体

教学内容	教学要求			教学活动参考
	了解	熟悉	掌握	
（二）超敏反应			√	
（三）免疫缺陷病	√			
（四）自身免疫病	√			
（五）肿瘤免疫与移植免疫	√			
（六）免疫学防治			√	
（七）免疫学诊断	√			
八、细菌的基本特性				
（一）细菌的形态与结构		√		
（二）细菌生长繁殖与变异		√		理论讲授
（三）细菌与外界环境			√	多媒体
（四）细菌的致病性与感染			√	实验
（五）细菌感染的检查方法与防治原则	√			
九、常见的病原菌				
（一）呼吸道感染的细菌			√	
（二）消化道感染的细菌			√	
（三）创伤感染的细菌		√		理论讲授
（四）引起食物中毒的细菌		√		多媒体
（五）性传播细菌		√		
（六）动物源性细菌	√			
十、病毒的基本特性				
（一）病毒的基本性状		√		理论讲授
（二）病毒的感染与免疫	√			多媒体
（三）病毒感染的微生物学检查与防治原则	√			
十一、常见的致病性病毒				
（一）呼吸道感染的病毒		√		
（二）肠道感染的病毒		√		
（三）肝炎病毒			√	理论讲授
（四）逆转录病毒		√		多媒体
（五）疱疹病毒		√		
（六）其他病毒	√			
十二、其他微生物				
（一）螺旋体		√		理论讲授
（二）立克次体	√			多媒体
（三）支原体	√			
（四）衣原体	√			

教学内容	教学要求			教学活动参考
	了解	熟悉	掌握	
（五）放线菌	√			
（六）真菌		√		
十三、人体寄生虫学总论				
（一）寄生虫与宿主	√			理论讲授
（二）寄生虫与宿主的相互关系	√			多媒体
（三）寄生虫病的流行与防治		√		
十四、常见人体寄生虫和节肢动物				
（一）医学蠕虫		√		理论讲授
（二）医学原虫	√			多媒体
（三）医学节肢动物	√			实验

四　学时分配建议（72 学时）

教学内容	学时数		
	理论	实践	小计
绪论	2	0	2
一、免疫系统	2	0	2
二、抗原	2	0	2
三、免疫球蛋白与抗体	2	0	2
四、补体系统	2	0	2
五、主要组织相容性复合体及其编码分子	1	0	1
六、免疫应答	3	0	3
七、免疫与临床	8	2	10
八、细菌的基本特性	8	8	16
九、常见的病原菌	6	2	8
十、病毒的基本特性	2	0	2
十一、常见的致病性病毒	8	2	10
十二、其他微生物	2	0	2
十三、人体寄生虫学总论	2	0	2
十四、常见人体寄生虫和节肢动物	6	2	8
合计	56	16	72

五 教学大纲说明

（一）参考学时

总学时为 72 学时，其中理论教学 56 学时、实践教学 16 学时。可根据实际情况进行调整。

（二）教学要求

本课程对理论教学部分要求有掌握、熟悉、了解三个层次。掌握是指对免疫学与病原生物学中所学的基本知识、基本理论具有深刻的认识，并能应用所学知识分析、解释常见的临床感染性和免疫性疾病发生机制及其防治原则；熟悉是指能够领会概念的基本含义，对要点明了；了解是指能够简单理解、记忆所学知识。

（三）教学建议

1. 教学方式　在教学中采用理论与实践相结合，大班讲授与小班实训，示教与个人操作相结合的方法。充分利用多媒体教学，组织学生开展典型的临床案例分析讨论，加强直观教学，以加深学生对有关内容的理解和记忆。

2. 教学方法　本课程学习的基本方法为理论教学与实验教学穿插进行。理论讲授采用案例分析、启发诱导、课堂讨论等多种形式，突出重点和难点；实验教学以教师示范、学生独立操作为主，要求操作规范，强化学生的无菌观念和动手能力。

3. 教学评价　通过课堂提问、布置作业、单元目标测试、案例分析讨论、实验结果分析与讨论、期末理论考试等多种形式，对学生进行学习能力、实践能力和应用知识能力的综合考核，以期达到教学目标的具体要求。

目标检测题参考答案

绪　论

1. B　2. C　3. B　4. B　5. C　6. D　7. C
8. D　9. B　10. C

第1章

1. A　2. B　3. D　4. B　5. D　6. E　7. C　8. C
9. A　10. A　11. E　12. D　13. A　14. E　15. B

第2章

1. E　2. D　3. E　4. B　5. A　6. D　7. B
8. A　9. A　10. D

第3章

1. B　2. C　3. A　4. B　5. E　6. D　7. B
8. B　9. D　10. E　11. B　12. D

第4章

1. D　2. A　3. E　4. E　5. A　6. D　7. B
8. E　9. C　10. E

第5章

1. C　2. B　3. E　4. C　5. E　6. E

第6章

1. C　2. C　3. E　4. A　5. D　6. A　7. C
8. A　9. C　10. A

第7章

1. E　2. D　3. B　4. B　5. C　6. E　7. A
8. A　9. C　10. D　11. A　12. A　13. E　14. B
15. C　16. D

第8章

1. D　2. A　3. B　4. C　5. A　6. B　7. D
8. B　9. B　10. A　11. C　12. E　13. B　14. E
15. C　16. D　17. C　18. B　19. C　20. E
21. C　22. D　23. C　24. B　25. C　26. C
27. C　28. A　29. C　30. E　31. A　32. E

33. E　34. C　35. C　36. A　37. E　38. E
39. C　40. E　41. C

第9章

1. A　2. E　3. B　4. B　5. A　6. B　7. B
8. B　9. C　10. D　11. B　12. B　13. A　14. D
15. A　16. E　17. B　18. C　19. E　20. E
21. D　22. C　23. A　24. B　25. D　26. B
27. A　28. E　29. B　30. A　31. B

第10章

1. D　2. C　3. E　4. D　5. A　6. D　7. D
8. B　9. B　10. A

第11章

1. A　2. C　3. E　4. E　5. C　6. B　7. A
8. E　9. D　10. C　11. E　12. C　13. B　14. D
15. E　16. C　17. A　18. B　19. D　20. C
21. E　22. A　23. D　24. B　25. C　26. E
27. B　28. E　29. C

第12章

1. B　2. D　3. B　4. D　5. B　6. B　7. C
8. D　9. A　10. C

第13章

1. A　2. C　3. C　4. E　5. B　6. A　7. B
8. E　9. D　10. E

第14章

1. C　2. A　3. A　4. B　5. C　6. E　7. B
8. C　9. B　10. D　11. E　12. C　13. C　14. D
15. A　16. C　17. C　18. B　19. B　20. E
21. D　22. C　23. C　24. A　25. C　26. D
27. B　28. D　29. E　30. E　31. B　32. D
33. B　34. D　35. C　36. B　37. B　38. E